# 理学療法管理学

第2版

Management in Physiotherapy Practices 2nd ed

編著者代表
**橋元　隆** Takashi Hashimoto

編著者
**石橋敏郎** Toshiro Ishibashi
**廣滋恵一** Keiichi Hiroshige
**奈良　勲** Isao Nara

医歯薬出版株式会社

This book is originally published in Japanese
under the title of :

RIGAKURYOUHOU KANRIGAKU DAI 2 HAN
(Management in Physiotherary Practices  2nd ed)

Editors :
HASHIMOTO, Takashi, et al
HASHIMOTO, Takashi
Professor, Kyushu Nutrition Welfare University

© 2018 1st ed, 2025 2nd ed.

ISHIYAKU PUBLISHERS, INC.
  7-10, Honkomagome 1 chome, Bunkyo-ku,
  Tokyo 113-8612, Japan

## ●編著者

橋元　隆　九州栄養福祉大学リハビリテーション学部理学療法学科

石橋敏郎　九州栄養福祉大学リハビリテーション学部理学療法学科

廣滋恵一　九州栄養福祉大学リハビリテーション学部理学療法学科

奈良　勲　広島大学名誉教授

## ●執筆者（執筆順）

奈良　勲　前掲

大峯三郎　九州栄養福祉大学リハビリテーション学部理学療法学科

髙橋精一郎　九州栄養福祉大学リハビリテーション学部理学療法学科

堀　寛史　甲南女子大学看護リハビリテーション学部理学療法学科

橋元　隆　前掲

友田秀紀　（医）共和会小倉リハビリテーション病院臨床サービス部

白石　浩　公益社団法人日本理学療法士協会

内山　靖　名古屋大学大学院医学系研究科予防・リハビリテーション科学創生理学療法学

坂崎浩一　熊本総合医療リハビリテーション学院

立丸允啓　（医）共和会小倉リハビリテーション病院臨床サービス部

小泉幸毅　（医）共和会小倉リハビリテーション病院臨床サービス部

廣滋恵一　前掲

石橋敏郎　前掲

神戸晃男　東京国際大学医療健康学部

今屋　健　関東労災病院中央リハビリテーション部

市川泰朗　藤華医療技術専門学校理学療法学科

神﨑良子　九州栄養福祉大学リハビリテーション学部理学療法学科

藤村昌彦　広島都市学園大学健康科学部リハビリテーション学科理学療法学専攻

安田知子　琉球リハビリテーション学院理学療法学科

奥田憲一　九州栄養福祉大学リハビリテーション学部理学療法学科

山本大誠　東京国際大学医療健康学部理学療法学科

木林　勉　金城大学大学院総合リハビリテーション学研究科

平岩和美　広島都市学園大学健康科学部リハビリテーション学科理学療法学専攻

奈良和美　介護老人保健施設神戸日の出苑リハビリテーション科

合田明生　北陸大学医療保健学部理学療法学科

横川正美　金沢大学医薬保健研究域保健学系リハビリテーション科学領域

重森健太　関西福祉科学大学リハビリテーション学科理学療法学専攻

久保かおり　北九州市保健福祉局健康推進課

日野敏明　はしぐち整形外科医院リハビリテーション科

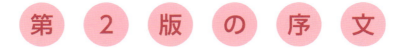

# 第 2 版 の 序 文

　2020年4月に改正「理学療法士作業療法士学校養成施設指定規則」が施行された．この久方振りの指定規則改正では，より質の高い理学療法士を輩出するため，保健・医療・福祉に関する制度の理解，組織運営に関する管理・マネジメント能力を養うとともに，理学療法倫理・教育についても理解を深めることが求められることになった．それらの内容を包含する科目名として「理学療法管理学」が新設され，職場管理，理学療法士教育，職業倫理が必須化された．本指定規則施行に先立ち，理学療法管理学の教材として奈良　勲編著者代表のもとに『理学療法管理学』が発刊された（2018年12月）．そして，今回の改訂では編著者代表を筆者が務めることになった．

　今回の指定規則改正に基づき国家試験出題基準においては，職業倫理（コンプライアンス，法令遵守，プロフェッショナリズム，行動規範），職場管理（情報管理，多職種連携，安全管理，労務管理，人事考課，労働衛生管理），教育（理学療法士教育の歴史，学習内容，キャリア支援，生涯学習，教育学），法規・関連制度（社会保険制度，医療保険，介護保険等）が定められている．従来，リハビリテーション概論や理学療法概論の講義で教授されていた項目より幅広い内容が求められるようになった．

　第2版の改訂にあたっては，改正された指定規則，2024年版国家試験出題基準に則し，さらに地域施設実習の内容から地域活動のマネジメントを加えて，章立てを次のように構成した．第1章　管理・マネジメントの概観，第2章　職業倫理，第3章　組織とマネジメント，第4章　職場管理，第5章　理学療法業務のマネジメント，第6章　教育・キャリアのマネジメント，第7章　理学療法管理と教育学，第8章　地域活動のマネジメント，第9章　関連制度の9章立てとした．

　本書は，理学療法士を目指す学生に管理・マネジメントとは何かを教授するものであり，マネジメント能力・コミュニケーション能力を高めるためには，各領域で用いられる専門用語を正しく理解でき，話し・伝えることができることを重視した．編集にあたり，執筆者に担当領域での重要語句の解説をお願いし，本文欄外にサイドメモとして加えた．

　なお，本書では初版同様，引用文献，法律用語で使用されている「訓練・障害・障害者」を除き，「障害」は「障がい」，また，国際生活機能分類（ICF）に準じた用語，「臨床実習指導者」は「臨床実習教育者」等を引き続き使用していることを付記しておく．

2024年11月

編著者代表　橋元　隆

# 初 版 の 序 文

　日本において理学療法学教育が3年制各種学校として開始されたのは，1963年である．当初の指定規則（カリキュラム）は，科目ごとに時間数で定められており，その後，6回改正されてきた．1999年には教育の規制緩和の一環として「大綱化」と称し，時間数から単位制度になった．これは教育制度間の垣根を超えて，専修学校から大学への編入や大学院への進学に際して，互換性をもたせることに資することであった．それから19年ぶりとなる2018年10月に，「理学療法士作業療法士学校養成施設指定規則」（カリキュラム）が新たに改正され，2020年4月から施行される．これは，前回の改正の意図を踏まえながらも，理学療法士に求められる資質のさらなる向上を目的にしている．

　前回のカリキュラムの総単位数は93であり，基礎分野14，専門基礎分野26，専門分野53（うち臨床実習18単位）であった．今回の改定で総単位数は101となり，基礎専門14，専門基礎分野30，専門分野57（うち臨床実習20単位）となった．専門分野のなかに「理学療法管理学」が2単位追加され，専門基礎分野の科目のなかで予防に関連しても教授されることになった．現在の大学では124単位以上が卒業要件であるが，3年間の教育で101単位を履修するためには，各期に16.8単位の履修が必要になり，教育活動は極めて苛酷な状況になろう．なお，2019年度には新たに4年制「専門職大学」が設置される予定であり，その成果が期待される．

　本書を発刊する意図は，新たな科目として加わった「理学療法管理学」の教材として，初学者が学習しておく必要のある事項を考慮して整理することである．これまでも理学療法管理に関する知識は，「理学療法概論」のなかで教授されていた．しかし，本書では，狭義の「管理」だけではなく，その概念と方法論とを広義に理解・認識することで，将来的に理学療法士として，それぞれの現場で活動する際にも活かされることに配慮した．さらに，理学療法学教育に関連した事項も含めたのは，専門分野では教育水準が基盤となって学術や職能の発展につながるからである．

　なお，本書では引用文献，法律用語などを除き，「訓練・障害・障害者」の使用を控え国際生活機能分類（ICF）に準じた用語を使用していることを付記しておく．

2018年11月

編著者代表　　奈良　　勲

# 目　次

## 第1章　管理・マネジメントの概観─理学療法士の視座から─

### 1　理学療法士を取り巻く状況
（奈良　勲）2
- ①理学療法士の法律と定義および国際生活機能分類　2
- ②理学療法士と管理・マネジメント　4
- ③健康の定義　4

### 2　理学療法士と管理・マネジメント
（奈良　勲）5
- ①管理の類似用語の意味と概念　5
- ②マネジメントの哲学的原則　8
- ③仕事の哲学　9
- ④理学療法士の使命　10

## 第2章　職業倫理

### 1　職業倫理とコンプライアンス（法令遵守）
（大峯三郎）12
- ①医療における倫理観とその背景　12
- ②専門職に求められる時代に即した倫理観　13
- ③理学療法士に求められる倫理観（道徳観）　14
- ④理学療法士の臨床研究における倫理観（ヘルシンキ宣言と利益相反）　15
- ⑤コンプライアンス（法令遵守）　16
- ⑥インフォームドコンセントと自己決定権　17

### 2　職業倫理とプロフェッショナリズム，プロフェッション
（大峯三郎）18
- ①プロフェッショナリズムの概念の成立とその背景　18
- ②プロフェッショナリズムの定義　18
- ③プロフェッションの概念と定義　20
- ④理学療法士の専門性　21

### 3　行動規範とハラスメント
22
- ①「規範」とは？　（髙橋精一郎）22
- ②ハラスメント　（髙橋精一郎）23
- ③ハラスメント対策　（髙橋精一郎）26
- ④哲学・倫理学的思考のポイント　（堀　寛史）28

# 第3章　組織とマネジメント

## 1　組織とは　　　　　（橋元　隆・友田秀紀）32
- ①組織とは ………………………………… 32
- ②組織構造の種類 ………………………… 33

## 2　組織マネジメント　―ヒト・モノ・経済性の管理―（橋元　隆・友田秀紀）34
- ①組織マネジメント①：ヒトの管理 … 34
- ②組織マネジメント②：モノの管理 … 35
- ③組織マネジメント③：経済性の管理
  ………………………………………… 35

## 3　理学療法士組織とマネジメント　38
- ①公益社団法人日本理学療法士協会（JPTA）の活動と関連団体との連携 …（白石　浩）38
- ②国際的な理学療法士組織……（内山　靖）40

## 4　病院組織のマネジメントと理学療法士の役割　　　（友田秀紀・橋元　隆）44
- ①病院組織とは …………………………… 44
- ②医療機能の分化とチーム医療 ………… 44
- ③理学療法士の役割と部門間連携……… 46

## 5　理学療法部門のマネジメント　（友田秀紀・橋元　隆）47
- ①良好な人間関係を築くために ………… 47
- ②労務管理…………………………………… 49

# 第4章　職場管理

## 1　情報のマネジメント　　（坂崎浩一）52
- ①診療記録 ………………………………… 52
- ②書類管理 ………………………………… 55
- ③個人情報保護 …………………………… 56
- ④情報セキュリティ ……………………… 58

## 2　多職種連携のマネジメント―基本と実践例（院内）（立丸允啓・小泉幸毅）60
- ①多（他）職種連携とは ………………… 60
- ②チーム医療における理学療法士の役割… 61
- ③多職種連携を支える
  コミュニケーション業務…………… 62
- ④他職種との業務調整 …………………… 64
- ⑤他職種とのコンフリクトマネジメント… 65

## 3　労働衛生のマネジメント　（立丸允啓・友田秀紀・小泉幸毅）66
- ①労働衛生とは …………………………… 66
- ②健康管理 ………………………………… 67
- ③環境管理 ………………………………… 68
- ④作業管理 ………………………………… 70

## 4　セルフマネジメント　　（橋元　隆）71
- ①セルフマネジメントの必要性 ………… 71
- ②時間の管理 ……………………………… 71
- ③ストレスの管理 ………………………… 72
- ④感情のコントロール …………………… 73
- ⑤健康の管理 ……………………………… 73

# 第5章　理学療法業務のマネジメント

## 1 医療における リスクマネジメント　（廣滋恵一）76
①医療安全 ……………………………… 76
②インシデントとアクシデント ………… 76

## 2 理学療法における リスクマネジメント　（廣滋恵一）80
①患者安全とリスクマネジメント ……… 80
②理学療法関連のアクシデント事例 … 82
③理学療法関連のインシデント
　（ヒヤリハット）事例…………………… 83
④人的ミス（ヒューマンエラー）の
　予防対策 ……………………………… 84

## 3 感染対策とマネジメント　（廣滋恵一）86
①医療関連感染（院内感染） …………… 86
②感染経路 ……………………………… 86
③標準予防策（standard precaution）… 86
④個人防護具（personal protective
　equipment：PPE）…………………… 87
⑤手指衛生 ……………………………… 89

## 4 機器・設備のマネジメント
　　　　　　　　　　　　（廣滋恵一）90
①病棟・リハビリテーション室の安全性
　………………………………………… 90
②機器の保守点検・配置 ……………… 90
③点検時期による分類 ………………… 90
④理学療法関連機器等の保守点検……… 92

# 第6章　教育・キャリアのマネジメント

## 1 理学療法士教育の歴史
　　　　　　　（橋元　隆・石橋敏郎）94
①理学療法士教育の歴史的変遷 ………… 94
②理学療法士の量から質への変換……… 94
③「理学療法士作業療法士学校
　養成施設指定規則」改正の概要……… 95

## 2 理学療法管理学の学習内容
　　　　　　　（橋元　隆・石橋敏郎）97
①なぜ理学療法管理学が必要か ………… 97
②理学療法の質とは何か ………………… 97

## 3 キャリア支援　（神戸晃男）99
①キャリアデザインの背景……………… 99

②キャリアとは，語源・定義 ………… 99
③キャリアデザインとビジョン・目標
　………………………………………… 99
④アイデンティティ（実己実現）の定義
　………………………………………… 100
⑤キャリア・アンカー ………………… 101
⑥仕事意識……………………………… 103

## 4 生涯学習　（神戸晃男）104
①生涯学習……………………………… 104
②理学療法士の臨床教育 ……………… 104
③日本理学療法士協会の生涯学習制度
　（登録・認定・専門理学療法士）…… 107
④認定・専門理学療法士の更新 ……… 108

⑤レジデント制度 ……………………… 108

**5　キャリアアップの実践**　110

①学会・研修会 …………………（今屋　健）110
②大学・大学院 …………………（立丸允啓）112

③留学・国際活動 ………………（市川泰朗）114
④女性のライフイベントと働き方
………………………………（神﨑良子）116
⑤産業理学療法 …………………（藤村昌彦）118
⑥パラスポーツトレーナーとしての
キャリアマネジメント ……（安田知子）120

# 第7章　理学療法管理と教育学

**1　教育とは**　（石橋敏郎）124

①教育原理の理解 ……………………… 124
②理学療法士を目指す学習者に対する
教育のあり方 ……………………… 125
③理学療法士を養成する教育者の条件
………………………………………… 125
④理学療法士を目指す学習者に対する
理想的な教育 ……………………… 125
⑤理学療法士を目指す学習者との
理想的な関わり方………………… 126

**2　教育心理学**　（石橋敏郎）127

①教育過程 ……………………………… 127
②学習理論 ……………………………… 127
③記　憶 ………………………………… 128
④動機づけ ……………………………… 128

**3　教授方法**　（石橋敏郎）129

①理学療法士を目指す学習者に対する
効果的な教授方法………………… 129
②専門職を目指す学習者に対する
新たな教授方法 …………………… 130

**4　教育評価**　（石橋敏郎）132

①教育評価の主体 ……………………… 132
②教育評価の内容 ……………………… 132
③教育評価の目的 ……………………… 133
④教育評価の方法 ……………………… 133
⑤教育評価への心理学的影響 ……… 133
⑥評価結果の活用 ……………………… 134
⑦新しい教育評価方法 ……………… 134
⑧教育者の使命 ………………………… 135

**5　障がい児教育**　（奥田憲一）136

①特殊教育から特別支援教育への移行
………………………………………… 136
②特別支援教育とは…………………… 136
③特別支援教育と理学療法士 ……… 138

**6　教育管理の課題**　139

①学生のメンタルヘルス・マネジメント
………………………………（山本大誠）139
②学生主体のボランティア活動を介した
地域への貢献 …………………（木林　勉）141

ix

# 第8章　地域活動のマネジメント

## 1 地域包括ケア　（平岩和美）144

①背景と目的・理念……………… 144
②方　法 …………………………… 144
③地域課題に対するマネジメント …… 145

## 2 地域リハビリテーション（平岩和美）146

①地域リハビリテーションとは …… 146
②対象と評価 ……………………… 146

## 3 地域における多職種連携　（平岩和美）148

①地域ケア会議 …………………… 149

②地域における理学療法士の役割…… 149

## 4 地域活動の実践　150

①介護老人保健施設………… （奈良和美）150
②介護老人福祉施設………… （合田明生）152
③通所リハビリテーション・通所介護
………………………………… （横川正美）154
④訪問リハビリテーション，訪問介護
………………………………… （重森健太）156
⑤行政の立場から ………… （久保かおり）158
⑥災害時支援のマネジメント
………………………………… （日野敏明）160

---

# 第9章　理学療法に関連する法律と制度

## 1 医療を支える法律・制度の基礎知識　（橋元　隆）164

①社会保障制度 …………………… 164
②医療法 …………………………… 165
③医療圏 …………………………… 165

## 2 医療保険制度　（橋元　隆）166

①医療保険とは？ ………………… 166
②保険医療機関 …………………… 167
③保険診療の流れ ………………… 168
④診療報酬 ………………………… 168
⑤施設基準 ………………………… 169

## 3 介護保険制度　（橋元　隆）170

①制度の概要と対象者 …………… 170

②要介護認定 ……………………… 171
③介護サービスの種類 …………… 172
④サービス計画と費用負担……………… 172
⑤入所サービス …………………… 174
⑥介護予防・日常生活支援総合事業… 174
⑦介護保険と理学療法士 ………… 174

## 4 理学療法に関連する法律と制度　（橋元　隆）176

①障害者総合支援法……………… 176
②身体障害者福祉法 …………… 179
③発達障がい児関連制度 ………… 181
④精神障がい者関連制度 ………… 183
⑤雇用制度 ………………………… 183

参考文献　185
索引　193

# 付録Webコンテンツ一覧

以下のURLまたはQRコードからウェブページにアクセスしてください．ページ上の項目をクリック／タップすると補足資料をご利用いただけます．

https://www.ishiyaku.co.jp/ebooks/266870/

■資料

| | |
|---|---|
| ①第5章　図【手指衛生の5つのタイミング（WHO）】 | 89 |
| ②第8章　【用語解説】 | 143 |
| ③第8章　表【地域の特徴と課題】 | 145 |
| ④第8章　図【広島県の地域リハビリテーション支援体制】 | 149 |
| ⑤第8章　表【施設種別の特性を活かした「地域における公益的な取り組み」の例】 | 152 |

[動作環境]
Windows 10以上のMicrosoft Edge，Google Chrome最新版
MacOS 11以上のSafari最新版
Android 9.0以上のGoogle Chrome最新版
iOS／iPadOS 14以上のSafari最新版
※フィーチャーフォン（ガラケー）には対応しておりません．

◆注意事項
・お客様がご負担になる通信料金について十分にご理解のうえご利用をお願いします．
・本コンテンツを無断で複製・公に上映・公衆送信（送信可能化を含む）・翻訳・翻案することは法律により禁止されています．

◆お問い合わせ先
以下のページからお問い合わせをお願いします．
https://www.ishiyaku.co.jp/ebooks/inquiry/
※お電話でのお問い合わせには対応しておりません．ご了承ください．

# 第1章

## 管理・マネジメントの概観
### ―理学療法士の視座から―

　1966年に日本に理学療法士が誕生して60年ほどになる．「理学療法士及び作業療法士法」において理学療法士は，「医療職」として定められているが，現状では保健・医療・福祉領域で活躍している．その間，超少子高齢社会に至り，従来の縦割り型の対応から包括的対応へと変遷してきた．

　一方，保健・医療・福祉を統合する制度を志向する過程において，その管理体制の構築は不十分であることが指摘されてきた．これに対して国はあらゆる領域における管理学の見直しを行ってきたが，保健・医療・福祉領域においても例外ではないことから理学療法士を取り巻く現状も多様化している．その詳細は本書全般を参照されたい．

# 理学療法士を取り巻く状況

（奈良　勲）

　筆者は，学生時代には「管理」「マネジメント」に関連したことばや定義に関心を抱くことはなかった．しかし，社会人として理学療法と医学的・社会的リハビリテーション関連の仕事に従事するなかで，その重要性を認識した．病院のリハビリテーション科長，大学の学部長・学長，日本理学療法士協会長などの管理職，第13回世界理学療法連盟学術大会長として事業運営などを務めるには，いやおうなく管理・マネジメント・運営・経営などに向き合う必要があり，その理解に努めながら実践してきた．それでも思うようにならないことも多く，常に内省と再適応（自己リハビリテーション，self-rehabilitation）を繰り返してきた．

　「人生設計」として目標と道程を描いて段階的に進む方法がある一方，将来のことなど気にしないでその日その日を懸命に生きる方法もある．どちらがベターであるかは個々人の性格にもよるが，筆者が日本理学療法士協会長を14年間務めていたときには，マスタープランを掲げて短期・中期・長期の到達目標を会員と共有し，実現に向けて事業を運営してきた．そのためか，目標の90％ほどは実現したと考えている．

　「管理」と「マネジメント」との言語的相違点は何なのだろうか．「管理（administration）」は，組織を発展させるためのさまざまな事業遂行であり，あくまでも手段であって目的ではない．一方，「マネジメント（management）」は経営や運営（operation）ともよばれ，その目的は高い目標を目指し組織の発展とそれを構成する人びとの自己実現を叶えることである．このように「管理」と「マネジメント」は概念と目的に違いがあるが，社会に欠かせない大変重要な視点である．理学療法・リハビリテーションにおいても，これらの視点は対象者の可能性，潜在能力を最大限引き出すことにつながる．

　本項では，理学療法士の視座から「管理」「マネジメント」の概観について記述する．第2章以降の内容と一部重複する点や，「管理」「マネジメント」の用語を文脈に応じて使い分けている点を了承いただきたい．

## 1 理学療法士の法律と定義および国際生活機能分類

　理学療法士の身分は，1965年6月29日に「理学療法士及び作業療法士法」として国家資格に制定（法律137）され，1966年に第1回理学療法士・作業療法士国家試験が実施された．第1回国家試験に合格した183人のうち110人の有志（学卒者は15人）によって日本理学療法士協会が創立された．当時は，厚生省が認めた医療類似行為者（鍼灸マッサージ師，柔道整復師）に対して国家試験受験資格が一定期間許可されていた．この法律で理学療法士は医療職として，その名称を用い

て医師（日本の名称）の指示の下に理学療法を行うことになっている．指示とは通常，医師が検査や治療（薬を含む）などの職務を医療関連職に委ねる際に，それらの内容を記載した書式（処方せん）である．

日本における理学療法の定義は，1965年に定められた内容が改正されないままである．この法律で「理学療法とは，身体に障害のある者に対し，主としてその基本的動作能力の回復を図るため，治療体操その他の運動を行わせ，及び電気刺激，マッサージ，温熱その他の物理的手段を加えることをいう」とされている．ところが，半世紀以上が経過し理学療法の対象領域（保健・医療・福祉）と疾患は拡大し，1965年に定められた定義とは大きく乖離している．

そこで，筆者は，「国際生活機能分類」（International Classification of Functioning, Disability and Health：ICF）に準じた理学療法の新たな定義として，「理学療法とは，心身の機能，身体構造に変調または病気のある対象者に，それらの回復を図るため，主として運動，治療体操，徒手的および電気，温熱などの物理的介入を適用して，活動と生活機能の向上および予防を含む健康管理・増進を促し，社会参加を支援すること」と提唱している．

世界保健機関（World Health Organization：WHO）は，1980年の「ICIDH（国際disability分類）」を2001年にICFに改正した（**図1**）．ICFの最大の特長は，誰もが対象であり，人が体調を崩したり，ケガ，病気，加齢などによって不健康になったりする状態を3つの構成要素に分類して，それらの相互作用の関係性を総体的に捉えていることである．また，構成要素をネガティブに診るのではなく，ポジティブに観る・看ることを重視している．

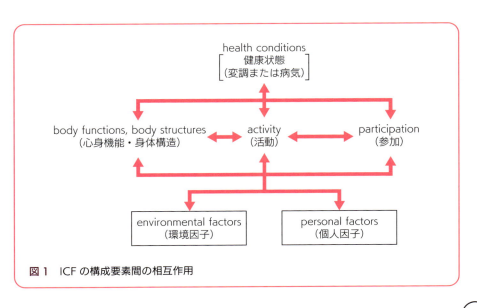

**図1** ICFの構成要素間の相互作用

第1章 管理・マネジメントの概観―理学療法士の視座から―

## 理学療法士と管理・マネジメント

これまでも，たとえば「理学療法概論」の授業において「管理」「マネジメント」について教授されてきた．理学療法士の職域が保健・医療・福祉領域に拡大し，近年では「地域包括ケアシステム」が実践されるなか，理学療法士の業務がより安全で効率的に遂行されるために高度なマネジメント能力が求められている．そのような理由で「理学療法士作業療法士学校養成施設指定規則」改正に際し「理学療法管理学」が新設科目として加えられたといえよう[※1]．

※1 他には栄養，薬理，画像，救急救命，予防などが加えられた．

2025年には介護職が約32万人不足すると推計されている[1]．そのような超高齢少子社会において国民の健康を守るために，厚生労働省は「**健康日本21（第三次）**」[※2]を提唱している．栄養と食生活，身体活動・運動，休養等の基準・指針や，胎児期から老年期までを通じた健康づくり（ライフコースアプローチ）が織り込まれている．子どもや高齢者への虐待が増えていることはこの基本方針に逆行する現象であり，対策が急がれる．

## 健康の定義

※2 健康増進法に基づき厚生労働省が定めた「国民の健康の増進の総合的な推進を図るための基本的な方針」である．2023年に全部改正され，「健康日本21（第三次／2024～2035年）」となった．「すべての国民が健やかで心豊かに生活できる持続可能な社会の実現に向け，誰一人取り残さない健康づくりの展開（Inclusion）とより実効性をもつ取組の推進（Implementation）を通じて，国民の健康の増進の総合的な推進を図る」としている[2]．

WHOの憲章は，1946年に米国ニューヨーク市で61か国の代表により署名され，1948年より効力が発生した．日本では，1951年に条約第1号として公布されている．WHOの健康の定義は "Health is a state of complete physical, mental and social well-being and not merely the absence of disease or infirmity." であり，「健康とは，病気でないとか，弱っていないということではなく，肉体的にも，精神的にも，そして社会的にも，すべてが満たされた状態にあることをいう」（日本WHO協会訳）．WHOはこの定義に準じ，医療に限定されない幅広い分野で，人びとの健全で安心安全な生活を確保するための活動を実践している．

この憲章の健康の定義について，1998年に "Health is a dynamic state of complete physical, mental, spiritual and social well-being and not merely the absence of disease or infirmity." として，dynamic（健康と疾病は別個のものではなく連続したものであるとの意味付け），spiritual（人間の尊厳の確保や生活の質を考えるために必要で本質的なものだとの観点）を追加する案が提出されたが，WHO執行理事会では承認されず総会提案は見送られた．各国と地域の政治体制や経済状況などの相違点から，これらの用語の適用は自助努力に委ねられているのが現状である．

Healthの語源は，whole（すべての，健全な），holy（神聖な）であり，その動詞はheal（治す，癒す）とされている．つまり，健康とは，生体に備わっている恒常性，順応性，免疫力，新陳代謝などの作用によって，常に健常な状態を保つこと（恒常性：homeostasis）で成り立っており，何らかの原因でその機序が崩れると変調をきたし，その種類と程度によって特定の病気，疾患の症状が生じるのである．これらは，健康管理・マネジメントの基本的な機序であり，医療人は十分に認識しておく必要がある．

# 2 理学療法士と管理・マネジメント

(奈良　勲)

## 1 管理の類似用語の意味と概念

### 1) 管理

　管理ということばは、「管」と「理」という漢字が合体してできている（**表1**）．それらの背景には、道理、真理、理性、理論などの意味と概念が含まれていると考えられる．つまり、何かを行う際に合理性、正当性、経済性などに配慮することの重要性を示している．広辞苑によると「管理」の意味は広義（**表2**）であり、処理、経営、支配、制御、取締り、操縦なども含まれている．

### 2) マネジメントの語源，解釈と実践

　Management の語源はラテン語で munus（手で扱うことに由来し、手で扱う、処理、操作する）である（**表3**）．英語との関連では manner（マナー），manual（手動，徒手，マニュアル：手引書，取扱説明書など）であり、理学療法分野では、徒手筋力検査（manual muscle testing），徒手療法（manual therapy）などの用語がある．manufacture は初期の手工業、manicure は手のケアから爪のケアとしてマニキュアとなり、maintain には維持，保全などの意味がある．

　効率的マネジメントの4原則は、①円滑なコミュニケーション、②目標の確認とその達成，③PDCAサイクルの実施，④リスク・危機の管理である．マネジメント・サイクルは PDCA に準じて、Plan（計画），Do（実行），Check（評価・点検），Action（修正・改善）の段階を常に確認することである．この原則は、管理運営の他に個々の作業工程，勉強，研究，スポーツ練習などあらゆる人間の行動にも適

**表1　管理は管と理の合体**

| 管理 | |
|---|---|
| 管 | くだ<br>つかさどる<br>支配する（血管） |
| 理 | 物事の筋道<br>整えること<br>おさめること<br>とりさばくこと<br>例：道理，真理，理性，理論 |

**表2　管理の意味**

・管轄して処理すること
・よい状態を保つように処理すること
・取り仕切ること
・経営
・支配
・制御
・取締り
・操縦（取り扱う）

**表3　management の語源**

ラテン語で munus
（手で扱う）
処理する（手際よさ）
↓
操作する
↓
どうにかやっていく
munus を語源とする他の単語：manner, manual, manufacture, manicure, maintain

用可能である．当然ながら理学療法士の治療介入においても，マネジメント・サイクルの順序は，検査・測定⇒データの分析・統合（評価）⇒短期・長期到達目標設定⇒治療介入⇒短期・長期効果判定（評価）⇒治療介入改善・変更の繰り返しである．しかも，対象者はもとよりチーム医療・リハビリテーションの原則を遵守するためには，他の医療関連職とのコミュニケーションは欠かせない．

　また，「根拠に基づく医療」（Evidence Based Medicine：EBM）が求められている昨今，「根拠に基づく理学療法」（Evidence Based Physiotherapy：EBPT）も大切であり，入院期間の効率性（クリニカルパス），臨床記録のデータ化や研究，症例検討会，学術大会への参加・報告，論文投稿などの活動を通じて，対象者に最善の理学療法を提供しているか否かを検証することが重要となる．

### 3) 管理の関連用語

　管理と関連した用語も多岐にわたる（**表4**）．以下，それぞれの項目について記述する．

#### ①健康管理

　日常的な心身の自己健康管理をはじめ，教育施設や職場などで実施される定期健康診断や人間ドックを受けて，客観的データに基づいて健康状態を確認することは重要である．21世紀は急激な社会的変革による変動が顕著であり，その現象に人びとが適応困難になるとこころにも何らかの変調をきたすことから「こころの時代」ともいわれている．心身両面の健康づくりを意識する必要がある．

　健康の定義については前述したが，対象者の保健・医療・福祉の支援に関与する理学療法士は，自らの心身および社会的，倫理的健全さを保たなければ，専門職者としての条件を満たせないことになる．英語のことわざに「Practice what you preach（人に説くことは自分自身でも実行すること）」がある．これは，「医者の不養生」（患者に養生を勧める医者が，自身はかえって不養生をしている）のように，理屈ではわかっていながら実行が伴わないことをさす．生徒や学生に勉学を促す立場である教員自身が学ばないことについても同じことがいえる．「自己矛盾」をどれほど是正できるかが，大きな課題の一つであろう．

#### ②品質管理・機器管理・教育工学

　品質管理（quality control, management）は，文字どおり品物の質の管理であり，日本工業規格（Japanese Industrial Standards：JIS）では，「品質要求事項を満たすことを目的とする品質マネジメントの一部」と定義している．また，狭義の品質管理は，「品質保証行為の一部をなすもので，事前に確認するための行為」と定義されている．私たちが品物を購入するときに，保証付きの場合とそうではないときがあるのはその差異であろう．

　機器管理（equipment management）は，品質自体や複数の部品を組み立ててシステムとして利用する際の総合的な管理である．たとえば，飛行機，造船，医療機器などに関連して用いられ，双方の相互関係性は高い．

　『ブリタニカ国際大百科事典』によると，教育工学とは，教育プロセスに関与す

**表4　管理と関連した用語**

健康管理
品質管理
機器管理
リスク管理
危機管理
財産管理
管理社会

るすべての要素を操作して，教育効果が最高となるように最適の組み合わせを探索しようとする教育技術学である．よって，これも管理・マネジメントの概念と方法論を教育学の発展に活用されたものといえる．授業・教授して生徒・学生が学習するプロセスから，教育施設内における人的，物的条件の運営および地域の教育行政のプロセスまでを含む広範な場面を対象とする．そのなかで，特に授業・教授⇔学習プロセスにおけるフィードフォワード・フィードバックの関係，条件操作，活動のシステム化を目指す分野を教授工学とよぶことがある．理工学的技術，行動科学，コミュニケーション科学の研究の進歩に伴って近年形成されつつある学問領域で，特に工業技術の進歩による授業・教授⇔学習プロセスの機械的制御や効率化に関して最も著しい貢献をしているが，未開拓の部分も残されており，操作可能な条件の解析が望まれている[3）より一部改変].

### ③リスク管理と危機管理

これら2つの用語は正確に使い分けられないときがある．リスク（危険：risk）管理とは，将来的に起こる可能性のある危険に備えておくための準備活動であり，医療分野では，主に治療場面における対象者の治癒・キュアと看護・世話・ケアに関連した事象である．つまり，対象者の医学的安定性，重症度，知的空間的の認知機能などに応じて，特定の治療やケアにおいて留意する禁忌事項を知り順守することである．人類は，動物のなかで理性の人（ホモ・サピエンス）といわれながらも，最も誤りや失敗（human error）を起こす性分がある．これは人災とよばれ，不可抗力と人為的過誤に大別される．いずれの状況でもその要因分析と予防対策は講じられているが，はたしてどれほどの効果があるのかについては十分に言及されていない．

危機（crisis）管理とは，主にすでに起こってしまった人災・天災の事態がそれ以上悪化しないように状況を管理することを意味する．現実的には危機が想定される，あるいは生じた場面，たとえば戦争，社会的大事件，経済的危機などいわゆる「有事」とよばれる緊急事態への対応である．危機管理には自然現象による災害への備えも含まれる．ボーイスカウトの標語「常に備えよう（be prepared）」や「備えあれば憂いなし」ということわざを肝に銘じておきたい．

### ④財産管理と管理社会

安全かつ健全で秩序ある家族，組織，社会を発展的に保つためには，適切な財産管理は必然的である．近年，いろいろな手段を講じた詐欺行為が蔓延しているため，注意と対策が求められる．

管理社会は，動物のなかでは理性のある人間でも，何らかの法律・ルールなどが存在しないと秩序が保たれないという事実に基づいている．無政府主義とか自由社会を提唱する人もいるが，人類の未来にそのような社会が実現するのは喜ばしいが現状では困難であろう．とはいえ，社会体制強化のために過度な規制下に置かれると，人権や生活権が脅かされる．特定の国や地域ではこの種の管理強化によって独裁的に治められている．

# 2 マネジメントの哲学的原則

M.リサック，J.ルース（著）『ネクスト・マネジメント』[4]では，「創発型マネジメント12の心得」が提唱されている．原則的には，断層型（縦割り式あるいはトップダウン）組織から水平型組織への改革とシステム社会から個人とその知識社会への変革の提唱である．以下に紹介する．

①「共鳴」の創出⇒魅力的な展望を語り自発的，相互作用的行動を啓発する．

②「単純な原理」の発見⇒核心，理念を認識しシンプルで自信のある者を育成する．

③「思考の枠組み」（メンタルモデル）を大切にする⇒個性，自由意思，人生の尊重・尊厳．

④「風景」を比喩的に考える⇒物事を大局的にみる（例：登山ルートの選択・戦略．ただし，風景・情景・状況は変化する）．

⑤「機能」という視点でみる⇒全体は単なる部分の総和ではない．目的に捉われずに部分の組み合わせを変えると，全体の性質が変わる．

⑥矛盾した「役割」を演じる⇒主役と脇役，リーダーとフォロワーを経験すると双方の役目を認識できる．

⑦「包み込む度量」をもつ⇒器の大きさを調節し，相手の創発性を尊重しながら適度の自由と制約を制御（コントロール）すること．

⑧「物語」を語る⇒語る際は相手を退屈させず，相手の想像力を刺激・触発するような，感覚的で生きたことばを使うように努める．

（筆者付記：これは文章表現についても同じである．「生きたことば」とは，聴く側にとって新鮮で活力を感じることばではないだろうか．私的な場面であれ，会議や講演であれ，誰かに語りかけるときには自分自身のことばに責任をもてるよう語彙と内容を磨くことが肝要である）

⑨「感じたことを信じる」⇒先入観や既成概念ではなく，感性，直感（考察によらず感覚的に瞬時に感じとったこと）を大切にする．

⑩「エゴ」（自我，己の意識，利己主義：ego）のマネジメントを行う⇒エゴの本質は妬み，誹謗中傷などである．エゴマネジメントでは，相互の競争心を健全な協力型（切磋琢磨）に導く工夫が必要となる．

（筆者付記：近年では，妬み，誹謗中傷などのいじめをハラスメントとよぶことがある．これらは，人間の醜い本性として古今東西を通じてみられることである）

⑪「操作主義」をやめる⇒相手の能力を信用し，相手が納得できる言動で対応する．

（筆者付記：相手の能力を信じると同時に能力を見極め，それに応じて対応する．能力以上のことを期待されると窮地に追い込まれ，ストレスが高まる）

⑫複雑な構造から「暗黙の知」を体得する⇒技術や説明書的な手順ではなく，マネジメント自体の体験を通じて得た知恵を活かす．

（筆者付記：近代化に伴い，産業界では流れ作業やIT技術，人工知能（Artificial Intelligence：AI）などを駆使して効率性を高めてきた．だが，最終的な仕上げや品質管理には，

経験豊かなベテランの勘や技術（暗黙知）が必要であることが多い．人徳を備えた経験者の技術，無形文化財などの継承は，手から手に直接的に伝承される以外に方法はない．暗黙知は表現が困難な理解，認識，判断，対応であり，長期間の修業を蓄積して獲得されるといわれている）

## 3 仕事の哲学

P. F. ドラッカー（著）『仕事の哲学』5) から，一部抜粋する．

①大量生産の主役はシステムであったが，今や知識組織の主役は個としての人間である．

②能力は，仕事の質を変えるだけではなく，人間そのものを変える．

③成功の鍵は責任である．

（筆者付記：「責任」は英語に訳すと responsibility であり，response には「反応」，responsible には「反応・責任のある」などの意味がある．不祥事があると担当者や代表者が責任を取るために辞任・辞職することがあるが，逃避するのではなく，辞任する前に最善の策を講じることが責任ある姿勢といえよう）

④成果を上げる決意と自ら最高の能力を引き出すことが，他者の能力を引き出すことにもなる．

⑤人生や組織（仕事）から何を取捨選択するのかを修得した者は，自ら注いだ総体的努力によることを自覚したときに，さらに成熟して自由になる．

⑥一般人は専門職者を理解する努力をする必要があるとか，あるいは専門職者同士が理解できればよいとする見解は，専門職者の驕りである．

（筆者付記：専門職者同士が教育・学術研究・現場の実態などの情報交換を行い，各分野・領域の発展に資することは責務である．それらの進捗状況を何らかの手段で一般人に伝えることも，専門職者の責任といえる）

⑦本物の変化とは人が行うことであり，一時的な流行とは人びとが話すことである．

⑧自らの仕事や他者との関係において，貢献を重視することによって望ましい人間関係を築くことができると，同時により生産的になれる．

（筆者付記：「人は誰も孤島ではない」ということばのとおり，誰も1人では生きることができない．誠実なコミュニケーションは極めて重要である）

⑨真のリーダーとは，人間のエネルギーと展望を創造することが自らの役割であることを知っている．

（筆者付記：石器時代や縄文時代の村落にもリーダー格の人物がいたし，現在でも組織の長を含め国や地域を治める王室，将軍，首相，大統領などが存在している．文明化と民主主義の発展に伴い国民がリーダーを選ぶ国が増えてきたことは喜ばしいことである）

## 理学療法士の使命

　本章では,「管理・マネジメントの概観—理学療法士の視座から—」と題して,理学療法士が関与する管理・マネジメントの概観について記述してきた．管理・マネジメントを狭義に解釈するだけではなく広義に解釈することで,年々多様化する理学療法士の教育・臨床・研究分野において,より効率的に対処する方法を知り,実践することが大切である．

　いかなる組織や社会においても,複数の人間の共同体の一部として特定の役割を担う際には,個々人がそれぞれの任務の責任を果たし,その総体としての成果を得ることが求められる．組織や社会には,リーダーとフォロワーとを必要とすることはいうまでもないが,ときに双方が対立する事態も生じかねない．

　民主主義社会では,広義の意味では国民・民衆の福祉社会（social welfare, public welfare）の構築を図ることになる．これは狭義の社会福祉ではなく,多岐にわたる福祉政策を通して教育をはじめ健康,産業・勤労,住宅・交通を含む環境,経済など生活に関わるすべてを構築し,国民が健康に安心して暮らせるようにすることである．

　近年,地域包括ケアシステムが推進されており,今後ますます理学療法士の関与が期待されている．複雑化する社会生活において関連専門職者間の連携を保ち,個々の対象者のニーズに的確に応えて行くために,管理・マネジメント能力を高めておくことは必須条件となろう．

# 第2章

職業倫理

第2章　職業倫理

# 1 職業倫理とコンプライアンス（法令遵守）

(大峯三郎)

## １ 医療における倫理観とその背景

現在の医療体制の最大の特長は，従来の医師を中心とした医療展開（パターナリズム的概念：paternalism，父子関係）[※1]から脱却して，**説明と同意**〔**インフォームドコンセント**，informed consent（以下，IC）〕，臓器移植や延命治療，診療記録開示等にみられるように，患者権利の尊重を基本的理念として「患者を主体とする医療」への転換が図られてきた点である．そして，これらは今日の大きな医療改革の柱として位置づけられている．

本来，医療における患者と医師の関係は，信頼と協調のもとで治療介入が委託されるものであるが，患者は救いを求め，医師はそれを与えるという関係であったため，指示と服従の関係に陥りやすいことが指摘されていた．このような関係性は，医師が道義性の象徴としての「ヒポクラテスの誓い」[※2]を守ることで，長く続いてきた．ヒポクラテスの誓いは高度な医師の自己規制として知られているが，その本質である"患者の自己決定権を尊重し，患者の希望する医療に最善を尽くす"との姿勢ではなく，父子関係として解釈されている[1]．

1948年に世界医師会（World Medical Association：WMA）で採択された「ジュネーブ宣言」は，医師が専門職団体に入会する際の宣言文として知られているが，医師・患者（以下，対象者）の関係についてはすべての決定権が医師にあることを前提としており，依然としてヒポクラテス学派以来の家父長型集団の色彩が温存されていた．その後，2017年，シカゴ総会で採択された「シカゴ改訂ジュネーブ宣言」は，対象者の自主的判断権の概念の採用と家父長型集団観を全面的に排除した点において大きな意義をもつ[2]．

戦後，ナチスの非倫理的行為に対する倫理的規範としての「ニュールンベルグ綱領」[※3]をはじめとして，バイオエシックス（生命倫理）[※4]の体系的研究の発展，1960年代米国で起きた医療消費者運動[※5]，医療過誤訴訟問題，公民権獲得運動等，弱者の人権獲得運動が大きく伸展した．それを契機に米国病院協会による「患者の権利章典」（1973年）の発表に至り（患者中心の医療，知る権利，自己決定権，説明と同意の確立へとつながる）[3]，医師主導型医療の展開から対象者主体の医療へと転換が図られ，今日的医療の基本理念となっている．

※1　強い立場にある者が，弱者の利益になるようにと，本人の意志に反して弱者の行動に介入・干渉すること．

※2　紀元前5世紀ギリシャの医師ヒポクラテスによって示された医師の倫理規範．医師の職業倫理として1960〜1970年代まで遵守されてきた．

※3　ナチスドイツでの非人道的人体的実験に端を発し，1947年に制定された医学実験における厳守すべき10項目の国際的倫理原則．

※4　ヘルス・ケアと生物学的サイエンスにおいて生じる倫理的・社会的・法的・哲学的や他の関連する学問．医療倫理は，国際的にこのバイオエシックスに基づく．

※5　医療における市場原理的視点で，医療消費者を受身的患者と捉えるのではなく，主体的に医療を受ける顧客（消費者）であるという見方．

## 専門職に求められる時代に即した倫理観

「倫理」とは，人として守るべき道徳，モラル等を意味する．社会で共存するために守る規範や秩序のことであり，人間関係において必要なものと位置づけられる．一般的に倫理観は個人的，内在的，非強制的なものであり，本人の自覚に委ねられるところが大きい．そのため，社会的に多くの人々が合意できる倫理上のルール，基準，規定（綱領）をつくり，それを遵守すること（**コンプライアンス：法令遵守**）が必要となる[4]．

米本[5]は，人が人を支援あるいは援助する職業において，たとえその意図が善意であるとしても，それだけで介入が許されるものではなく，一定の厳格な倫理的義務が要請されるとしている．対象者に説明し，同意を得て意思決定がなされたうえで介入する必要がある．また，可能となった現在の医療を不可能であった以前の医療における価値観や倫理観で律することは妥当ではなく，時代に即して倫理観は流動的に変容する．その一方，新しい倫理観は不易（不変）の倫理を土台として適用されると考えられるため，現代の倫理といえども人としての基本的な倫理道徳を無視することは許されない[1]．

専門職は高度な専門的知識と技術を駆使して，社会にとって不可欠な役割を果たすことで権威，特権や自治権が与えられており，それに応じた道義的，**社会的責任**が課せられる．倫理規程，倫理綱領は，このように社会と専門職との間で交わされた社会的責任に対する一種の契約と捉えることができる．自らの存在や行為の正当性を示すためには，公正な基準となるものが必要となり，それが専門職に倫理綱領が必要とされる理由である[6]．

医療分野で倫理的課題を解決するための道徳原則として，「**医療倫理の4原則**」がある（**表1**）．この原則成立の背景には，医療（医学）の倫理問題に対する場当たり的対応への批判として，当時の米国で統一的な理論的基礎が必要とされていた状況があった．この4原則は，現在の医療倫理において実際の行動指針の中心的位置を占めている[7]．

**表1** 医療倫理の4原則

> ①**自律尊重原則**（respect for autonomy）：対象者自身が考えて判断する自律性を尊重することで，医療現場では守秘義務，対象者に嘘をつかない，説明と同意，対象者の治療方針決定における助言などをさす．
> ②**無危害原則**（non maleficence）：危害を及ぼすことを避ける規範であり，医療行為に際して対象者にできるだけ痛みや苦痛を与えないように配慮することなどをさす．
> ③**善行原則**（beneficence）：他人の利益のために遂行する道徳責務であり，対象者にとって最も利益が多いと思われる治療行為を選択することなどをさす．
> ④**正義原則**（justice and/or equality）：社会的な利益と負担を正義の要求と一致するように配分する原則であり，医療現場では医療資源の公正な配分をさす．

〔瀧本ら，2008〕[7]より一部改変

# 第2章 職業倫理

## 3 理学療法士に求められる倫理観（道徳観）

1978年に制定された（公社）日本理学療法士協会（以下，協会）の「倫理規定」[8]では，「理学療法士としての使命と職責を自覚し，常に自らを修め，律する基準としてこれを設ける」として，5項目の基本精神と6項目の遵守事項からなる条文を制定している．2018年には9項目よりなる「**倫理綱領**」へと全面改訂された．序文には「会員が社会において信頼される人間となること，さらにはそれを基盤として職能団体としての本会が公益に資することを目的に定めた」とあり，より公益性が強調された（**表2**）．協会定款「第2章目的及び事業」の項で「理学療法士の人格，倫理及び学術技能を研鑽し，我が国の理学療法の普及向上を図り，以って国民の保健・医療・福祉の増進に寄与する」[9]とその目的が明記されている[※6]．

理学療法士の職業倫理については同じく協会倫理委員会から2006年に制定された（2012年改訂）17項目よりなる『理学療法士の職業倫理ガイドライン』[10]がある．このガイドライン制定の背景には，理学療法士への社会的ニーズの高まりによって多くの新人や経験の浅い理学療法士が誕生したこと，理学療法士が携わる領域が医療領域のみならず保健・福祉領域まで拡大し，生活モデル[※7]における業務のあり方が問われるようになったことへの対応がある．つまり，社会性，道徳観や倫理観等，社会の目が理学療法士に対しても厳しくなってきたこと，そのために専門職として理学療法士自身による自己規制が強く求められるようになってきたこと等が挙げられる．理学療法士に求められる倫理観として，相互の専門性を認め意見を傾聴する態度，謙虚さを兼ね備えた社会性等が挙げられる．的確な情報提供を行うための高度なコミュニケーション能力が必須となるが，昨今の理学療法士はコミュニケーション能力と社会性の低下を他の専門職から指摘されることが珍しくない．

※6 社会的に承認されるべき資質と技術力を備えた専門職としての理学療法士の輩出にあたり，公益性，求められる人格形成，倫理観等の研鑽を強く意識した協会の方向性を明確に示している．

※7 ソーシャルワークにおける支援モデルで，人と環境の関わりの中で自立を目的としてQOLを阻む障害に対応するチームサービス．

**表2 倫理綱領**

序 文

公益社団法人 日本理学療法士協会は，理学療法士の社会的な信頼の確立と，職能団体としての本会が公益に資することを目的として，「倫理綱領」を定める．本会ならびに理学療法士が，高い倫理観を基盤として相互の役割を果たす中で，理学療法の発展と国際社会への貢献のためにより良い社会づくりに貢献することを願うものである．

一，理学療法士は，全ての人の尊厳と権利を尊重する．
一，理学療法士は，国籍，人種，民族，宗教，文化，思想，信条，家柄，社会的地位，年齢，性別などにかかわらず，全ての人に平等に接する．
一，理学療法士は，対象者に接する際には誠意と謙虚さを備え，責任をもって最善を尽くす．
一，理学療法士は，業務上知り得た個人情報についての秘密を遵守し，情報の発信や公開には細心の注意を払う．
一，理学療法士は，専門職として生涯にわたり研鑽を重ね，関係職種とも連携して質の高い理学療法を提供する．
一，理学療法士は，後進の育成，理学療法の発展ならびに普及・啓発に寄与する．
一，理学療法士は，不当な要求・収受は行わない．
一，理学療法士は，国際社会の保健・医療・福祉の向上のために，自己の知識・技術・経験を可能な限り提供する．
一，理学療法士は，国の動向や国際情勢を鑑み，関係機関とも連携して理学療法の適用に務める．

(1978年5月17日制定)，(1997年5月16日一部改訂)，(2018年3月4日規定から綱領に全面改訂)，(2019年4月1日一部修正)，(2019年7月7日一部修正制定)

（日本理学療法士協会）[10]をもとに作成

## 4 理学療法士の臨床研究における倫理観（ヘルシンキ宣言と利益相反）[11-13]

理学療法士は研究者でもあり，臨床で生じた課題意識を明確にして新たな研究開発に参画することが求められる．臨床研究では，「ヘルシンキ宣言」や厚生労働省告示による「人を対象とする医学系研究に関する倫理指針」等を遵守し，研究計画を進めることが肝要となる．研究倫理の国際的なガイドラインとしては，「ニュールンベルグ綱領」(1947年)，「ヘルシンキ宣言」(1964年，2008年)，「ベルモント・レポート」(1974年)，「CIOMS（国際医科学機関）／WHO ガイドライン」(1982年，2002年) 等がよく知られている．中でもヘルシンキ宣言は「医学の進歩は最終的には人を対象とする研究を要するものである」とし，「被験者の利益と福祉を，科学的および社会的利益よりも優先すべきである」との原則に則って，臨床研究における被験者の権利保護の原理と具体的な手続きを明らかにした（表3）[12]．人を対象とした医学研究での研究倫理として重要な指針となっている．

理学療法士の臨床研究は，専門性の高まりと産学連携活動の推進が相まって幅広い領域で共同研究が盛んに行われ，多くの成果をあげている．そのような中で外部との経済的な利益関係[※8]がある研究は，研究の公正かつ適正な判断が損なわれる（のではないか）と第三者から懸念されかねない．このような事態を**利益相反（Conflict of Interest，以下 COI）**という[14,15]．難波ら[16]は，COI について「研究者が企業等から何らかの利益（共同研究費等の受領や謝金）を獲得することで当該企業を優遇（研究データ等を過大あるいは過小評価して報告・発表する，ネガティブな結果や有害事象[※9]等を過小評価する，研究途上で企業に不利益な結果が見込まれたために研究を中断する等のバイアス）しているのではないかと社会・対象者から疑われる状況を指す」とし，「実際に優遇しているか否かが問題ではなく，疑われる状況にあること自体を問題視し，この状況を管理することが COI 管理の目的となる」と述べている．

COI での倫理的問題は，COI を認識したにもかかわらず適正な対応をとらないこと，利益相反によってデータの改ざん，特定企業の優遇や中止すべき研究を継続することで研究活動が歪められること等が挙げられる．COI 管理では，研究対象者が不当な不利益を被らないことを第一に考え，COI について透明性を確保し，論文発表や学会発表時に COI を開示する等，科学的な客観性を保証すべきである[14]．適切な COI 管理が研究者の利益を守り，臨床研究の信頼性確保につながることを強く意識することが重要である[※10]．

※8 研究者が所属し，研究する機関以外の機関との間で給与等を受け取る等の関係をもつこと．

※9 故意によらない医療行為が原因で生じる傷害で一時的または恒久的な障害を生じ，疾病の経過ではなく医療との因果関係が認められるもの．

※10 協会学会連合の COI の開示に関する基準では，学術大会等で発表するスライドへの COI 開示の記入，協会学術誌への論文投稿時に利益相反自己申告書の提出等を求めている[15]．

### 表3 ヘルシンキ宣言（要約）

①科学の原則に従い，既知の知見をもとにして計画を立て，独立の委員会に送る．
②医師の監督と責任のもとで行い，被験者に責任はない．
③被験者のリスクへの配慮は科学的・社会的利益に優先する．
④被験者の権利，プライバシーを守り，インフォームド・コンセント（IC）を書面で入手すべきである．
　また，被験者がいつでも研究に参加しない自由を確保すべきである．
⑤この原則に従わない論文は受理すべきでない．

第 2 章　職業倫理

## 5　コンプライアンス（法令遵守）

　コンプライアンスとは，法令や倫理等の社会規範やルールを守り，社会からの信頼に応え，社会的責任を果たすことである[17]．「理学療法士業務指針」（理学療法士協会）の「法令遵守・守秘義務」の項に，「理学療法士は，『理学療法士及び作業療法士法』および関連法規の主旨を十分に理解・遵守した上で，その業務にあたる」と明記されている．さらに，「理学療法士の職業倫理ガイドライン」には遵守すべき範として，「対象者には公平に接し，且つその権利を尊重しつつ理性ある判断の上，責任を持って理学療法行為を行わなければならない」としている．遵守すべき具体的な事項として，守秘義務，個人情報保護，応召義務，診療（指導）契約，IC 等17 項目の理学療法士が行う業務の範囲と方法・留意点が記載されている[18]．

　守秘義務および個人情報保護について「理学療法士及び作業療法士法第 16 条」，「刑法第 134 条」（秘密を守る義務）では，「理学療法士又は作業療法士は正当な理由がある場合を除き，その業務上知り得た人の秘密を他に漏らしてはならない．個人情報保護については高度情報社会にあって，守秘義務と合わせて，プライバシー保護の観点から個人情報に関する情報が公になることを防がねばならない」と明記している．守秘義務は，医療行為を実施する際に必要となる倫理規範であり，治療契約における遵守事項でもある[19]．臨床における個人情報の場合，その大部分は守秘義務でカバーできるが，対象となる範囲が守秘義務よりも広く，治療に直接関与しない個人情報も保護の対象となる[19]．研究等で対象者等の情報を使用する場合でも，収集したデータの匿名化（仮名加工情報[※11]，匿名加工情報[※12]）を図り，特定の個人を識別できないように個人情報を加工する等の配慮を行わなければならない．個人情報は職員間の日頃の何気ない会話から外部に流出する可能性が高いので，特に注意を要する．

　倫理綱領の遵守・実践は，最終的に理学療法士の裁量に依存せざるを得ない．奈良[20]は，「専門職団体に定められている倫理綱領は指標として受け止め，専門職が対象者をみる際には人間存在の意義や価値について自分の職業倫理と理念に基づき，個々の状況に応じて判断するもの」としている．倫理綱領の内容を理解し遵守するかは，専門職集団の自立性や個人の自己管理能力によるところが大きい．ここに理学療法士の職業倫理に対する意識を促進する難しさがある．これらの解決に向けて職場内研修（On the Job Training：OJT）への積極的参加，臨床研究における倫理委員会審議や協会あるいは各県士会単位で行われる生涯学習の推進等が有益な手段となり得る．

※ 11　他の情報と照合しない限り特定の個人を識別できないように，個人情報を加工したもの．

※ 12　特定の個人を識別できないように個人情報を加工したものであって，当該個人を復元することのできないもの．

# 1　職業倫理とコンプライアンス（法令遵守）

## 6　インフォームドコンセントと自己決定権

　インフォームドコンセント（IC）は，医療者と対象者との関係，すなわち「対象者を主体とする医療」での今日的基本理念である対象者の人権と権利尊重という医療倫理の根幹となっている．IC は，対象者・家族が病気の性質，医学的に最も勧められる治療内容（医学的根拠に基づく）の提供，それ以外の選択可能な代替治療，それぞれの利点と危険性等についてわかりやすく説明を受け，自らの意思に基づいて方針に同意することである[21]．IC は，医療者が対象者から同意を取り付けるという行為ではなく，あくまでも対象者が主体となって医療者からわかりやすい説明を受け，理解し納得したうえで治療方針を選択し，自己の判断（自己決定権）のもとで同意（拒否）を与えることであり，同時に決定内容に対する対象者の自己責任をも伴う．医療者は，対象者に**文書**を用いて必要な情報を提供しなければならず，その情報によって対象者自ら選択した治療を行わなければならない[22]．対象者に提供する情報には，①疾患の診断名，重症度，原因，②予想される検査や治療についての目的と内容，③予想される結果と危険性（副作用や合併症等を含む）や限界，④検査や治療を受けないことによる予想される結果，⑤治療拒否権等がある．患者の同意内容は**文書**で保存する．

　対象者の自己決定権の尊重については"患者の権利に関する WMA リスボン宣言"の原則 3 で「患者は，自分自身に関わる自由な決定を行うための"自己決定の権利"を有する」と謳われている．また，対象者の判断能力の有無による IC のあり方についても原則 4 で「意識のない患者」，原則 5 で「法的無能力の患者」について述べられている[23]．自己決定に際しては，対象者自身に自己決定を下す能力があることが大前提となるが，これが成立しない場合には種々の配慮や工夫が必要となる[※13]．これらの前提条件として**表4**に示す項目が指摘されている[1]．

※13　これらの大前提のもとで実施される IC の意義には，対象者が望まない不必要な治療から対象者を守る，対象者の価値観を尊重することができる，IC によって対象者と医療者との信頼関係を構築することが可能となる，等である．

**表4　患者に前もって話しておくべきインフォームドコンセントの前提条件**

①**代理意思決定者**：意思決定能力がない場合は，家族などによる代理決定ができる代理者に IC についての説明を行う
②**患者から医師への質問の自由**：医師がそれぞれの患者にわかるようにと説明した場合でも患者は納得するまで医師へ質問する自由と権利がある
③**患者が同意した医療の実施上の責任**：患者が同意した医療であっても実施上の責任は医師にある（患者が決めたのだからと，責任転嫁をしてはならない）
④**患者の選択権と同意拒否権**：医師が説明した診療行為の選択肢に同意したい選択肢のない場合，拒否権があるので患者はいずれの選択肢にも同意しなくてもよい．それにより起こる医学的結末について説明を受ける権利がある
⑤**患者の同意撤回権**：患者は同意した後に考えが変わった場合には同意を**撤回できる**し，変更を求める権利がある
⑥**患者の診療拒否権**：患者は医師の診療行為に満足しなければ診療の継続を拒否する権利がある
⑦**医師を選ぶ患者の権利**：医師や病院を選ぶ権利がある
⑧**患者の医療の選択権の制限**：患者は医師が説明した選択肢の中から選択する権利があるのであって説明されなかった医療行為を医師に要求しても医師が承諾しない限り強制することはできない
⑨**真実を知る権利を持つ患者は，その権利を放棄する自己決定権もある**：真実を知りたい意思のある患者にのみ説明するのが原則（がんの告知を望まない人たちもいることを尊重する）

（近藤，1999）[1] より一部改変

# 2 職業倫理とプロフェッショナリズム, プロフェッション (大峯三郎)

## 1 プロフェッショナリズムの概念の成立とその背景

　　医療専門職において 1970 年頃まではプロフェッショナリズムという言葉はほとんど使われておらず，1980 年代に入って使われるようになった．その背景には，医療の専門分化・医療費や医療過誤の増大等が医師や医療専門職への信頼性低下を招き，対象者や社会に対して医師や医療専門職の進むべき方向性を明示する必要性が生じたことがある[28]．プロフェッショナリズムの基盤となる一般的合意事項は，対象者と医療関係者との信頼関係が成立していることを前提に「公衆が医療専門職に対して抱く信頼を裏付ける一連の価値観，行動，関係性である」とされている[31]．信頼形成のためには，対象者・社会からの信頼を維持して医療を実践する，医師個人や医療専門職集団全体としてどのように対象者・社会と向き合って行動するのかという志向性がプロフェッショナリズムの基本的概念といえる．

## 2 プロフェッショナリズムの定義

　　プロフェッショナリズムの定義は，各人各様で曖昧な部分も多く，すべての要素を包括的に捉えた普遍的なモデルはない[25]．宮田[26, 27]は，専門家（プロフェッショナル），専門職集団（プロフェッション）として患者・社会からの信頼を維持するために医療者が保つべき資質・能力・価値観・態度であるとしている．さらに，臨床能力（医学的知識）・コミュニケーション技術・倫理的および法的理解という土台の上に建てられた「卓越性」「人間性（ヒューマニズム）」「説明責任」「利他主義」の 4 本柱をプロフェッショナリズムとする Stern らの定義や（**図 1**），新ミレニアムにおける 3 つの基本的原則とプロフェッショナルとしての 10 の責務からなるプロフェッショナリズムを紹介している（**表 5**）．

　　近年，医療現場を取り巻く状況や社会状況の変化によって，これまでには取り上げられなかったような対象者・住民・社会からの医療専門職に対する要請や，医療専門職自身が抱えるさまざまな課題が生じてきている．これらの要請や課題に適切に対処するために，われわれ医療専門職は何を備えてどう行動すべきなのか，プロフェッショナリズムを暗黙的にではなく，明示的に教え学ぶ必要がある．

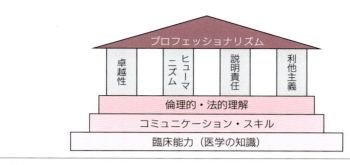

**図1** SternとArnoldによるプロフェッショナリズムの概念図

(宮田, 2023)[27] より改変

表5 新ミレニアムにおける医のプロフェッショナリズム：医師憲章

**3つの基本的原則**
(1) 患者の福利優先の原則
(2) 患者の自律性に関する原則
(3) 社会正義（公正性）の原則

**プロフェッショナルとしての10の責務**
①プロフェッショナルとしての能力に関する責務（常に学び続け，最善の能力を維持し続ける）
②患者に対して正直である責務
③患者の秘密を守る責務（守秘義務）
④患者との適切な関係を維持する責務
⑤医療の質を向上させる責務
⑥医療へのアクセスを向上させる責務（地域医療など）
⑦有限の医療資源の適正配置に関する責務
⑧科学的な知識に関する責務（医学・臨床研究）
⑨利害の衝突の管理により信頼を維持する責務（利益相反，製薬会社との適切な関係維持など）
⑩プロフェッショナルの責任を果たす責務（仲間や後進を育成する義務，自己規制）

(宮田, 2023)[27]

## 3 プロフェッションの概念と定義

　専門職（プロフェッション：professions）の定義については，奈良[20]は，「医者，弁護士，聖職者の三大専門職に与えられた裁量権（権限）を国民もしくはクライアント（治療介入の対象者）の利益のために優先的に行使することを誓う」こととしており，最低限の条件として，①高度な教育水準，②法的・社会的承認，③利他主義（他人の利益や幸福を追求する），④公共へのサービスの4つの側面をピラミッドのような4面の錐体に例えている（図2）．4つの側面をより高度な水準で遂行するためには，時代の変遷に合わせた自己研鑽が必須であり，それ自身と社会（国民）に対する責務であることを強調している．佐藤[28]は専門職として認知される特質について，フレックスナーの定義を用いて，高度な「専門知識と技能を有し自らの裁量で業務を実施すること，職能団体として教育と認定のシステムを有すること，利他的に行動すること，倫理コードを有すること」等を紹介している．

　石村[29]はプロフェッションについて，「学識（科学または高度の学識）に裏付けられ，それ自身一定の基礎理論をもった一般化された特殊な技能を，特殊な教育または修練によって習得し（技術的側面），それに基づいて不特定多数の一般市民から任意に提示された個々の依頼者（対象者）の具体的要求に応じること」と述べている．さらに，「具体的奉仕活動を行い（業務的側面），社会の利益のために尽くすことを社会に承認された職業である（社会的側面）」として専門職について技術的・業務的・社会的側面を盛り込んだ定義としている．

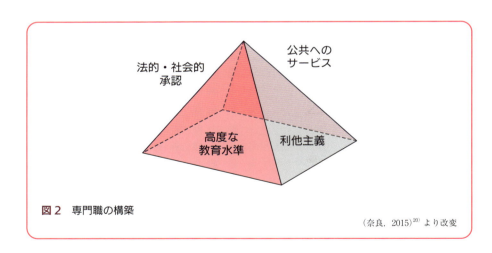

図2　専門職の構築

（奈良，2015）[20] より改変

## 理学療法士の専門性

　理学療法士は，リハビリテーション（以下，リハ）医療において重要な役割を果たす医療関連専門職と位置づけられており，社会的にもその存在を認知されている．今日のリハ医療が，急性期，回復期，生活期（維持・適応期）といった病期ごとに機能細分化が進んだことで，これらに関与する理学療法士に求められる専門性やニーズが大きく変容している．特に疾病や外傷（ケガ）の予防，高齢者や虚弱高齢者に対する介護の重度化や転倒の予防，生活機能低下や在宅医療における健康増進および地域リハ活動の推進等の社会生活の維持，改善に主体を置いた生活モデルにおける生活・人生の質（Quality of Life：QOL）の向上に対峙する専門職としての意味合いが強くなっており，これらに呼応して社会からの要請と期待感も大きくなっている．

　協会では，理学療法士に求められるさらなる専門性を担保するために，1997年に7領域の理学療法専門領域研究部会を発足させ，専門理学療法士および認定理学療法士の認定制度の導入を図っている．さらに，2009年からは23領域へと認定制度を拡大し，2010年にはこれらの専門領域研究部会における学術活動としての位置づけによる専門領域の分科学会化への取り組みが行われ，2014年から12学会，5部門の分科学会・部門へと移行した．2021年には，協会から独立し，日本理学療法学会連合として法人化した12学会と8研究会を設立，組織化され現在に至っている（2023年時点で15学会，5研究会）．専門理学療法士および認定理学療法士の認定制度の導入により，医療機関のホームページに理学療法士の氏名だけでなく「日本理学療法士協会会員」「○○専門理学療法士」「○○認定理学療法士」等と掲載されるようになった[30,31]．医療広告を通じて対象者や一般の人々への適切な情報提供を行うことは，専門職としての社会的認知度の高まりにつながる．

　協会は学術大会や研修会・講習会の開催，生涯学習システムによる質の担保，学術書発行等の学術活動，倫理規程・綱領の制定による倫理的自己規制，保健・福祉公益活動への協力，国際活動としての海外協力隊員の派遣等の社会的活動を通じ，専門職として社会が求める多様な要請に応えている．

第 2 章　職業倫理

# 行動規範とハラスメント

(①〜③髙橋精一郎，④堀　寛史)

## 1 「規範」とは？

(髙橋精一郎)

　規範とは，「人が守るべきものとして定められた規則」「判断・評価または行為等の根拠となる基準」とされる．「〜べきである」「〜べきではない」と表現されるもので，法的なものから道徳や社会で要求される礼儀まで内容は幅広い．社会的あるいは領域によって守るべきものとしての「ルール」，道徳的や理性的な良識としての「モラル」，行儀や作法としての「マナー」や「エチケット」等があり[1]，これらも行動の基準として扱われている．私たちが日常の生活をするなかで，法的な規制を受けて罰則のあるものから，職場や地域での活動で制約を受けるもの，自由ではあるが言動上に配慮を必要とするものまでさまざまな約束事がある[※14]．工藤[2]は規範を内的規範と社会規範に分けて，内的規範を「私達一人ひとりが自分自身や他人に対して"こうありたい""こうあるべきだ"と考える行為の基準」とし，社会規範を「社会の成員によって"こうあるべきだ"と明示的あるいは暗黙の内に了解されている行為の基準」と述べて，規範を分類している（表6）．

### 1）ルール（rules）

　規則や規制，慣例，約束等とされ，全国あるいは特定の団体や地域等で通用する「約束事」である．交通ルールのように法的な罰則のあるものから，スポーツ競技のような団体特有のペナルティを科されるものまである．学則は学生として守るべき学校が定めたルールであり，勤務施設では固有のルールも存在し，違反すると何らかの処罰が行われることもある．罰則がある点では他の項目と異なる．

※14　ルール，モラル，マナー，エチケットは人間関係を円滑に進めるためのものであり，守られないことで相手に不快感を与え信用を失う等，周囲との関係性が壊れることもある．一方で，これらの約束事をはじめ日頃の人間関係や仕事上の関係で限度を超えた課題を与えたり要求をしたりすることで人間関係の崩壊を招き，人権侵害にも及ぶこともあることから，社会問題として受け止められているものにハラスメント（harassment）がある．

表6　規範の分類と内容

| 項目 | ルール | モラル | マナー | エチケット |
|---|---|---|---|---|
| 意味 | 規定・規則・基準・法律 | 道徳心・倫理・善悪の判断 | 態度・礼儀 | 思いやり・心遣い |
| 目的 | 社会の秩序を保つ | みんなが幸せに生きる | 円滑な人間関係を築く | 特定の人との関係を築く |
| 従い方 | 強制 | 良心に従う | 自発的に守る | 自発的に守る |
| 法令の罰則 | 罰則あり | 罰則なし | 罰則なし | 罰則なし |
| 判断の仕方 | 基準が決まっている | 個人の善悪の判断 | 個人の受け取り方 | 個人の受け取り方 |

（工藤，2018）[2]をもとに作成

## 2) モラル（morals）[※15]

道徳や倫理ともいわれ，一般的な規律としてではなく，自己の生き方と密着させて具現化したところに生まれる思想や態度である[32]．行為の善悪を判断する感性や倫理観で，普遍的なものである．「嘘をつかない」「他人に迷惑をかけない」「約束を守る」等は日常生活における道徳的な行いであり，理学療法士としても患者や対象者の方々との信頼関係を築くには必要不可欠な要素である．

## 3) マナー（manners）[※16]

行儀や作法といわれるもので，公の場で他人に迷惑をかけない立ち振る舞いや言葉遣いを指す．テーブルマナーや携帯のマナーモード，交通マナーといった使い方をされており，所作の美しさや上品さ，他人への配慮・気遣い等，個人が身に付けている品位である．立ち振る舞いも TPO（時間：Time，場所：Place，場面：Occasion）をわきまえた服装やそれに見合った言動が伴わなければ陳腐なものになってしまう．社会人としての基本的なマナーくらいは身に付けておきたい．

## 4) エチケット（etiquette）[※17]

礼儀作法を指す．マナーと意味の上で重なる部分も多いが，マナーは公の場所で用いられているのに対して，エチケットは自分の周囲にいる特定の個人に対する思いやりとして使われていることが多い．厚生労働省では，インフルエンザ等の感染予防のための「咳エチケット」を提示している．

# 2 ハラスメント

（髙橋精一郎）

## 1) ハラスメントとは

ハラスメント[※18]は，「悩ます（悩まされる）こと」や「いやがらせ」と訳され，言葉や態度によって相手に不快感や不利益を与えることである．場合によっては尊厳を傷つけるほどの人権侵害に発展することもある．

ハラスメントは「不快に感じる」だけでは成立せず，客観性のある要因が必要とされている．厚生労働省の「ハラスメントの定義」[3]において，パワーハラスメント（以下，パワハラ）は，「①優越的な関係を背景とした言動であって，②業務上必要かつ相当な範囲を超えたものにより，③労働者の就業環境が害されるものであり，①〜③までの要素をすべて満たしたものをいう」とされている．ハラスメントには多くの種類があり，それぞれにハラスメントと判断できる客観的要因が必要であることを理解し，労働者を雇用している企業・団体にはハラスメントを防止する義務が課されていることも知っておく必要がある．

## 2) ハラスメントの種類

日本ハラスメント協会が提唱する 39 種類のハラスメントのうち，おもなものを抜粋し**表7**に示す[4]．

---

※15　習俗，風習を意味するラテン語の「モーレス（mores）」からきており，良心や内心の命令として個々の判断として生み出されるものである．

※16　ラテン語の「手」を意味する「マヌス（manus）」が語源といわれ，手を使う作法を表す．manual（徒手）も同じ語源（☞第1章-2）．

※17　古いフランス語の「貼り付ける（estiquer）」に語源をもつ．荷札という意味があり，人の行動を指示した通用札（英語で ticket）で，礼法を指す言葉として使われていた．

※18　もともとは軍事用語で，同様に「いやがらせ」という意味で使われている．一歩間違うと軍事衝突を招く恐れのある危険な行為をいう．

**表7　ハラスメントの種類**

| ハラスメントの種類 | 内容 |
|---|---|
| アカデミックハラスメント | 教育の場で立場や権力を利用したハラスメント |
| パワーハラスメント | 上下関係や地位を利用したハラスメント |
| セクシュアルハラスメント | 性的な発言・行為をするハラスメント |
| モラルハラスメント | 精神的苦痛を与えるハラスメント |
| マタニティハラスメント | 妊婦に対するハラスメント |
| ジェンダーハラスメント | 性別による決めつけや差別をするハラスメント |
| アルコールハラスメント | 飲酒を強要するハラスメント |
| カスタマーハラスメント | 客が企業に対していやがらせするハラスメント |
| 時短ハラスメント | 暗にサービス残業をさせるハラスメント |
| パーソナルハラスメント | 個人の特性を揶揄するハラスメント |
| レイシャルハラスメント | 人種・国籍に関する差別をするハラスメント |

(日本ハラスメント協会, 2023)[4] をもとに作成

### 3) アカデミックハラスメント

　アカデミックハラスメント（以下，アカハラ）とは，教育や研究の場での立場や権力を利用したハラスメントである．おもに大学や大学院等で教員と学生間に起こる問題について使われており，教育の場でのパワハラである．学部では理由がないのに学生に単位を与えない，進級を認めない，大学院では院生の研究内容をけなしたり無能呼ばわりしたりする等の理不尽な行為を指す．また，教員間でも上司から研究妨害や昇任差別を受ける等，精神的ないやがらせやいじめとして現れる．刑罰としては**表8**に示す内容が適用されるが，「名誉毀損罪」[※19] や「侮辱罪」[※20] が主である．

### 4) パワーハラスメント

　上下関係や地位を利用したハラスメントで，業務の範囲を超えて精神的・身体的に苦痛を与えるいじめである．厚生労働省はパワハラを6類型に分類している[5]．

①**身体的な攻撃（暴行・傷害）**：殴打，足蹴りを行う．物を投げつける等．

②**精神的な攻撃（脅迫・名誉毀損・侮辱・ひどい暴言）**：必要以上に長時間にわたる激しい叱責を繰り返し行う．他人の面前で大声で威圧的な叱責を繰り返し行う．罵倒するような内容の電子メール等を当該相手を含む複数の人に送信する等．

③**人間関係からの切り離し（隔離・仲間はずし・無視）**：仕事を与えず長期間別室に隔離したり，自宅研修をさせたりする．同僚が集団で無視をし，孤立させる等．

④**過小な要求（業務上の合理性なく能力や経験とかけ離れた程度の低い仕事を命じる，仕事を与えない）**：退職させるため，誰でも遂行可能な業務を行わせる．いやがらせのために仕事を与えない等．

⑤**過大な要求（業務上明らかに不要なことや遂行不可能なことの強制, 仕事の妨害）**：必要な教育を行わずに到底対応できないレベルの業務目標を課し，到達できなかったことに厳しく叱責する．業務とは関係のない雑用の処理を強制的に行わせる等．

※19　保護対象は被害者の名誉心ではなく，社会的評価・名誉，指摘したことが事実であっても，そのことで周囲の評価の失墜あるいは失墜の恐れのある行為であれば処罰対象．

※20　保護対象は人に対する評価であり，抽象的な暴言や行為でも処罰の対象となる．

**表8 パワーハラスメントに対する主な刑罰**

| 名誉毀損罪（刑法第230条） | 3年以下の懲役もしくは50万円以下の罰金 |
|---|---|
| 侮辱罪（刑法第231条） | 1年以下の懲役もしくは30万円以下の罰金または拘留もしくは科料 |
| 脅迫罪（刑法第222条） | 2年以下の懲役または30万円以下の罰金 |
| 暴行罪（刑法第208条） | 2年以下の懲役もしくは30万円以下の罰金または拘留もしくは科料 |
| 傷害罪（刑法第204条） | 15年以下の懲役または50万円以下の罰金 |

（厚生労働省, 2020）[5] をもとに作成

**表9 セクシュアルハラスメントの型分類**

| 種類 | 内　　　容 |
|---|---|
| 対価型 | 性的な言動を拒否したために（労働条件に）不利益を被るもの |
| 環境型 | 性的な言動を受けたために（就労）環境が害され，能力の発揮に支障をきたすもの |
| 制裁型 | 性差別的な価値観に基づき，昇進や活躍を否定・抑圧するもの |
| 妄想型 | 相手が自分に好意があると勘違いし，しつこく付きまとうもの |

（日本労働調査組合, 2023）[6] をもとに作成

⑥個への侵害（私的なことへの過度な立ち入り）：職場外でも継続的に監視する，私物の写真撮影をする．本人の了解を得ずに個人情報を他人に暴露する等．

パワハラは職場だけでなく学校内でも地域社会のなかでも，人が集まる環境下ではどこでも起こり得る問題である[※21]．主な刑罰には「名誉毀損罪」「侮辱罪」「脅迫罪」があり，暴行を加えたり，傷を負わせたりした場合には「暴行罪」「傷害罪」に問われる（**表8**）．厚生労働省は2020年4月からパワハラ防止策の取り組みを事業主に義務付けた．

**※21** 通常，上司が部下に，先輩が後輩に，管理する側がされる側に起こすものであるが，最近では逆のケースの「逆パワハラ」といわれるいじめやいやがらせも起きている．

### 5）セクシュアルハラスメント

セクシュアルハラスメント（以下，セクハラ）とは，性的な言動を行って他の労働者に不利益を与えたり，就業等身の回りの環境等を害したりするハラスメントである．判断基準については男女雇用機会均等法[※22]に定められている．誰もが加害者にも被害者にもなり得るもので，異性間ではなく同性間でも起こり得る．セクハラを日本労働調査組合では「対価型」「環境型」「制裁型」「妄想型」の4型に分け（**表9**）[6]，「環境型」をさらに以下の3つに分類している．

**※22** 事業主に対して職場でセクハラが発生しないように求める規定であって，その場で働く労働者に求めるものではない．

①**視覚型**：相手の視覚に訴えるタイプのセクハラで，性的な写真やポスター等を見えるところに置いたり貼ったりしているもの．意識的に行っていなくても他人の目に触れるところで行っていれば該当する．

②**発言型**：性的な発言をするタイプのセクハラで，本人は褒めているつもりでも相手が不快に感じれば該当する．「きれいだね」「スタイルがいいね」「彼氏，彼女はいるの」等の発言は厳禁である．

③**身体接触型**：相手の身体に触るタイプのセクハラで，軽いスキンシップでも相手に不快感を与えれば該当する．

**表 10　セクシュアルハラスメントに対する主な刑罰**

| | |
|---|---|
| 名誉毀損罪（刑法第 230 条） | 3 年以下の懲役もしくは禁錮または 50 万円以下の罰金 |
| 不同意性交等罪（旧強制性交等罪・準強制性交等罪）（刑法第 177 条） | 5 年以上の懲役 |
| 強要罪（刑法第 223 条） | 3 年以下の懲役 |
| 不同意わいせつ罪（旧強制わいせつ罪）（刑法第 176 条） | 6 月以上 10 年以下の懲役 |
| わいせつ図画頒布，公然陳列罪（刑法第 175 条） | 2 年以下の懲役もしくは 250 万円以下の罰金もしくは科料 |
| 侮辱罪（刑法第 231 条） | 1 年以下の懲役もしくは 30 万円以下の罰金または拘留もしくは科料 |
| 暴行罪（刑法第 208 条） | 2 年以下の懲役もしくは 30 万円以下の罰金または拘留もしくは科料 |
| 傷害罪（刑法第 204 条） | 15 年以下の懲役または 50 万円以下の罰金 |

（弁護士法人浅野総合法律事務所，2023）[7] をもとに作成

※ 23　軽微な秩序違反に対する法律で 33 種類の行為を定めている．法定刑は拘留または科料である．

※ 24　正式には「公衆に著しく迷惑をかける暴力的不良行為等の防止に関する条例」とされ，都道府県が定める条例である．

※ 25　私たちには医療倫理や理学療法士としての倫理観がある．患者に対してモラハラを行うことは考えられないが，対応中の言動で患者に精神的な圧迫を加えないように注意を払う必要がある．

セクハラに関する刑罰を表 10 に示す．パワハラと同様の刑罰もあるが，わいせつ罪関係はセクハラに特有なもので，重罪に問われることもある．また，軽い気持ちで行ったことでも「軽犯罪法」[※ 23] 違反や都道府県の「迷惑行為防止条例」[※ 24] 違反等で責任を問われることもある[7]．医療職は患者の身体に触れることが多々あるため，不快感を与えないような配慮と言動が求められる．

### 6）モラルハラスメント

モラルハラスメント（以下，モラハラ）についてはパワハラとの違いや区別が曖昧になっているケースもある．パワハラは主に職場において優越的な関係を背景として行われるものであるが，モラハラについては明確な定義づけはなく，一般に道徳や倫理に反する言動やいやがらせによって相手の人格を傷つけ，精神的に攻撃をするものといわれている．言葉や態度で相手を精神的に攻撃する「いじめ・いやがらせ」という面で共通する部分もある[8]．モラハラは言葉や態度での暴力であり，嫌味，暴言，無視等，精神的に苦痛を与えたり追い詰めたりするもので，表面に出にくい特徴がある[※ 25]．

## 3　ハラスメント対策

（髙橋精一郎）

### 1）アカデミックハラスメント，パワーハラスメント対策

アカハラやパワハラは教員から学生へ，臨床実習教育者から実習生への過度な指導・要求や言語的暴力，単位の未認定等の行為として現れ，被害の内容・程度もさまざまである．指導・要求が過度であるか否かは学生の主観にもより，同じ言語表現であっても個々の学生によって受け取り方は異なることから，教員・教育者には**過度に強い言語表現や不適切な発言を避ける**等の配慮が求められる．特に感情に任せた暴力的な言動をとることのないように，**感情のコントロール能力（アンガーマネジメント）**が不可欠である．学生の知識量や理解力，実行力には個人差があり，

できないことを指摘するだけでは解決に至らず，それが繰り返されることは学生に苦痛を感じさせるだけである．できないことの原因を多方面から分析し，**解決の道筋を学生と一緒に見つけること**で**学生と教員・教育者間の信頼関係**がつくられていく．教員・教育者には学生を受け止める度量と問題解決能力が必要とされる．

また，個々の学生の性格や能力に合わせた教育・指導の実施も教員・教育者の責務であり，指導能力が試される場面である．教員が陥りやすい傾向として，成績不良の学生ばかりに注意を注ぎ，優秀な学生を放置する状況があり，教育の質的保障の観点からは公平ではない．能力の高い学生には，さらにその能力を伸ばす環境を整えることも，学生の学習意欲を維持・向上させるために大切なことである．

### 2）セクシュアルハラスメント対策

学内実習の授業では，学生の皮膚や身体に触って教授する場面は欠かせない．特に身体測定や徒手的療法等に関する実習の際には身体接触を避けることは不可能であり，学生への丹念な説明と同意を怠れば，セクハラと思われかねない状況が生じ得る．よって，学生が不快感や不信感を抱かないように，実習の目的を明確に説明すると同時に日頃から両者間の信頼関係を構築しておくことが肝要である．

### 3）臨床実習におけるハラスメント対策

臨床実習（以下，実習）においては，実習生が患者や職員に対してハラスメント行為を行うことは想定しにくく，多くは実習教育者から実習生へのハラスメントが問題となる．実習場面でも前述した同様のハラスメント（特にパワハラ，セクハラ）が発生することもある．その対象となった学生は実習の成績評価を受ける側であることから，表面化すると評価に影響するのではないかとの不安が募って苦悩することも多い．そのような際，教員は直ちに実習生の立場に立って解決を図るとともに，再発防止の対策を講じる必要がある．教員は，このような事態が発生しないように，実習生と実習教育者の両者に過度な負担が生じず，実習の目的が達成されるように公平な姿勢で臨む責務がある．

一方，トラブルやパワハラの要因となりやすいこととして，実習生の実習に対する意欲・意識の希薄さや知識・技術・行動力不足，コミュニケーション・スキルの水準に起因する人間関係構築能力の不備等も見受けられる．さらに，実習教育者からこれらの教育・指導を受けたにもかかわらず，改善がみられなければ事態は難解となる．実習教育者と実習生では知識や臨床経験の差は歴然としているため，知識不足や技術の未熟さはある程度容認してもらえても，実習に取り組む姿勢，対象者への接遇，職員に対する態度等が不適切であれば指摘は厳しい．報告・連絡・相談（ほうれんそう）等の基本的言動がとれず，チームワークを築けないことについても将来の医療職としての能力が問われる．これらの指摘や教育・指導を早期に改善できる，あるいはその努力をする学生は受容されるが，改善の兆しがみられない学生は，結果的にハラスメントの対象となるか，実習中止に追い込まれてしまう危険性を抱えている．

教員は，実習に対応できる能力を習得した実習生の育成を第一義としているが，実習生のニーズを知り，実習施設や実習教育者の経験年数を考慮して有効な実習を可能にする準備も必要である．一方，実習中に生じ得る課題やトラブルについて予測される事項を実習生に周知することや仕事以外の任務を背負う実習教育者の立場への対応方法を助言しておくことも大切である．施設内だけでなく，実習中の宿舎での安全管理や日常生活における安全対策等，学外実習における学生の安全保障も養成校の重要な役割である．

## 4 哲学・倫理学的思考のポイント

（堀　寛史）

### 1）学生に必要な哲学・倫理学的思考―5つのポイント

①批判的思考[※26]と論理的思考[※27]：批判の哲学的意味は，「新たなる可能性を示唆する」である．また，論理的思考とはソクラテスの三段論法やトゥールミンの三角ロジック（図3）で示されるようなテキストや情報の関係性を明確に示す方法を使用した思考である．

②公正と正義：公正[※28]とは，特定の偏見や利益を排除した視点で物事を評価することであり，「等しい処理」に関わる．正義とは，道徳的かつ法的な観点からのより広範な概念であり「適正な処理」に関わる．これらは時として一致しないため，批判的かつ論理的思考を通して状況に応じた回答の提示が必要である．

③社会的責任：社会に対して個人や組織が個人の行動やその結果に対してもつ義務や負担を意味し，さらにそれらへの応答と説明を含む．これらの責任には公正と正義の視点が必要となる．

④多様性と包括性：多様性（ダイバーシティ）は人々の違いを指し，包括性（インクルージョン）は多様性のある個人がそれぞれ受け入れられ，価値を認められ，完全に参加できる環境を指す．そのような社会をつくることが，現代に生きる者の責任となる．

⑤自己認識とメタ認知：自己認識とは，自己の感情，考え，動機，欲求，意図等に対する意識化された認識を指す．メタ認知[※29]（図4）は，自己の学習プロセスや認知的プロセスに対する客観的理解を指す．これらは前述した①～④の理解と密接に結びつき，「私は物事をこのような理解を通して考えている」と内省する能力を意味する[※30]．

### 2）理学療法士としての哲学・倫理学的思考―4つのポイント[※31]

①対象者の尊厳と自律性の尊重：理学療法の臨床は，対象者との関係が築けてこそ成立する．そのため，理学療法士には対象者の尊厳と自律性を尊重する態度が必要である．

②チームワークとコミュニケーション：チーム医療の一翼を担う理学療法士には必須の理解である．チームで倫理的意思決定が必要となる場合には，理学療法の専門職として適切な意見を伝える．また，スタッフに対しても尊厳と自律性を尊重する．

---

※26　新たなる可能性を示唆するとした思考プロセスであり，Aに対してBという考え方を提示し吟味する思考法．

※27　データと論拠に基づき合理的な結論を導く思考プロセスであり，AとBのつながりを明確にする思考法．

※28　公平（すべてのものを同じように扱うこと）に加えて，偏りのない判断や行動．

※29　学習プロセスや思考についての認識と理解であり，それをさらに別視点で概観する（客観的に捉える）認知プロセス．

※30　これらの5つのポイントは，学習だけではなく生活を通じて培われる．社会人として活躍するうえで，人や社会との関係性を深く理解する基盤的認識となる．また，特定の学問分野に限らずあらゆる領域での活動に必要な考え方であり，物事を感情的にではなく論理的根拠をもって判断するためにも必要である．

※31 専門職である理学療法士として必要とされる哲学・倫理学的思考である．臨床で実習する機会が多い学生にとってはあらかじめ知っておく必要がある．臨床において哲学や倫理学の実践を必要とされる機会は多い．理学療法の臨床で遭遇する倫理的ジレンマ※7 を哲学的観点から探究することもある．

※32 どちらが明らかに正しく，どちらかが明らかに間違っているとはいえない倫理的価値の対立（ジレンマ，図5）．

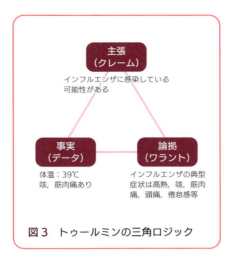

図3 トゥールミンの三角ロジック

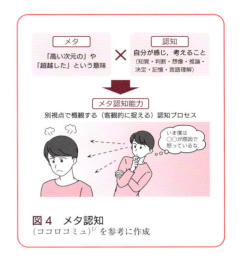

図4 メタ認知
（ココロコミュ）[1]を参考に作成

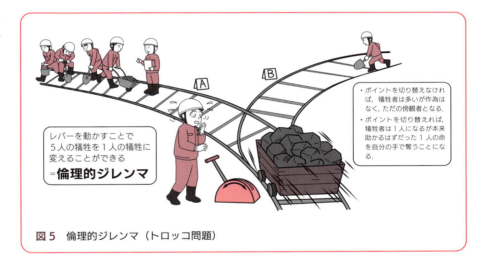

図5 倫理的ジレンマ（トロッコ問題）

③自己反省と自己学習：①と②を実践するために，つねに自己反省と自己学習の機会を設けたい．自己反省とは自己とのコミュニケーションであり，自己の主張を肯定もしくは修正する機会でもある．

④人を対象とする生命科学・医学系研究に関する研究倫理：研究を行う機会があるなら理解しておく必要がある．これは厚生労働省によって示された研究に関する重要な指針である．この指針を遵守した基礎・臨床研究が必要となる．

人は学習と多くの経験を通して，哲学的・倫理学的思考を身につけることができる．これは将来，対象者により質の高いケアを提供することにつながり，あなたが理学療法士として働くうえでの安寧（ウェルビーイング※33）のためにも必要である．その上に人としての自己実現があり，自己への満足は他者へ意識が向くきっかけになる．哲学的・倫理学的思考は自己と他者，そして社会の安寧に必要であり，「私」にとっての基地（ホームベース）となるような理解である．

※33 心身の健康や幸福の状態であり，満足した生活を送ることができている状態，充実した状態などの多面的な幸せを表し，それが持続していることを意味する．

# 第**3**章

組織とマネジメント

第3章 組織とマネジメント

# 組織とは

(橋元　隆・友田秀紀)

## 1 組織とは

　組織（organization）とは，特定の目標を達成するために，特定の個人および専門分化した特定集団の活動を動員し調整するシステムである（図1）．現代社会においては形式化し整備された組織・集団・団体が発達していることから，組織という概念は，このような集団や団体そのものをさすことが多い．バーナード（Barnard CI）は，組織が成立するためには①目標，②参加協働意欲，③コミュニケーションの3つが構成要件になると提唱した[1]．また，組織が存続していくための機能的要件として①目標の達成，②スタッフの欲求充足[※1]の2つが必要となる．参加協働意欲は協働なしに発展しないとされ，リーダーが組織の目標をどう考え，どう伝えるかによって仕事の成果が変わってくる．

※1 米国の心理学者のアブラハム・マズロー（Maslow HA）が，人間の欲求は5段階で構成されていることを唱えた．生理的，安全，社会的，承認，自己実現の5段階に分かれ，最下層の生理的欲求から段階的に満たされ，最終的に自己実現に至るという理論である．スタッフが抱く社会的な使命感等が組織理念と合致することによりモチベーションが向上すること．

図1　組織とは

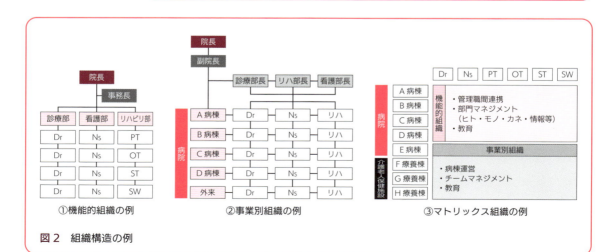

図2　組織構造の例

## 2 組織構造の種類

### 1) 組織的集団（organized group）

　組織的集団とは，集団構成員間に役割分担がなされ，その役割に基づいて各構成員の活動が相互に調整され，共同目標に向けて協働し合う集団を指す．組織的集団の要件として，共同目標，構成員の活動を規定する地位と役割の配分，地位と役割を規定する規則・規範，そして地位と役割に基づく協働関係が挙げられる．

　組織的集団は，その組織構造により3つのタイプに分けられる．
①**機能的組織**：同じ専門職からなる縦の組織構造（**図2①**）
②**事業別組織**：同じ目的をもった多職種から構成される横の組織構造（**図2②**）
③**マトリックス組織**：機能的組織と事業別組織の機能を合わせもった組織構造（**図2③**）

　それぞれの組織構造にはメリットとデメリットがある．マトリックス組織は機能的組織と事業別組織のメリットを併せもった構造であり，部門間連携がスムーズになるというメリットがある．その一方で，2つの部門の管理者（2方向）から指示を受けることとなり，指示命令系統が混乱するというデメリットがある．

### 2) 非組織的集団（unorganized group）

　非組織的集団は，前述の要件を備えていない人々の集合体である．たとえば，街頭にいる「群集」，スポーツや映画を観るために集まった「観客」，マスメディア等を媒介にして一定の世論を形成する「公衆」等である．これらの非組織的集団には，「観客」のように共通目標はあっても，共同目標を協働して達成しようとする相互関係はない（サッカーのサポーター，プロ野球の応援団，歌手のファンクラブ等では組織化されている場合もある）．

### 3) 理学療法士が所属する組織

　理学療法士免許を取得すれば，組織化された職場に所属することになる．さらに，その中でリハビリテーション部，理学療法科，回復期病棟等，いくつもの組織に関わることになる．日本理学療法士協会に加入すれば，同時に日本理学療法士学会の会員となり，各都道府県理学療法士会（協会）に所属することになる．それに加えてアジア理学療法連盟，世界理学療法連盟の会員にもなる．

　私たちの職場は組織的集団であり，所属施設の構成員である以上，規定された役割分担を遂行する必要性がある．そこには遵守すべき規定・規範があることはいうまでもなく，実習中の学生といえども決して傍観者であってはならない．

# 2 組織マネジメント
## ―ヒト・モノ・経済性の管理―

(橋元　隆・友田秀紀)

## 1　組織マネジメント①：ヒトの管理

### 1) チーム構成と人間関係

「施設は人なり」[※2]といわれるように，施設の評価は，高度な設備の有無ではなくそこで働く人の資質によることが多い．

リハビリテーション（以下，リハ）では，対象者がもつ多様な課題（身体・精神・言語等の機能的・心理的，家族的，社会的・職業的）に対処するために，さまざまな専門職が関与している．医療関連専門職による総合的プログラムに基づいて効果的，かつ効率的に目標を達成するためには，チームメンバーが協働し，円滑な人間関係を構築することが前提条件となる．メンバーはチームの一員としての自覚をもち，メンバー間で業務上の連絡調整を確実に保つことと，個々人が前向きに協力する体制づくりに努めることが大切である．これが，リハを遂行する過程でチームプレー，チームワークが必須といわれる理由であり（図3），日頃からのコミュニケーションは不可欠である．コミュニケーションの方法論や姿勢は，理学療法士，作業療法士，医師，看護師等の専門分野の相違によってその姿勢を変える必要はない．

※2　戦国時代の武将・武田信玄曰く，「人は城，人は石垣，人は堀，情けは味方，仇は敵なり」．これは，"勝敗の決め手は堅固な城ではなく，人の力である．個人の力や特徴を掴み，彼らの才能を十分に発揮できるような集団をつくることが大事である．また，人には情理を尽くすこと，誠実こそが相手の心に届き，人を惹きつけることにつながり，逆に相手を恨めば必ず反発にあい，害意を抱くようになる"との教えである．

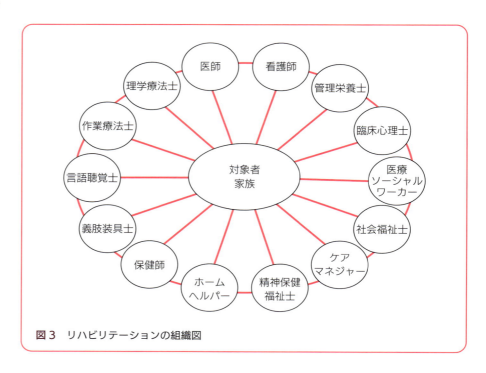

図3　リハビリテーションの組織図

ただし，相手の専門分野と立場を十分に理解・認識し，適切な情報入手に心がける等，よりよいコミュニケーション技能を修得する必要がある．

## 2) コンフリクトマネジメント

(☞第4章-2)

就職面接等で，「あなたは先輩と意見が合わないとき，どのように対応しますか」と質問されることがある．

組織内における意見の対立や口論が起きた状態を「コンフリクト[※3]・対立」という．その原因として，①コミュニケーション不足，②性格の不一致や価値観の違い，③職場における役割と責任が不明確，④適切ではない仕事配分，⑤エンゲージメント（愛着や貢献意志）の低さが挙げられる．この状況に対して積極的に問題解決を図ろうとする取り組みをコンフリクトマネジメントという．コンフリクトマネジメントの基本は，話し合いの場を設け，対立した状況・原因を明確にし，解決策を提示することである．次いで，解決における当事者の責任を決定する（処罰ではない）．これにより組織内に生じるさまざまな意見や見解の活性化や新しい価値の創造につながる．

> ※3　組織内における意見の対立や口論が起きた状態を「コンフリクト・対立」という．その解決にあたっては，当事者を説得するのではなく，納得を促すことが重要である．

## ② 組織マネジメント②：モノの管理

私たちが日々使用する運動機器等はその施設の特性，対象疾患，取り扱い対象者数，運動療法室の広さ，職員数等によってその種類や台数が決められている．2006年に医療保険においてリハに関する診療報酬が疾患別区分に変更されたことから，その施設基準によって必要機械・器具も異なっている．詳細は第4章　④機器・設備のマネジメントを参照してほしい（**表1**）．

## ③ 組織マネジメント③：経済性の管理

診療報酬による収入と，リハ部門の運営経費や職員の人件費等の支出との採算性が重要である（**表2，3**）．リハ部門においても「医は仁術」だけではなく「医は算術」，つまり生産性の有無が問われることになる．経営上，人件費が歳入の60%を超えるようでは赤字経営となる．

2006年の診療報酬改定[※4]によってリハビリテーションに関する診療報酬の大幅な見直しが行われた．それまでの理学療法料，作業療法料，言語聴覚療法料としての個々の算定はすべて廃止されて「疾患別リハビリテーション料」として一本化され，日数制限も加えられた．

臨床現場では，リハビリテーション料単価により1人の理学療法士が1日にどの程度収入を得られるのかは，部門の採算性に関わってくることから，職員数や給与等の査定，短・中期にわたる施設の運営計画に影響を与えることになる．

> ※4　診療報酬は2年ごと，介護報酬は3年ごとに改正される．2024年には診療報酬と介護報酬の同時改正（6年ごと）があった．

第3章　組織とマネジメント

**表1　医療保険における疾患別リハビリテーション施設基準（2024年6月1日現在）**

| 疾患別区分 | 施設面積 | 従事者 | 具備すべき器械・器具 |
|---|---|---|---|
| 脳血管疾患等リハビリテーション（I） | 160m² 以上<br>言語聴覚療法を行う場合：遮蔽等に配慮した個別療法室8m² 以上 | 専任常勤医師2名以上（1名は脳血管疾患等リハの経験を有すること）<br>①専従常勤PT5名以上<br>②専従常勤OT3名以上<br>③専従常勤ST1名以上（ST施行時）<br>④①～③の合計で10名以上 | 歩行補助具，訓練マット，治療台，砂嚢等の重錘，各種測定用器具（角度計，握力計等）<br>血圧計，平行棒，傾斜台，姿勢矯正用鏡，各種車椅子，各種歩行補助具，各種装具（長・短下肢装具等），家事用設備，各種日常生活動作用設備　等）．ただし，言語聴覚療法を行う場合は，聴力検査機器，音声録音再生装置，ビデオ録画システム等を有すること．必要に応じ，麻痺側の関節の屈曲・伸展を補助し運動量を増加させるためのリハビリテーション用医療機器を備えていること． |
| 脳血管疾患等リハビリテーション（II） | 病院：100m² 以上<br>診療所：45m² 以上<br>言語聴覚療法を行う場合：遮蔽等に配慮した個別療法室8m² 以上 | 専任常勤医師1名以上<br>①専従常勤PT1名以上<br>②専従常勤OT1名以上<br>③専従常勤ST1名以上（ST施行時）<br>④①～③の合計で4名以上 | 歩行補助具，訓練マット，治療台，砂嚢等の重錘，各種測定用器具（角度計，握力計等）<br>血圧計，平行棒，傾斜台，姿勢矯正用鏡，各種車椅子，各種歩行補助具，各種装具（長・短下肢装具等），家事用設備，各種日常生活動作用設備　等）．ただし，言語聴覚療法を行う場合は，聴力検査機器，音声録音再生装置，ビデオ録画システム等を有すること．必要に応じ，麻痺側の関節の屈曲・伸展を補助し運動量を増加させるためのリハビリテーション用医療機器を備えていること． |
| 脳血管疾患等リハビリテーション（III） | 病院：100m² 以上<br>診療所：45m² 以上<br>言語聴覚療法を行う場合：遮蔽等に配慮した個別療法室8m² 以上 | 専任常勤医師1名以上<br>専従常勤PT，OTまたはST1名以上 | 歩行補助具，訓練マット，治療台，砂嚢等の重錘，各種測定用器具等．ただし，言語聴覚療法を行う場合は，聴力検査機器，音声録音再生装置，ビデオ録画システム等を有すること．必要に応じ，麻痺側の関節の屈曲・伸展を補助し運動量を増加させるためのリハビリテーション用医療機器を備えていること． |
| 運動器リハビリテーション（I） | 病院：100m² 以上<br>診療所：45m² 以上 | 経験ある専任常勤医師1名以上<br>（運動器リハの経験3年以上または研修を修了した医師）<br>専従常勤PTまたはOTが4名以上 | 各種測定用器具（角度計，握力計等），血圧計，平行棒，姿勢矯正用鏡，各種車椅子，各種歩行補助具等 |
| 運動器リハビリテーション（II） | 病院：100m² 以上<br>診療所：45m² 以上 | 専任常勤医師1名以上<br>①専従常勤PT2名以上<br>②専従常勤OT2名以上<br>③専従常勤のPTまたはOTがあわせて2名以上<br>①②③のいずれかを満たすこと | 各種測定用器具（角度計，握力計等），血圧計，平行棒，姿勢矯正用鏡，各種車椅子，各種歩行補助具等 |
| 運動器リハビリテーション（III） | 45m² 以上 | 専任常勤医師1名以上<br>専従常勤PTまたはOT1名以上 | 歩行補助具，訓練マット，治療台，砂嚢等の重錘，各種測定用器具等 |
| 廃用症候群リハビリテーション（I） | 脳血管疾患等のリハビリテーション料（I）の施設基準を満たしたもの | 脳血管疾患等のリハビリテーション料（I）の施設基準における専任の医師，専従のPT，専従のOTおよび専従のSTは，それぞれ廃用症候群リハビリテーション料（I）の専任者または専従者を兼ねるものとする． | 脳血管疾患等のリハビリテーション料（I）の施設基準と併用 |
| 廃用症候群リハビリテーション（II） | 脳血管疾患等のリハビリテーション料（II）の施設基準を満たしたもの | 脳血管疾患等のリハビリテーション料（II）の施設基準における専任の医師，専従する常勤のPTが2人以上勤務しているものに限る．PT，専従するOTおよびSTは，廃用症候群リハビリテーション料（II）の専任者または専従者を兼ねるものとする． | 脳血管疾患等のリハビリテーション料（II）の施設基準と併用 |
| 廃用症候群リハビリテーション（III） | 脳血管疾患等のリハビリテーション料（III）の施設基準を満たしたもの | 脳血管疾患等のリハビリテーション料（III）の施設基準における専任の医師，専従する常勤のPTが勤務しているものに限る．運動療法機能訓練技能講習会を受講するとともに定期的に適切な研修を修了している看護師，あん摩マッサージ指圧師等． | 脳血管疾患等のリハビリテーション料（III）の施設基準と併用 |
| 呼吸器リハビリテーション（I） | 病院：100m² 以上<br>診療所：45m² 以上 | 経験のある専任常勤医師1名以上<br>①専従常勤PT1名以上<br>②専従のPTまたはOTが①②あわせて2名以上 | 呼吸機能検査機器，血液ガス検査機器等 |
| 呼吸器リハビリテーション（II） | 45m² 以上 | 専任常勤医師1名以上<br>専従の常勤PTまたはOTが1名以上 | 呼吸機能検査機器，血液ガス検査機器等 |

| 心大血管リハビリテーション（I） | 病院：30m² 以上<br>診療所：20m² 以上 | 循環器科または心臓血管外科の医師が，心大血管疾患リハビリテーションを実施している時間帯において常時勤務しており，心大血管疾患リハビリテーションの経験を有する専任の常勤医師が1名以上<br>専従常勤のPTおよび看護師があわせて2名以上，または専従常勤PTまたは看護師が2名以上<br>また，必要に応じて，心機能に応じた日常生活活動に関する訓練等の心大血管疾患リハビリテーションに係る経験を有するOTが勤務していることが望ましい | 酸素供給装置，除細動器，心電図モニター装置，トレッドミル又はエルゴメータ，血圧計，救急カート，また，院内に運動負荷試験装置を備えていること |
|---|---|---|---|
| 心大血管リハビリテーション（II） | 病院：30m² 以上<br>診療所：20m² 以上 | 循環器科または心臓血管外科を担当する常勤医師または心大血管疾患リハビリテーションの経験を有する常勤医師が1名以上<br>専従のPTまたは看護師のいずれかが1名以上 | 酸素供給装置，除細動器，心電図モニター装置，トレッドミル又はエルゴメータ，血圧計，救急カート，また，院内に運動負荷試験装置を備えていること |

## 表2　歳入項目

| ①診療報酬 | 診療費，情報提供料等を含む |
|---|---|
| ②その他 | 個人負担料：食事代，差額ベッド代，病衣レンタル代，床頭台，テレビ・通信機器等<br>文書料：診断書等各種書類<br>健診，予防接種料 |

## 表3　歳出項目

| ①人件費 | 給与・賞与・交通費・研修費・その他 |
|---|---|
| ②管理費 | 建物（電気・水道・ガス等）・機器・車両・保安等 |
| ③法定福利費 | 厚生年金や健康保険，雇用保険，労災保険等の企業負担 |
| ④福利厚生費 | 慶弔や慰安等，職員・従業員の福利厚生 |
| ⑤事務費・消耗品 | 机・椅子・ロッカー・ユニフォーム・パソコン・フロッピー，コピー用紙，各事務用品等 |
| ⑥交際費 | 冠婚葬祭，会費等 |
| ⑦宣伝広告費 | ちらしや看板代等の広告や宣伝等 |
| ⑧公的租税 | 法人税，法人住民税，事業税，預金利息の源泉税 |
| ⑨その他 | 借入返済 |

第3章 組織とマネジメント

# 理学療法士組織とマネジメント

（①白石　浩，②内山　靖）

## 1 公益社団法人日本理学療法士協会（JPTA）の活動と関連団体との連携 （白石　浩）

### 1）公益社団法人日本理学療法士協会の組織と活動

　JPTAは，日本の理学療法士によって構成される職能・学術団体である．1966年に発足し，会員数は2022年現在で13万人を超え（図4），医療系職能団体の中では，日本看護協会，日本医師会に次いで3番目に多い会員数を有している．

　その組織は，総会・理事会の決議機関，組織運営協議会などの協議機関，事務局等で構成され，保健・医療・介護・福祉の領域で直面する多種多様な課題に対応する体制をとっている（図5）．

　JPTAは公益法人[※5]として，理学療法士の学術技能を研鑽し，理学療法の普及向上を図り，国民の保健・医療・福祉の増進に寄与することを目的として，さまざまな活動を展開している（図6）．

①**職能・政策企画活動**：健康づくり・予防活動等において，効果的な理学療法を提供するため，国や地方行政に対する政策・施策の提案，先進事例の紹介・モデル事業の実施等を行っている．

②**教育・学術活動**：理学療法士の質の維持・向上を図るために，各種研修会の開催やeラーニングを提供するとともに，登録理学療法士[※6]制度を基盤とした生涯学習制度の運用を行っている．

③**国際活動**：世界各国の理学療法士協会との関係構築や情報収集・発信，免許の国際化に資する事業等を行っている．

④**広報活動**：国民の健康や暮らしにプラスとなる情報や理学療法の正しい理解と普及を目指し，ハンドブック，ポスター，動画等で情報発信を行っている．

### 2）関連団体との連携

　JPTA，都道府県理学療法士会，日本理学療法学会連合は，三位一体の活動により全国に理学療法の普及向上を図り，国民の健康に資する研究活動を推進している．

①**都道府県理学療法士会（士会）**：士会は，全国47都道府県に組織されている．JPTAに入会すれば同時に士会の会員となる．士会は，地域でのセミナーや啓発活動・公益事業等を通じて，士会員の資質向上や地域住民の医療・保健・福祉の増進に寄与する役割を果たしている．

②**日本理学療法学会連合（学会連合）**[※7]：現代社会において，理学療法の活動領域の広がりに応じて，科学的根拠に基づいた理学療法の確立が強く求められている．学会連合は，理学療法に関する知識の普及，学術文化の向上に関する事業を推進す

※5　公益を目的とする事業を行う法人．不特定多数の人の利益を実現することを目的として，学術・芸術・慈善などの公益に関する事業を行う．

※6　理学療法士として5年以上の実践経験を有し，JPTAが定めた150時間以上のカリキュラムを修了した者に付与される称号である．

※7　日本運動器理学療法学会や日本神経理学療法学会など15学会（法人会員）と日本物理療法研究会など5つの研究会（学術団体会員）から構成される．

3 理学療法士組織とマネジメント

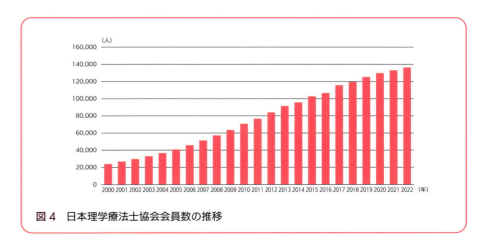

図4 日本理学療法士協会会員数の推移

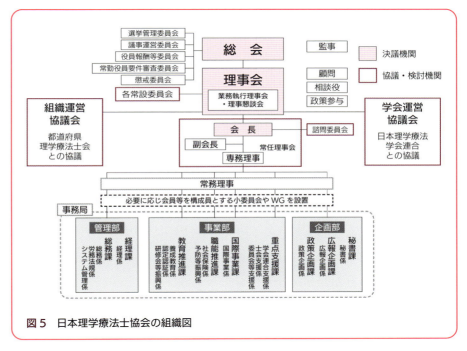

図5 日本理学療法士協会の組織図

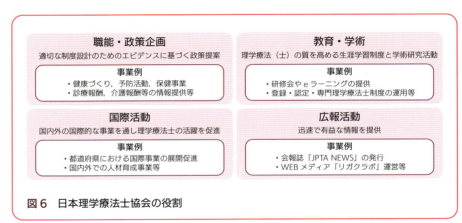

図6 日本理学療法士協会の役割

※8 日本における作業療法士の専門職団体である．1966年に設立され，会員数は64,468人（2023年）である．

※9 日本における言語聴覚士の専門職団体である．2000年に設立され，会員数は21,081人（2023年）である．

る団体として，2021年にJPTAから独立し，一般社団法人として設立された．学会連合およびその会員団体は，学術大会の開催や学術雑誌の発行等を通して，理学療法の最新の研究成果を共有し，臨床実践に役立てる機会を提供している．

③他職能団体との連携：患者や対象者の健康とリハビリテーションにおいて，他の専門職との連携は重要である．特にリハビリテーション関連職とされる作業療法士，言語聴覚士との連携は深く，JPTA，日本作業療法士協会[※8]および日本言語聴覚士協会[※9]で構成されるリハビリテーション専門職団体協議会では，診療報酬，政策提言，人材育成等について協働して活動している．

## 2 国際的な理学療法士組織

（内山　靖）

### 1）国際組織のマネジメント

#### ①組織マネジメントの基本

国内もしくは国際的な組織にかかわらず，組織マネジメントの基本的な枠組みは同じである．基本要素は，図7に示すように組織の設置の目的や理念に賛同する構成員と団体の維持に必要な内部統治と，組織の目標に沿った事業展開の外部折衝とに大別できる．

組織マネジメントの基本は，「ヒト，カネ，モノ」ともいわれ，目的を達成する事業について，運営戦略に基づき人事，労務，財務，リスク，情報，業務の管理が行われる．

理学療法の社会認知や活動に影響する要素として，図8に示すように，①教育・養成の仕組み，②法令，③ヘルスケアシステム（健康保健制度）が相互に影響している．マーケットとブランドによる社会のニーズに伴う需給をふまえて認知・処遇

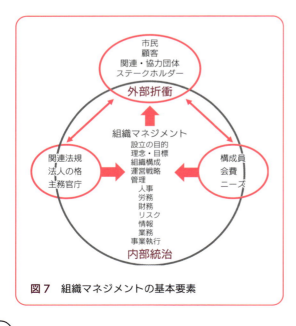

図7　組織マネジメントの基本要素

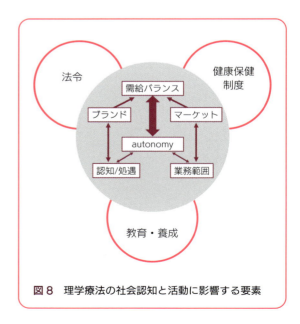

図8　理学療法の社会認知と活動に影響する要素

**表4　国際組織をマネジメントするうえでの基本要素**

国や地域を超えた会員で構成され，事業を展開するうえで主要な課題やニーズが多岐の次元と要素にわたる
- 国際法の理解や国際的なコンセンサスの尊重
- 気象条件，人口動態，疾病構造などの違い
- 言語や宗教などの文化的な背景や価値の多様性
- 経済状況，生活水準や政治的な安定性の影響
- 異なる国内法や地域・民族の慣習などへの配慮

と活動範囲が規定されるために，これらの構造に直接的・間接的に働きかける目標と事業のマネジメントがなされる．

　理学療法士が所属する身近な組織には，病院・施設等の医療・福祉施設，教育機関，学会，職能団体（協会，連盟），協議会等があげられる．これらの組織では，構成員や組織の目標がそれぞれ異なるためにマネジメントの実際に違いがある．

　本項では，構成員が主たる職場ではない公益法人としての世界組織である職能学術団体のマネジメントに焦点を当てる．

### ②国際組織の特徴

　国際的な組織では国内組織と比べて**表4**に挙げるような特徴を理解する必要がある．

　国や地域を超えた会員で構成されるために，課題やニーズは多次元・多岐にわたり，国際法・国内法を含む法律，気象条件，人口動態や疾病構造，言語や宗教等の文化的背景，経済状況や政治的安定性，慣習の違いなどを理解したうえでのガバナンスとマネジメントが求められる．

### ③国際的にみた日本の理学療法

　世界からみた日本の理学療法は，免許登録者ならびに職能団体の所属会員数と組織率はトップレベルであり，研究活動と実績も世界で屈指の水準と評価されている．一方で，エントリーレベルの教育水準は低く，臨床実践における autonomy[※10]は限定的で後進レベルにあると認識されている．

※10　専門職が専門的な知識に基づいた意思決定の権限と行動する自由による実践．

## 2）理学療法士からなる国際組織とマネジメント

### ①世界理学療法連盟学会

　1951 年に 11 の協会から発足した世界の理学療法士が所属する最大の組織である．**正式な名称は，World Confederation for Physical therapy（WCPT）で**，運用上（ホームページの表記や通称）は World Physiotherapy（WPT）という．英国から認証された公益社団法人（Charity Incorporated Organization）で，本部はロンドンにある．WPT は非政治的団体として，**図9**に示すように，各国や地域を代表する協会を会員（member organization）として，世界を5つの地区（region）に分けている．業務の執行は WPT 理事会と事務局によってなされ，WPT charity 理事会の委託を受けて，学会の運営は WPT trading 評議員会が担当している．

　世界の共通する目標として，教育水準の標準化（エントリーレベルにおける大学

第3章　組織とマネジメント

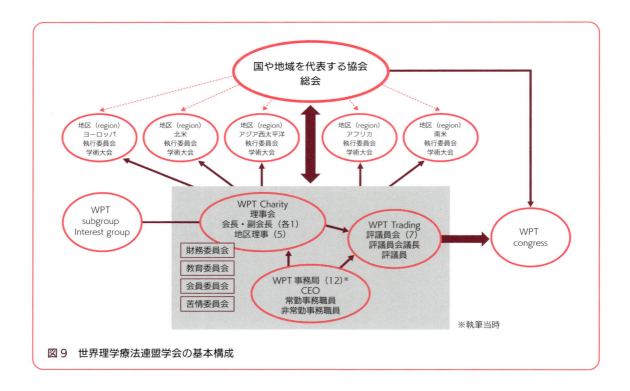

図9　世界理学療法連盟学会の基本構成

※11　本来もっている権利を行使できない個人や団体に代わりその実現を支援すること.

※12　世界保健専門職協議会. グローバルヘルスの改善のために，歯科医師，看護師，薬剤師，理学療法士，医師からなる世界組織の協議会.

※13　組織を統治する指針や行動原則を示したもの. 公益法人のための原則や上場企業で守るべき原則を規定したコーポレートガバナンス・コードがある.

教育と質向上）と理学療法士のautonomyを高めるためのadvocacy[※11]を主要戦略と位置づけている．さらに，災害への対応や途上国での理学療法の普及に力を注ぎ，社会での認知と実現可能性を高めるために，WHO（World Health Organization），WHPA[※12]（World Health Professional Alliance），HI（Humanity Inclusion），ICRC（International Committee of the Red Cross）等の組織と積極的に連携した活動を展開している．

公益法人のガバナンスでは，組織の持続的成長と社会における組織の存在意義の向上のために，組織自らが行動規範を作成・実行するためにガバナンス・コード[※13]が作成されている．表5に示すように英国と日本のコードを比較すると，世界の

表5　日英の公益法人におけるガバナンス・コードの比較

|  | 日本 | 英国 |
|---|---|---|
| 原則1 | 公益法人の使命と目的 | 組織の目的 |
| 2 | 誠実性・社会への理解促進 | リーダーシップ |
| 3 | 機関の権限（役割）と運営 | 誠実性 |
| 4 | 業務執行 | 意思決定，リスクとコントロール |
| 5 | 理事会の有効な運営 | 理事会の有効性 |
| 6 | 情報公開・説明責任・透明性 | 多様性 |
| 7 | リスク管理・個人情報の保護 | 開放性と説明責任 |
| 8 | コンプライアンス・公益通報者保護 | ——— |

**表6　WPT ガバナンスの特徴**

- 非政治的組織
- President-CEO 制
- 国や地域の協会を会員の単位とした世界組織
- 会長／副会長と理事との選出方法と役割の明確な違い
- 多様性に関する意識と運用上の工夫
- 利益相反の判断基準とコンプライアンス運用の厳格さ
- 学会運営の利益が全収入の 50％程度を占める財務基盤
- リスクの視覚化と徹底したマネジメント
- KPI による事業・人事評価の徹底
- 新規事業に対する費用対効果の視覚化

※ 14　key performance index の 略. 重要業績評価指標として，組織の目標を達成するために不可欠な内容を明示し，達成度合いを定点観測して動向を把握（評価と改善）するもの.

組織ではリーダーシップと多様性ならびにリスクとコントロールが充実していることがわかる．**表6**に WPT ガバナンスの特徴を示した．KPI[※14] による事業・人事評価とリスク管理に対する徹底したマネジメントがなされている.

なお，日本の理学療法組織は，全国組織が先に設立されて，その後，支部的な機能を含めて都道府県の会が誕生し，自立した経過があるためにマネジメントの基本的な考えが異なる点もある．多くの諸外国協会では，役員の任期は連続2期4～6年程度で運営されている.

### ②アジア理学療法連盟

1980 年に発足した組織で Asian Confederation for Physical Therapy（ACPT）とよぶ．前述した WPT の地区制（日本は Asian-West Pacific region；AWP に所属）は 1991 年に始まったもので，ACPT の歴史が古く両者は全く別の組織である．ACPT 設立当初は 6 協会が参加していたが，近年では 10 協会が参加している.

ACPT は 2～3 年ごとに各協会が持ち回りで学会を開催している．任意団体で，学会登録費以外の年会費等は徴収せず理事会等の組織や役職員も置いていない．学会時に開かれる代表者会議（各協会の会長か国際もしくは事務局を担当する理事が参加）で情報共有と次期学会の開催地等を確認する．学会プログラムは開催協会に一任され，文化的な要素も含めてアジア共通の課題と共通性を認識できる交流・共有の場となっている.

組織マネジメントについて WPT と ACPT は対極的である．ACPT では記録よりも記憶を重視し，類似の議論を繰り返すなど運営の効率性に劣る点はあるが，経済的に無理のない範囲で多様な文化や考えを尊重するマネジメントは，ある意味で究極のガバナンスのあり方かもしれない.

第3章 組織とマネジメント

# 病院組織のマネジメントと理学療法士の役割

(友田秀紀・橋元 隆)

 **病院組織とは**

### 1) 病院組織の一般的な管理構成

病院組織における管理構成は，全体管理と部門管理に大別される．全体管理は，施設の代表者（病院であれば理事長や院長）が担う．部門管理では，診療部門，看護部門，診療技術部門，事務部門等として部署化された各部門の管理を部長や科長等が行う（図10）．理学療法士は診療部門あるいは診療技術部門に位置づけられることが多い．

### 2) 回復期リハビリテーション病棟の組織の一例

回復期リハ病棟では，診療報酬改定により多職種が専従配置された（2012年度改定で言語聴覚士，2014年度改定で社会福祉士，2018年度で管理栄養士の専従配置が定められた）．さらに，チームアプローチを強化するために従来の看護部，リハ部といった縦割りの機能的組織ではなく，リハ部と看護部を同じ部門として運用している病院もある（図11）．このシステムでは，各々の高い専門性を前提に目的と情報を共有し，業務を分担するとともに互いに連携補完し合うことにより，対象者に応じた医療を提供できる．この手法をスキルミクス[※15]という．また，病棟の管理責任者いわゆるフロアマネジメントをリハ職が担っている場合がある[※16]．

※15 日本語では職種混合，協働，多様性と訳される．元来は看護職を看護師，准看護師，看護助手というように資格，能力，経験，年齢等が異なるスタッフを混合配置することを指していた．最近ではこの概念が拡大され，医療チームの中で職種間の役割の補完・代替関係を指し，広くはチーム内部における職種混合のあり方や職種間の権限移譲・代替，新たな機能の新設等を示す概念である．

**2 医療機能の分化とチーム医療**

### 1) 医療機能の分化とは

医療制度改革が急速に進められ，医療費適正化計画（2008年～）が推進されている．その内容は，生活習慣病の予防（健康増進計画），在院日数の短縮（医療提供体制の確立），医療機能分化・連携の推進，施設ケアから在宅ケア，在宅医療の充実，医療情報の提供，医療の質の確保等の推進である．こうした背景のもと日本リハビリテーション病院・施設協会は，リハ医療のあり方（特に高齢者における急性期・回復期・生活期の目的，サービス・機能の充実等を含む）を明確にした．このことが今日の医療・介護領域を含むリハ医療の根幹をなしている（図12）．

### 2) チーム医療とは

医療は，医師，看護師，薬剤師，管理栄養士，臨床検査技師，放射線技師，理学療法士，作業療法士，言語聴覚士等の関連専門職部門と家族，事務職員，保健師，

4 病院組織のマネジメントと理学療法士の役割

※16 回復期リハビリテーション病棟協会では，以下を目的に，2011年度よりセラピストマネジャーの育成を行っている．
①入院対象者およびその家族に対し，質の高いリハサービスを提供する（ケースマネジメント），②人的・環境的リスクに関する管理および多職種と協働していく（リスクマネジメント），③病棟運営に寄与し，組織管理を実践できる理学療法士，作業療法士，言語聴覚士を育成する（フロアマネジメント）

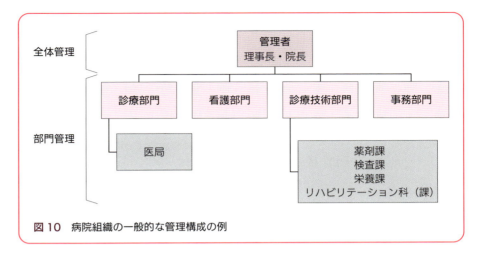

図10　病院組織の一般的な管理構成の例

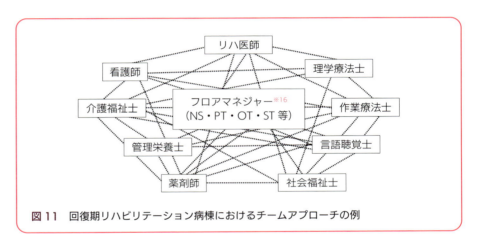

図11　回復期リハビリテーション病棟におけるチームアプローチの例

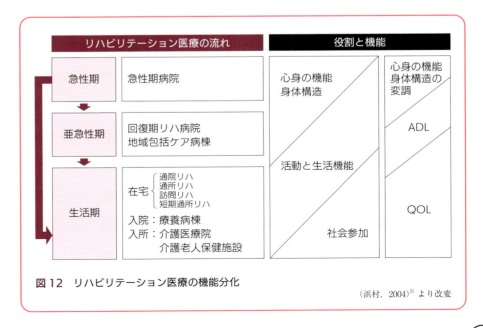

図12　リハビリテーション医療の機能分化

(浜村，2004)[5] より改変

福祉関係者，地域社会等の対象者・利用者を取り巻くさまざまな人々が連携・協働して遂行される．組織では，各専門職の知識や技術を十分に発揮する分業と連携に基づく協業体制を確立していくために，組織を構成する専門職の役割を明確にする必要がある．

## ③ 理学療法士の役割と部門間連携

### 1）理学療法（士）の役割

　理学療法業務は，「理学療法士及び作業療法士法」第1章　総則（定義）第2条第1項に，"「理学療法」とは，身体に障害のある者に対し，主としてその基本的動作能力の回復を図るため，治療体操その他の運動を行わせ，及び電気治療，マッサージ，温熱その他の物理的手段を加えること"と定義されている．本書編著者である奈良は，これらの法律について法律制定以降半世紀が経過している理学療法の現状にそぐわないことを指摘し，"「理学療法」とは，心身の機能・身体構造に変調のある者に対し，それらの回復を図るため，主として運動，治療体操，徒手的治療および電気，温熱等の物理的介入を適用して，活動と生活機能の向上および健康増進を促進し，社会参加を支援すること"と提唱している（「第1章-1」参照）．以上より理学療法士は，活動制限の原因を対象者の身体機能面と対象者が暮らす環境面の両面から観察，考察し，対策を計画できる専門職である．

### 2）理学療法士の部門間連携と役割

　家庭復帰後の生活機能向上や社会参加について，多角的に掘り下げて検討する過程では，多様な問題が生じる．問題の解決には，患者，家族，関連部門が協力し，共通の目標を達成するために部門間で連携する必要がある．部門間連携が強化されると，組織のパフォーマンスが向上するとともに職場の一体感が醸成される．さらに，専門職としての業務だけではなく，職場や組織が円滑にまわるように全職種共通の仕事を積極的に行うこと（組織市民行動[※17]）も重要である．たとえば，「多くの課題を抱えている同僚を助ける」「仕事の成果の質を向上させるために自己研鑽に励む」「自発的に職場の整理整頓をする」「役割外ではあるが組織を宣伝する」等があてはまる．これらは，組織に属する個人が行う任意の行動であり，義務ではない．職場や職務に対するスタッフの内的動機づけが高い職場（いわゆるコミットされている状態），公正性が高いと認知されている組織では，組織市民行動が活発に行われることが明らかになっている．

※17　オーガン（Organ, 1988）が初めて使用し，その定義は，「正式な職務以外の仕事や役割を果たすことで組織の効果的機能を促進する行動」とされている．例として，自発的に散らかったゴミを掃除する，病気で休んだ職員の支援を行う等が挙げられる．

# 5 理学療法部門のマネジメント

(友田秀紀・橋元　隆)

## 1 良好な人間関係を築くために

　理学療法士は，理学療法部門の同僚はもとより，他職種，事務職，実習学生，さらには職場を訪れる企業等と良好な人間関係を築く必要がある．そのためには以下の事項を心がけ，主体的に行動するとよい．

---

**良好な人間関係を構築するための基本**
- 「おはよう」「こんにちは」「お疲れさま」「さようなら」等の挨拶をかわす．
- 笑顔を絶やさない．
- 話しかけられたらすぐに返事する．
- 相手の立場を尊重し，相互理解を目指し会話を楽しむ．
- 会話時には言葉遣いと心遣いに配慮する．
- 組織全体の中で自分の立場と職務とを認識する．
- 同僚の職務仕事を理解し，尊重する．
- 仕事について十分に報告・連絡・相談（ほうれんそう）する．最近では，確認・連絡・報告（かくれんぼう）ともいわれる．
- 積極的に人間関係を築くように努める．

---

### 2）理学療法士のセルフマネジメント

　理学療法部門の一般職員に対しても，責任管理の範囲は狭いかもしれないが，社会的・職業的自立に向けたマネジメントが必要である．セルフマネジメントでは，心身の健康状態だけでなく，組織で求められる自分の役割や得意・不得意な分野を把握・管理する．セルフマネジメントの構成要素（**表7**）が充実した状態であればモチベーションを高く保つことができ，仕事において高いパフォーマンスを発揮することができる．また，先輩スタッフは，学生や後輩スタッフに対してOJT（On the Job Training）を中心とした教育が任せられるスーパーバイザーレベルとされ，ここからマネジメントの対象が個人から集団に移行する．

### 3）理学療法部門における管理者の役割

　理学療法部門のマネジメントを，最も一般的な機能的組織をもとに考える（**図13**）．トップマネジメントは，その部門の最高責任者である部長が担っている．部長は，経営者・管理者から示された事業方針を受けて，具体的な行動計画を策定し

表7 セルフマネジメントの構成要素

| | |
|---|---|
| セルフケア | ・自身の心の健康を自分自身で守る，安定した状態に保つこと<br>・自身がストレスを感じていることに気づき，そのストレスを上手に受け流す方法や知識を身につけておくことが大切 |
| レジリエンス | ・回復力や復元力等，精神的な回復力<br>・ストレスに対してしなやかに対応し，すばやく立ち直る能力 |
| アンガーマネジメント | ・怒りに上手に向き合うための心理トレーニングの1種 |
| マインドフルネス | ・現在起きていることに注意を向け，瞑想によってストレスを軽減させる方法 |
| キャリアデザイン | ・自分のなりたい姿や目標に対して，自己認識力を高めて，自身で実現していくこと |

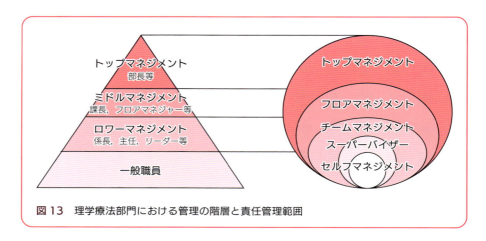

図13 理学療法部門における管理の階層と責任管理範囲

部門全体を導くことが大きな役割となる[※18]．ミドルマネジメントは課長が担っている．課長には，部長から指示を受けた内容を現場の実行レベルまで落とし込むための具体的な行動計画を策定することが求められる．現場レベルで起こりうる問題に対して担当部門と調整し，早期に具現化し実行に移していくことが課長の重要な役割である[※19]．ロワーマネジメントは係長・主任が担っている．係長・主任は，1日を通じて他のスタッフ同様に理学療法を行い，対象者およびスタッフが抱える問題に対して解決を図る等のチームマネジメントが主な責務となる．経験年数が浅いスタッフと上司とのジェネレーションギャップや価値観の相違を埋めていくこと等も重要な役割である．

### (1) 管理と指導の違い

集団活動を統一的に組織する機能は，「働きかけ方」の相違によって「管理」と「指導」に分けることができる．

管理とは，集団が共同の業務を遂行する際に，規準や規定から外れないようメンバー間の関係と行動を統制することである．

指導とは，自ら判断し行動できる自由な個人や集団に非強制的に働きかけて，自主的・自発的な行動へと導くことである．また，指導力とは，まず指導する者とされる者との間に人間的な交流関係を確立させ（感情的交流や信頼関係），次に指導内容が相手に納得できる正当性，合理性，客観性を包含させる，すなわち相互に支え合うものである[※20]．

※18 人員構成や配置，経営方針に基づく教育や育成，人事評価が適切に行われているか等，ヒト・モノ・カネ・情報等の経営資源の運用や管理が求められる．

※19 プレイングマネジャーでもあり，管理業務を行いながら理学療法等の現場で部下とともに汗を流す職務とされている．

※20 相手を沈黙させる力ではなく，相手の意欲を触発する力である．つまり，自らの課題解決の能力を高めるような指導が望まれる．

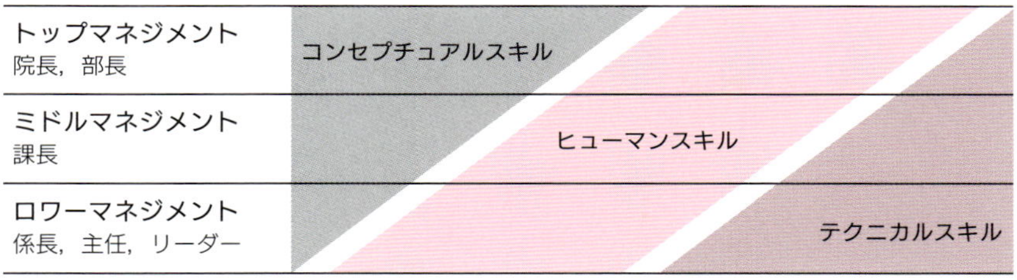


| | |
|---|---|
| コンセプチュアルスキル | 物事を理論的・創造的に捉えてその本質を見極めることで，個人や組織の可能性を最大限まで高める能力 |
| ヒューマンスキル | 周囲との良好な関係を築き，維持するために必要な能力 |
| テクニカルスキル | 業務の遂行に必要な専門的技術と知識 |

**図 14**　カッツのマネジメントモデル

（伊藤，2018）[11] を参考に作成

### (2) 管理者に求められる能力

カッツ（Katz）のマネジメントモデルは，管理者の階層をトップマネジメント，ミドルマネジメント，ロワーマネジメントに分け，その職位に応じて求められる能力をコンセプチュアルスキル（概念化能力），ヒューマンスキル（対人関係能力），テクニカルスキル（業務遂行能力）の3つの分類したものである（**図 14**）．管理職になればこの3つの能力を身につけておく必要があるが，職位によって求められる能力バランスは異なるとされ，トップマネジメントではコンセプチュアルスキルが最も求められる．コンセプチュアルスキルの構成要素を**表 8** に示す．

1人の管理者が直接管理できる部下の人数は，係長，主任クラス（下部管理層）で7～8人，部長，科長クラス（上部管理層）で3～4人が適当とされている．しかし，部門管理職の多くは，患者（以下，対象者）の治療に携わるとともに，職員の管理監督や対象者の担当割等勤務体制，部門の採算性，物品管理，さらには施設全体のさまざまな委員会への出席等も含まれるため，責任の重い立場となる．中間管理職・リーダーの責務として，自己の地位・役割を認識していること，組織の目的・目標を熟知していること，感化力を有していること（業務内容を把握・管理し，スタッフに浸透させる．意見を吸い上げてまとめ，上司へ提言する）が求められる．

## 2 労務管理

### (1) 労務管理とは

労務管理とは，職員の労働環境を管理する業務を指す．具体的には職員の勤怠や福利厚生といった労働に関することの管理や，心身の健康やハラスメント対策等，職員が安心して働くための環境を整える業務である．

### (2) 時間外労働

2019年4月1日に「働き方改革関連法」が施行され，時間外労働の上限規制（原

**表 8　コンセプチュアルスキルの 14 の構成要素**

| ①ロジカルシンキング | 物事を主観的にではなく，冷静かつ論理的に考える能力 |
|---|---|
| ②ラテラルシンキング | 経験や常識に縛られず，自由な発想ができる能力<br>「水平思考」ともよばれる |
| ③クリティカル<br>シンキング | 「批判的思考」を意味する．現状に満足せず，組織の問題や周囲の気づいていない組織内の悪習を認識し，批判的に分析して解決策を見つける能力 |
| ④多面的視野 | 目の前の物事にとらわれず，会社の歴史にもこだわりすぎず，目の前の事象を複眼的に見る能力 |
| ⑤柔軟性 | 時代や社会的ニーズに適応し，物事に対し臨機応変にアプローチする能力 |
| ⑥受容性 | 未知の価値観に直面したとき，それを拒絶せずに受け入れる能力 |
| ⑦知的好奇心 | 新しいものを拒絶せず，楽しみながら取り入れる能力 |
| ⑧探求心 | タスクを完了させる際に妥協点を見出すのではなく，「どうしてこの結果になるのか」をつねに考えながら研究・分析を行う能力 |
| ⑨応用力 | 技術や能力を工夫し，別の物事に役立てる能力 |
| ⑩洞察力 | 物事の本質を見極め，将来の展望についても分析する能力 |
| ⑪直感力 | 直感的なひらめきを活用し，瞬時に対応する能力 |
| ⑫チャレンジ精神 | 未経験の分野に，失敗を恐れず挑戦する能力 |
| ⑬俯瞰力 | 広い視点で物事を捉え，進行中の業務が全体のプロセスにおいてどの位置にあるか把握する能力 |
| ⑭先見性 | 目先のことだけではなく，数年後，数十年後における社会ニーズの推移を予測できる能力 |

（八木・他，2020）[13] をもとに筆者が作成

則として，月に 45 時間・年間 360 時間），年次有給休暇の取得義務化（年間 5 日は，時季を指定して取得させる必要がある）となった．このように時間に対する意識が大きく変化し，限られた時間の中でいかに成果を上げるかは重大な課題となり，効果的かつ効率的なマネジメントが求められる．部門管理者は，自らが適切に労働時間管理を行い，職員の適切な労働環境の維持，改善に努める必要がある．

### （3）タスク・シフトとタスク・シェア

2024 年 4 月，改正医療法により医師の時間外労働の上限が適用された．これに伴い医師の業務のうち，医師以外の医療関係職種が実施可能な業務について，タスク・シフトやタスク・シェア[※21] を早急に進める必要がある．

理学療法士については，2021 年 9 月厚生労働省医政局長通達により各都道府県知事に対して，リハビテーションに関する各種書類の記載・説明書類交付として「リハビテーションに関する各種書類については，作成責任は医師が負うこととされているものについても，医師が最終的に確認又は署名（電子署名を含む）することを条件に，理学療法士が書類を記載することや，当該書類について患者等への説明や交付を行うことは可能である」とされた．

タスク・シフト，タスク・シェアは業務の見直しにつながり，飛躍的に発展する IT 技術の活用も有効な手段となる．

※ 21　タスク・シフトは，医師の業務の一部を理学療法士や看護師等の他職種に任せる業務移管のことであり，タスク・シェアは，医師の業務を複数の職種で分け合う「業務の共同化」のことを指す．

# 第4章

## 職場管理

第4章 職場管理

# 1 情報のマネジメント

（坂崎浩一）

理学療法士が医療現場で得た情報を正確に記録し，保存しておくことは，患者の病状や治療経過の把握のみならず，多職種連携のもとチーム医療を推進するうえでも重要である．

## 1 診療記録

### 1）診療録・診療記録・診療情報

理学療法士がその業務上取り扱う記録に関する用語としては，診療録，診療記録，診療情報がある．

①診療録：一般的にカルテともよばれ，医師法および医師法施行規則によって医師による作成が義務づけられている記録．保存期間を5年間とし，**表1**で色づけた4つの項目を最低限記載することが定められている．

②診療記録：診療録，処方せん，手術記録，看護記録，検査所見記録，X線写真，紹介状，退院した患者にかかわる入院期間中の診療経過と要約，その他の診療の過程で患者の身体状況，病状，治療等について作成，記録または保存された書類，画像等の記録を診療記録という．医療現場では，医師だけでなく多くの医療従事者が実施した医療行為や検査結果，所見等の情報を正確かつ理論的に記載する必要がある．

**表1 医師法，医師法施行規則，医療法施行規則における診療記録に関する記載事項**

**医師法**
第24条 医師は，診療をしたときは，遅滞なく診療に関する事項を診療録に記載しなければならない．
　　　2 前項の診療録であつて，病院又は診療所に勤務する医師のした診療に関するものは，その病院又は診療所の管理者において，その他の診療に関するものは，その医師において，5年間これを保存しなければならない．

**医師法施行規則**
第23条 診療録の記載事項は，左（注：下記）の通りである．
　　1 診療を受けた者の住所，氏名，性別及び年齢
　　2 病名及び主要症状
　　3 治療方法（処方及び処置）
　　4 診療の年月日

**医療法施行規則**
第21条
　　5-2 診療に関する諸記録は，過去2年間の病院日誌，各科診療日誌，処方せん，手術記録，看護記録，検査所見記録，エックス線写真，紹介状，退院した患者に係る入院期間中の診療経過の要約及び入院診療計画書とする．

③診療情報：診療の過程で，患者の身体状況，病状，治療等について，医療従事者が知り得た情報をいう．

## 2）理学療法診療記録に含まれるおもな内容[2]

①**患者の基本的個人情報**：氏名，年齢，性別，住所，家族構成，居住環境，職業，教育歴等の社会的背景を含む．

②**施設管理情報**：対象者ID，処方医，処方内容，医療保険の種類，病棟，病室，主治医，看護師，担当理学療法士，作業療法士，言語聴覚士，医療ソーシャルワーカー等．

③**医学的情報**：診断名，機能不全，併存疾患，合併症，既往歴，現病歴，現症，禁忌および注意事項等．

④**評価・測定データ**：各種理学療法評価結果，特殊検査等のデータ．

⑤**他部門からの情報**：評価会議記録，回診記録，服薬に関する情報，栄養に関する情報等．

⑥**課題点の整理と理学療法プログラム立案**：①〜⑤の情報に基づく統合と解釈，課題点の整理，目標設定，具体的プログラム立案等．

⑦**理学療法実施経過**：実施内容，理学療法の進捗状況，経過記録．

⑧**各種報告書**：リハビリテーション実施計画書[※1]，転院時経過報告書．

⑨退院時，終了時の要約に関する情報

## 3）理学療法診療記録の作成と保存目的

理学療法診療記録は，以下の目的をもって適切に記載し保存する必要がある．

①理学療法士が実施した業務を証明できるものとして，診療報酬・介護報酬の請求の根拠とするため．②医療監査等，行政当局から求められる資料作成のため．③医療訴訟となった際に自らの業務内容を証明するため．④患者等からの開示請求に対応するため．⑤チーム医療の実践において多職種で情報を共有するため．⑥理学療法の質，安全性，および効率性を評価し，その向上を図るため．⑦研究活動等，理学療法の発展に寄与するため．

診療記録に関する一般原則と注意事項を**表2，3**に示す．

## 4）診療記録の記載方法

診療記録の記載方法は，問題志向型システム（Problem Oriented System：POS）[※2]に基づいた問題志向型診療記録（Problem Oriented Medical Record：POMR）が一般的で，理学療法における問題点解決の思考過程を明確に記録することができる．POMRは，①基礎データ，②問題点リスト，③初期計画，④経過記録の4つに区分され（**図1**），これらを全体的にまとめたものが退院時要約となる．④経過記録にはいわゆる**SOAP**が用いられる．「S（subjective）」は，主観的情報であり，患者または家族の訴えを原則としてその表現に近い形で記載する．「O（Objective）」は，客観的情報として確かめられた内容を記載する．バイタルサイ

※1 医師，看護師，理学療法士等の多職種が共同して，心身機能や活動（ADL等）の評価をもとに，目標や具体的アプローチを記載したもので，診療報酬を算定するときに必要な書類である．作成にあたっては患者または家族の同意が必要である．

※2 患者の問題を明確に捉え，その解決を理論的に進めていくシステム．1968年にアメリカのウィード（LL Weed）によって提唱された．

**表2 診療情報の記録に関する一般原則**

| |
|---|
| **①診療の事実を情報として正確に記録する原則** |
| ・個々の患者に関する診療等の事実とその経過は，遅滞なく正確に記録すること |
| ・診断所見や治療結果等について，論理的かつ明快な記載とし，記録者の氏名・職種，記録日時を正確に記録すること |
| **②チーム医療の実践のために多職種で情報を共有する原則** |
| ・患者からの開示請求に応えられる記録とすること |
| ・厳重に保護されるべき個人情報としてその守秘とセキュリティを徹底すること |
| ・診療以外に情報を利用するにあたっては患者の同意が必要であることに十分留意すること |
| **③開示請求の対象となる公的文書であることをふまえた原則** |
| ・診療の事実と経過，記録日時，記録者を正確・確実に記録すること |
| ・特別の理由があって追記または訂正をする場合は，原記録は残して別に追記・訂正し，その日時・理由等を併記すること |
| ・事実と異なる所見の記録，改ざん等は犯罪行為であり，厳に慎むこと |
| **④診療情報として必要な記録が安全に管理され，有効に活用される原則** |
| ・診療記録は不備・欠落がないように整備され，それを監査・評価・分析する手順や体制が整っていること |
| ・不正にアクセスされ流出・改ざん・棄損されないように万全の配慮がなされるとともに，不測の事態発生時には，迅速に対処できる仕組みが備わっていること |

**表3 記載時の注意事項**

| |
|---|
| ・理学療法実施のたびに記載すること |
| ・行間を空けずに記載すること |
| ・実施日，時間（開始と終了），実施単位数，場所，内容，実施者名および加算対象となる項目等について記載すること．必要に応じて図等を用いて記載してもかまわない |
| ・第三者にもわかりやすいように，簡潔な日本語で記載すること．医学用語や略語は，医学事典や略語辞典に準拠した，一般的に認識されているものを使用すること |
| ・臨床上必要のない，対象者のプライバシーや性格，医療スタッフに対しての批判的意見等は記載しない．医療スタッフの意見等を記載する場合は了承を得てから記載すること |
| ・紙媒体に記載する際は，黒または青のインクのボールペン等を使用し，鉛筆など消せるものは使用しない．訂正にあたっては，履歴がわかるよう二重線を引くこと |

**①基礎データ**
主訴，生活像，病歴，診療所見，検査データ，理学療法評価結果等，患者の問題点を明らかにするために収集された情報

**②問題点リスト**
基礎データより得られる問題点をリストアップし，番号を付ける

**③初期計画**
問題点を解決するための治療計画を立案する

**④経過記録**
SOAP の 4 項目に整理し経過を記載する
- S（Subjective） ：主観的情報
- O（Objective） ：客観的情報
- A（Assessment）：統合・解釈・考察
- P（Plan） ：治療計画

**図1 問題志向型診療記録のプロセス**

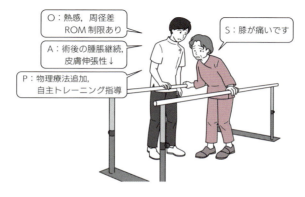

```
75歳女性，右TKA術後1週間
S：手術をした右膝がまだ痛いです．歩くときも痛いけど，特に朝起きたときの動かし始めが一番痛い．
O：・身体所見：術創部腫脹（+），熱感（+）
   ・疼痛評価：右膝関節安静時NRS5，自動運動時NRS8
           右脛骨粗面付近に感覚異常（+）
   ・周径（右/左），単位：cm
           膝蓋骨直上（25/22.5）
            5cm（25/24）
           10cm（26/25.5）
   ・関節可動域【右：自動（他動）/左：自動（他動）】，単位：°，p：疼痛，背臥位測定
           膝関節屈曲【80p（90p）/145（150）】
           膝関節伸展【0（0）/−5（−5）】
   ・PTプログラム：平行棒内歩行練習（荷重練習），股膝周囲筋の筋力増強運動，ROMex
A：・術創部の腫脹熱感は継続，一方で，膝関節周囲の周径差は昨日と比べ減少傾向
   ・関節可動域の制限は膝関節前面の皮膚伸張性低下およびそれに伴う疼痛に起因する
P：・運動中の疼痛軽減を図ることを目的に，主治医に物理療法（アイシング，電気刺激）の処方を申請
   ・自主トレーニングとして，膝関節屈伸運動を指導する
```

**図2** SOAPによる記載例

ンや疼痛の有無，ROMやMMT，ADL評価等や患者に実施された治療や指導に関する事項等を記載する．「A（Assessment）」は，統合・解釈，考察であり，「S」や「O」の情報をもとに，理学療法士の判断や考察を記載する．その際は，なぜそのように判断したのか理由を考察する必要がある．「P（Plan）」は，問題に対する治療計画の継続・変更や追加検査の要否等に関して記載する（**図2**）．

## 2　書類管理

※3　診療記録の開示．医療従事者等は，患者等から診療記録の開示を求められた場合には，原則としてこれに応じなければならない．

診療記録等の医療情報に関する書類については，法の定める期間（5年間）において，流失，改ざん，棄損等がないよう適切に管理保管するとともに，開示[※3]請求があった場合には速やかに対応できるよう管理しなければならない．その管理方法については，医療施設等が定める規程等に従って対応すべきである．

また，医療サービスのIT化に伴い，各医療施設では紙媒体の診療記録から，電子カルテシステムの導入が進められている．電子カルテ[※4]は，電子化された診療

※4 電子カルテのメリットとしては，省スペース・記載文字の明瞭さ・検索機能・閲覧のしやすさ，データのグラフ化等，加工のしやすさがある．デメリットとしては導入やメンテナンスのためのコストや不正アクセス等の保安リスク，停電や機材故障によるデータ破損のリスク等がある．

記録であるが，法令に保存義務が規定されている文書等の情報を電子媒体として保存する場合，次の3条件を満たさなければならない．

①保存義務のある情報の「真正性」が確保されている：作成された記録に対して，故意または過失による虚偽入力，書き換え，消去および混同を防止し，誰がいつどこで入力したのか等の責任の所在を明確にすること．

②保存義務のある情報の「見読性」が確保されている：情報について患者に説明する際や患者からの開示請求があった際等に「見て」「読める」状態に容易にできること．

③保存義務のある情報の「保存性」が確保されている：法令に定める保存期間において「真正性」「見読性」を保つこと．記録媒体や設備の劣化やコンピュータウイルスへの対応策を講じる必要がある．

## 3 個人情報保護

理学療法士は，理学療法評価等を通して，対象者の医療情報を知り得る立場にあるため，個人情報の取り扱いには十分に注意する必要がある．「理学療法士及び作業療法士法第16条」には，「理学療法士又は作業療法士は，正当な理由がある場合を除き，その業務上知り得た人の秘密を他に漏らしてはならない．理学療法士又は作業療法士でなくなった後においても，同様とする」と定められている[※5]．**個人情報保護法（個人情報の保護に関する法律）**は，デジタル社会の進展に伴い個人情報の利用が著しく拡大していることをふまえ，個人情報の適正な取り扱いに関して定められたものであり，ともに遵守する義務がある[※6]．

※5 第21条では「第16条の規定に違反した者は，50万円以下の罰金に処する」と定めている．

※6 1980年OECD（経済協力開発機構）理事会で採択された「プライバシー保護と個人データの国際流通についての勧告」で掲げられた8原則（①**目的明確化**の原則，②利用制限の原則，③収集制限の原則，④データ内容の原則，⑤安全保護の原則，⑥公開の原則，⑦個人参加の原則，⑧責任の原則）は，わが国の個人情報保護法の基礎となっている．

### 1）個人に関する情報とは

「**個人情報**」とは，生存する「個人に関する情報」であって，氏名，生年月日，その他の記述等により特定の個人を識別することができるもの（他の情報と容易に照合することができ，それにより特定の個人を識別することができるものを含む）または「個人識別符号」が含まれるものをいう（**図3**）．

「**個人に関する情報**」は，氏名，住所，性別，生年月日，顔画像等，個人を識別する情報に限らず，ある個人の身体，財産，職種，肩書等の属性に関して，事実，判断，評価を表すすべての情報である．評価情報，公刊物等によって公にされている情報や，映像，音声による情報も含まれ，暗号化等によって秘匿化されているか否かを問わない．

「**個人識別符号**」とは，個人情報の定義の明確化を図るため，その情報だけでも特定の個人を識別できる文字，番号，記号，符号等で，生体情報を変換した符号としては，DNA，顔，虹彩，声紋，歩行の態様，手指の静脈，指紋・掌紋等，公的な番号として，パスポート番号，基礎年金番号，免許証番号，住民票コード，マイナンバー，各種保険証等がこれにあたる．

「**要配慮個人情報**」は，本人の人種，信条，社会的身分，病歴，犯罪の経歴等によっ

1　情報のマネジメント

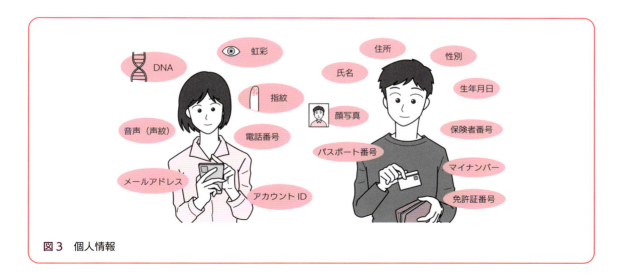

図3　個人情報

表4　守秘義務と個人情報保護

①守秘義務
1) 「理学療法士及び作業療法士法第16条」および「刑法第134条」に則り，患者および対象者の秘密を正当な理由なしに第三者に漏らしてはならない．
2) 秘密とは診療や相談指導の過程で知り得た患者および対象者の秘密であり，心身の障害や病状には限らず，その事項が他人に知られないことが本人の利益である限り秘密であることを認識する．
3) 診療録やパソコン・データ，メモ，および会話などについて，漏示の防止に努めなければならない．

②個人情報保護
1) 高度情報社会にあって，守秘義務と合わせて，プライバシー保護の観点から個人情報および個人に関する情報が公になることを防がねばならない．
2) 患者や対象者に関する，氏名や生年月日および住所などの個人情報は，**漏洩のないように保護**しなければならない．
3) 患者や対象者の病状・患者評価・治療プログラム・治療の効果と治癒状況などに関する情報など，患者や対象者の個人に関する情報は，**漏洩のないように保護**しなければならない．
4) 施設の職員に関する，氏名や生年月日などの個人情報は，**漏洩のないように保護**しなければならない．
5) 施設の職員の，身体的特徴や性格など個人に関する情報は，**漏洩のないように保護**しなければならない．

(日本理学療法士協会)[9]をもとに作成

て，不当な差別や偏見その他の不利益が生じないように取り扱いに配慮を要する情報として定められたものである．

### 2) 守秘義務と個人情報の保護

　日本理学療法士協会の『理学療法士の職業倫理ガイドライン』には，守秘義務と個人情報保護に関する責務について**表4**のように記されている[9]．
　スマートフォンやタブレット等から誰でも気軽に情報発信ができる昨今，SNSに自身の体験等を書き込む際に，投稿者自身が個人情報を掲載している自覚もなく，個人が特定されるような情報や写真を投稿してしまうことがある．医療情報を含む可能性がある私的な情報発信は控えるとともに，医療機関の運営するホームページ等への掲載に際しては，組織の定める規程等に従って対応すべきである．

# 第4章 職場管理

## 4 情報セキュリティ

### 1）医療情報の安全管理の目的

医療情報は，病歴等の機微性の高い情報を含む患者の個人情報である．適切な管理がなされなければ，患者の生命，身体の安全に直接影響を及ぼす可能性があるため，慎重な取り扱いが求められる．また，医療機関等と患者等との信頼関係に基づいて取り扱われるものであるため，適切に管理すべきである．

医療情報システム[※7]は，効率的かつ正確に医療行為を行ううえでも重要な役割を果たしている．医療情報を電子化して活用することにより，複数の部門で同時かつ正確な医療情報を確認できることになり，医療従事者や患者の負担を軽減することが可能となる．

### 2）情報セキュリティの3要素

医療情報システムの安全管理において，情報セキュリティ対策は必須である．医療機関等の特性をふまえ，情報セキュリティの3要素である「機密性（Confidentiality）」，「完全性（Integrity）」，「可用性（Availability）」のバランスを取りながら，リスクに対応することが求められる（表5）．

医療情報システムの安全管理を行うためには，①組織として安全管理等に関するガイドライン等の基本的な方針や計画を策定すること，②安全管理等に必要な委員会の設置等の組織・体制を整備すること，③組織における安全管理のルールとなるマニュアルや規程等の整備等が求められるとともに，適宜，管理者が管理運営状況を把握し安全性を継続的に管理する必要がある．

### 3）脅威とリスク

さまざまな医療情報を取り扱う際に，安全を脅かす原因となるものを「脅威」という．脅威としては，自然災害，サイバー攻撃，システム障害等の環境要因によるものや，医療情報の漏洩や改ざんなどの人的要因によるものが挙げられる．これらの脅威によって被害等が発生する可能性を「リスク」という．各医療機関において

[※7] 電子カルテ，医療機関等のレセプト作成用コンピュータや診療や医療事務を支援するシステムだけでなく，何らかの形で患者の情報を保有するコンピュータ，遠隔で患者の情報を閲覧・取得するコンピュータや携帯端末，患者情報の通信が行われる院内・院外ネットワークも含む．

表5　情報セキュリティの3要素

| | |
|---|---|
| 機密性<br>（Confidentiality） | 情報資産に対して，許可された者のみがアクセスできることを指す．機密性が確保されないと，許可していない者による情報システムの利用や改ざん，破壊などが生じうるほか，医療情報システムで取り扱う医療情報の不正な利用（参照，登録，改変）や漏えいなどが生じうる． |
| 完全性<br>（Integrity） | 情報資産が正確かつ完全な形で利用できることを指す．完全性が確保されないと，表示されるべき情報が欠落したり，不完全なまたは不正確な形で表示されたりすること等が生じうる． |
| 可用性<br>（Availability） | 情報資産に対して，許可された者が必要な時点でアクセスできることを指す．可用性が確保されないと，情報システムが利用できなかったり，利用目的に応じた適切な速度等での処理がなされなかったりすることで，医療情報等の利用が妨げられること等が生じうる． |

は，組織にとっての脅威を特定し，そのリスクを評価したうえで対策を講じることが重要である．

### 4）医療従事者の留意点

　理学療法士等の医療従事者における情報セキュリティに関する留意点を以下に示す．

①パスワード管理：推測されにくい文字列設定をする．他者に漏れないように留意し，同一パスワードの使い回しはしない．適宜パスワードの変更を行うとともに，多段階認証等，強固なセキュリティ対策を導入する．

②アップデート処理：医療機関等で使用するパソコン等にアップデート処理の通知が届いた場合は，自己判断でアップデートせず，システム部門へ確認し，具体的な指示に従って対応する．

③外部記憶媒体の管理：個人の USB メモリ等の外部記憶媒体は使用しない．業務上，外部記憶媒体の使用が必要な場合は，組織の管理する外部記憶媒体を使用する．その際，ウイルスチェック機能やパスワードロック機能，生体認証等のセキュリティ対策を行う．外部記憶媒体の医療機関外への持ち出しは原則禁止とし，あらかじめ定められた場所で保管する．

④マルウェア（コンピュータウイルス等，悪意のあるソフトウェアの総称）への感染防止：見知らぬ添付ファイル付きの電子メールには注意し，添付ファイルを開かない，安易にクリックしない．また，外部記憶媒体（USB 等）からの感染を予防する．情報システム担当者の指示のもと，パソコンの OS のアップデートを行い，修正プログラムを適用する．あわせてセキュリティ対策ソフト等を最新版に更新する．

⑤なりすまし防止：電話によるなりすまし（職員や管理者を名乗り，ID やパスワードを聞き出す）に対しては，折り返しの連絡をし，本人確認を行ったうえで回答する．本人が特定できない問い合わせには答えない（医療機関における規程に「ID，パスワード再発行に関する手続き方法」を明記する）．メールによるなりすまし（フィッシング詐欺・クリック詐欺）に対しては，差出人のメールアドレスやリンク先の URL が正しいものか確認する．見知らぬ電子メールには注意し，安易にクリックしない．2 段階認証を設定し ID・パスワードが搾取されても安易にアクセスできない仕組みにする．

⑥電子メール誤送信の防止：業務外の電子メール送信は極力避ける．重要なメールは上司や同僚によるダブルチェックを行う．添付ファイルを暗号化しパスワード設定したうえで送信する．

⑦部外者の無線 LAN 利用：部外者に無線 LAN を利用してもらう場合は，職員用の無線 LAN のユーザー名やアカウント名，パスワードは伝えず，ゲスト用のものを利用してもらう．

第4章 職場管理

# 多職種連携のマネジメント
## —基本と実践例（院内）

（立丸允啓・小泉幸毅）

## 1 多（他）職種連携とは

病院では，さまざまな職種がそれぞれの専門性を活かして働いている．リハビリテーション（以下，リハ）医療では，各職種が自らの職種の役割を責任をもって果たすことと他の職種と連携することが大原則となる．

多職種連携とは多くの職種が連携することであり，3職種以上での連携を表している．一方で，他職種連携とは，自分の職種とは違う他の職種と連携することである．双方の意味の違いを理解したうえで，「**多職種連携では，さまざまな情報の共有が大切である**」「日々の理学療法の実践では，理学療法士が医師，看護師等の**他職種と連携して治療方針**[※8]**やゴール**[※9]**等を共有しておくことが求められる**」のように，多職種連携と他職種連携を正しく使い分ける．

さらに，多職種連携については，リハ医療の目的ではなく方法・手段であることに留意する必要がある．院内では，「患者・家族」のために，「疾病・機能不全・活動制限等の回復促進や生活の質（QOL）向上」を目的に多職種が連携し，「コミュニケーションの質と量」を保つことがポイントとなる．また，連携を実践するにはひと手間かかるが，理学療法士にとって大切な「業務のひとつ」と認識して取り組みたい（図4）．

本項では，多職種連携のマネジメントについて（医）共和会小倉リハビリテーション病院（以下，当院）での実践例を含めて解説する．

※8 治療の進むべき方向，目指す方向，今後どうしていくかを示すこと．予防・維持・向上・改善・強化・獲得等は方針の設定で用いられる文言．

※9 到達すると予測されるレベル・状態とそれが達成される時期を具体的に設定すること．「いつ」「どうなるか」を経過や結果に先行し根拠をもって設定する．方針とゴールを混同してはならない．

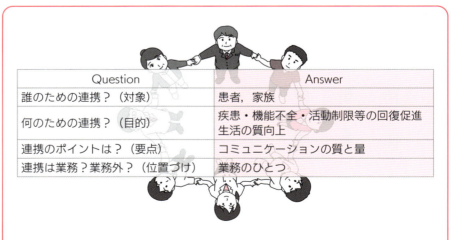

図4　院内での多職種連携に関するQ&A

## 2 チーム医療における理学療法士の役割

※10 移動とはある場所から他の場所へ移り動くこと．尻這い，四つ這い，移乗，車椅子駆動，歩行，走行等．移動動作は基本動作能力と関連している．

※11 人の生存と活動の基礎をなす身体的および精神的能力のこと．行動体力と防衛体力に分類され「心身機能・身体構造」の多くの項目が該当する．

チーム医療における各職種の役割を図5に整理した．理学療法士の役割は，機能不全の回復を図りながら，生活動作の基礎となる「基本動作能力，移動動作[※10]能力および体力[※11]」を，患者の生活に必要な状態までできる限り高めることである．

連携を行うには，他職種の役割を理解しておくことも重要である．他職種の専門性や役割を正しく知ること，そしてそれを敬うこと，さらに自職種の専門性や役割を知ってもらうことが多（他）職種連携の基本となる．当院では各職種の役割について，医師が「医学的管理，治療」，看護師が「リスク管理，健康管理，しているADL，ケア」，介護士が「しているADLとIADL，ケア」，管理栄養士が「栄養管理」，歯科衛生士が「口腔ケアと口腔管理」，ソーシャルワーカーが「心理的支援と社会的支援」，言語聴覚士が「摂食・嚥下，コミュニケーション」，作業療法士が「できるADLとIADL」と明文化している．前述したように各職種がこれらの役割を果たすように努めなければチーム医療は成り立たない．

たとえば，「病棟での歩行自立」が解決すべき優先課題となる患者では，まず，理学療法士が病棟歩行自立に関連する評価をリハ室や病棟で行い，その結果を基に病棟歩行自立に関連するゴールを設定する．そして，そのゴールを達成するのに必要な理学療法プログラムを実施する．同時に看護師や介護士は，理学療法士が設定したゴールを参考にして，病棟歩行が「しているADL」として自立するために必要な看護計画やケアプランを立案して実施する．その際に，病棟での介助歩行の方法や注意点等について理学療法士が具体的に助言することも連携の要点となる．このようにして一定期間，理学療法士，看護師，介護士等によるアプローチが繰り返

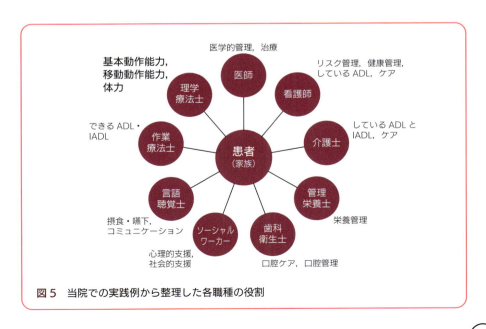

図5　当院での実践例から整理した各職種の役割

第4章　職場管理

されたうえで，最終的に病棟での歩行を自立レベルに移行できるか否かの判断に関しては，主治医とも連携しなければならない．

以上のように，「病棟での歩行自立」ひとつを例に挙げても，理学療法士だけで実現できるものではなく，医師，看護師，介護士等との多職種連携が不可決であることを理解しておく．

## 3　多職種連携を支えるコミュニケーション業務

多職種連携では，コミュニケーションの質と量の両方が大切となる．コミュニケーションの質とは伝える中身のことであり，特に連携の場においては，「何を連絡するか」，「何を話し合い，何を決めるか」等の目的・意義について理解しておく必要がある．それらを理解しなければ的外れな伝達や単なる報告の場に陥ってしまい，単に忙しさに振り回されるだけになりかねない．当院では，ミーティング，カンファレンス，申し送り，回診等を多職種連携を支えるコミュニケーション業務と位置づけて，それらの目的・意義を明確にすることに加えて関係性を整理している（**表6，図6**）．

まずは，主治医以外の担当全職種が参加する❶ケースミーティングで職種ゴール[※12]等を1ケース15分で検討し，主治医も参加する❷リハカンファレンスで職種ゴールを統合した治療方針およびリハゴール[※13]の決定，役割分担の確認を行う．

次に，出勤者全員が参加する❸朝の申し送りで患者の夜勤帯，リスク管理の情報を毎日共有しながら，❹デイリーミーティングで日々のケア・リスク管理に関する検討を行う．また，❹デイリーミーティングでは，患者の「しているADL」に関する自立度[※14]変更が最も多く議論され，「しているADL」に関する役割分担も行う．

そして，❺回診で一人ひとりの患者にチーム医療の効果およびゴール達成度の確認を行い，月1回の❻リハ総合実施計画書の説明で患者・家族へ治療方針やリハゴールに関する説明を行い同意を得ている．これらのコミュニケーション業務を**図6**のように循環させながら，患者（家族）のための多職種連携を目指す．

この他の多職種連携を支えるコミュニケーションの方法として，つね日ごろから場所と時間を共有し，コミュニケーションが行われやすい環境や組織構成もマネジメントしている．そのため，短時間・小規模での通称「軒下ミーティング」が至るところで開催され，情報共有等が行われる．

※12　「各職種の専門性に基づいた職種ごとのゴール」を指す．職種ゴールから「いつ頃」「どんな状態」になるかが明確になる．

※13　「チームとしての全体的・総合的ゴール」を指す．リハゴールから「いつ頃」「どこで」「どんな生活を送っていくか」がわかる．

※14　「自立，見守り，介助等の動作能力」を指す．

## 2 多職種連携のマネジメント

表6　当院での多職種連携を支えるコミュニケーション業務の目的・意義

| | 名称 | 1病棟ごとの頻度・時間 | 目的・意義 | 参加者 |
|---|---|---|---|---|
| ❶ | ケースミーティング | 週2回 1ケース15分 | 職種ゴールの検討，入院・退院後生活の課題解決，人材育成（論点を絞ったケース検討） | 主治医以外の担当全職種 |
| ❷ | リハカンファレンス | 週3回 1ケース20分 | 治療方針・リハゴールの決定，役割分担の確認 | 主治医を含む担当全職種 |
| ❸ | 朝の申し送り | 毎朝15分 | 情報共有（夜勤帯の情報，リスク管理，各種連絡） | 専任医※ 全職種 |
| ❹ | デイリーミーティング | 毎昼15分 | 日々のケア（しているADL・IADL）・リスク管理に関する検討，役割分担 | 専任医※ 全職種 |
| ❺ | 回診 | 隔週90分 | チーム医療の効果・ゴール達成度の確認，人材育成 | 院長，専任医※ 管理職等 |
| ❻ | リハ総合実施計画書の説明 | 全ケース月1回 1ケース30分 | 治療方針・リハゴールに関する説明・同意 | 主治医 担当者の代表 |

※専任医：1つの病棟を責任をもって担当する医師のこと．この医師が外来診療等を兼任することは可能

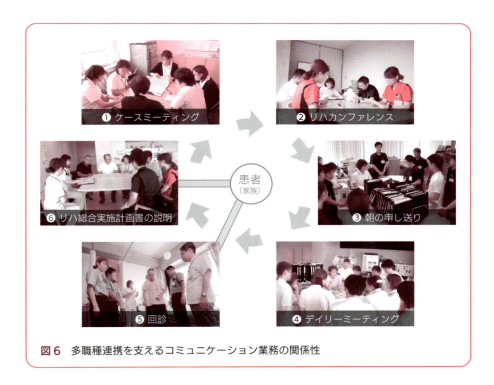

図6　多職種連携を支えるコミュニケーション業務の関係性

第4章　職場管理

## 4　他職種との業務調整

　入院患者には，日中に診察，処置，検査，治療，服薬，整容，更衣，食事，排泄，入浴等，多くの医療的対応やADL支援が毎日行われる．それらに加えて，リハ効果を最大限発揮するためには，十分量の理学療法，作業療法，言語聴覚療法が提供される必要がある．患者の限られた活動時間（＝睡眠以外の時間）を有効に使うためには，全職種の業務時間の調整が毎日必要になる．当院では，「リハビリテーション時間予定表」を作成し，理学療法士と他職種との業務時間調整を行う（図7）．

　この表には，患者ごとにその日のスケジュールが一元化されており，理学療法・作業療法・言語聴覚療法の実施時間，単位数，当日の担当者名を記載する．また，その他の予定として，定時以外の食事，診察，リハ総合実施計画書の説明，退院前訪問指導等の外出，入浴時間等，あらかじめ決まっている予定を記載し管理する．

　この方法の利点は，患者ごとにその日のスケジュールが把握できるため「予定が重複していないか」だけでなく，「患者の離床時間[※15]は十分か」，「休憩時間は確保できているか」も確認できることや，「より効果的な時間帯に理学療法実施時間を変更したい」等のタイムマネジメントが行いやすいことである．

　一方で欠点は，毎日この予定表を作成しなければならず時間を要することである．しかし，理学療法の時間（量）を患者へ的確に提供するためには，この他職種との時間調整が必要であり，なるべく手間をかけずに調整できる方法を日々工夫することも大切である．

※15　ベッドや布団等の寝床から離れている時間．起床している時間．寝たきり予防が回復期リハ病棟の使命のひとつ．

| 病室名 | 患者名 | AM 開始〜終了 | 単位 | 担当者 | PM 開始〜終了 | 単位 | 担当者 | 他 開始〜終了 | 内容 | 入浴 |
|---|---|---|---|---|---|---|---|---|---|---|
| 401 | ○○ ○○ | 9:00〜10:00 | 3 | OT吉田 | 14:00〜14:40 | 2 | ST福田 | 11:00〜12:00 | 昼食 | |
| | | 10:20〜10:40 | 1 | ST今道 | 14:40〜15:40 | 3 | PT立丸 | 16:00〜17:00 | 昼食 | 13:00〜14:00 |
| | △△ △△ | 10:40〜11:20 | 2 | PT馬場 | 13:20〜14:00 | 2 | PT後藤 | 10:20〜10:40 | 診察 | なし |
| | | | | | 14:00〜14:40 | 2 | OT小澤 | 15:00〜15:30 | 会議 | |
| 402 | □□ □□ | | | | | | | 13:00〜17:00 | 外出 | 入浴 |
| | ●● ●● | 時間調整項目：作業療法，言語聴覚療法 | | | 定時以外の食事，診察，会議，外出等 | | | | | |

図7　リハビリテーション時間予定表
患者ごとに，理学療法の「実施時間（開始〜終了）」「単位数」「担当者名」を記載する．

## 5 他職種とのコンフリクトマネジメント

(☞第3章-1)

　チーム医療には，働く職員間の信頼関係や人間関係が大切であることはいうまでもない．しかし，すべての職員間で良好な人間関係を構築することは，特に専門性が異なる他職種になると簡単ではない場合がある．コンフリクトには**「対立や衝突」**の意味があり，これをマネジメントすることもチーム医療や多（他）職種連携には求められる．意見が対立したときは，**人間関係を損なわないように注意**しながら意見を検討しあう（コンフリクトマネジメント）．

　**図8**にチーム医療の実際のイメージを示した．チーム医療の実際は，各職種の円が重なることが示すように同じ事柄を「共同で実施」することが多い．一方，円が重ならない部分はその職種ならではの「専門性」となる（**図5**）．他職種とのコンフリクトを避けるためには，この「共同で実施」することと「専門性」を尊重することがカギとなる．まずは，理学療法士がその「専門性」を果たすことが重要である．同時に，他職種の役割を理解し，他職種の「専門性」を認め敬うことがコンフリクト回避の基本であろう．そして，理学療法士のみではチーム医療が提供できないことを念頭に置き，協調性をもって日々の業務を「共同で実施」するよう努める．

　さらに，冒頭でも述べたように多職種連携は，「患者・家族」のために，「疾病・機能不全・活動制限等の回復促進や生活の質（QOL）向上」を目的に行うという原理原則を忘れずにコンフリクトマネジメントにも取り組むことが重要である．

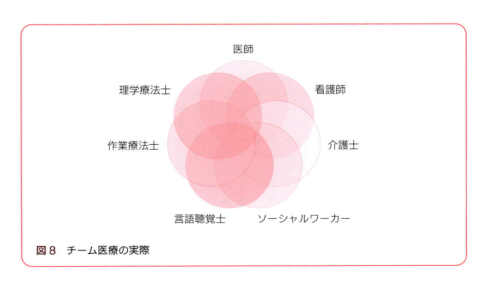

**図8　チーム医療の実際**

第4章 職場管理

# 3 労働衛生のマネジメント

(立丸允啓・友田秀紀・小泉幸毅)

## 1 労働衛生とは (表7)

労働衛生とは、「働く人(労働者)の健康[※16]を保つこと」であり、職場において労働者が安心して働けるように努めることである。労働衛生の同義語として古くから「産業衛生」、「産業保健」という言葉が用いられているが、わが国の理学療法に関しては、1998年に奈良 勲氏(当時の日本理学療法士協会会長)が「産業理学療法」という言葉を提唱し、比較的新しい領域といえる。近年では、「働き方改革関連法」[※17]の後押しもあって、企業で労働衛生を専門とした業務を行う理学療法士が増加傾向にある等、労働衛生のマネジメントもますます求められている。

労働衛生では、第1に、労働者である自分自身の健康管理が大前提となる。いうまでもなく、患者や利用者等の健康を守るには、自分自身の健康をしっかりと管理する必要があり、正しい知識を学ぶことが欠かせない。

第2に、職場でのさまざまな取り組みや支援も必要である。職場における労働衛生の目的は「労働災害[※18]の防止および生産性低下[※19]の防止」であり、その具体的な活動は、「職場における労働衛生の3管理」が基本となる(表8)。**健康管理**とは、職場の労働者に健康診断とその結果等に基づいた対策を行うことであり、メンタルヘルスケアや生活習慣病予防等も含まれている。**環境管理**とは、職場の勤務環境が原因で労働者が健康を損なうことがないように労働環境を整えることであり、労働者が疲労やストレスを感じることが少ない環境を構築することが大切である。**作業管理**とは、労働者が作業能力を十分に発揮できるような条件を整えるために、作業時間の適正化や作業方法等の改善を行うことである。そして、これらの労働衛生のマネジメントは、「労働基準法」[※20]、「労働安全衛生法」[※21]等の法令や制度を遵守して行わなければならない。

以下に、「職場における労働衛生の3管理」について実践例的な解説を加える。

※16 単に病気でないとか、虚弱ではないということではなく、肉体的にも、精神的にも、そして社会的にも良好な状態であること。

※17 働く人が多様な働き方を選択できる社会(一億総活躍社会)を実現するために、長時間労働の是正、正規と非正規の格差解消等を目指した法律。

※18 労働者が業務上または通勤中に受けた怪我、病気、死亡をさす。

※19 効率的に成果を出せていないこと、「コストパフォーマンスが低下している」と考えればイメージしやすい。

※20 この法律の目的は労働条件の最低基準を定めることにより労働者を保護することである。1947年に制定された。

表7 労働衛生に関するQ&A

| Question | Answer |
|---|---|
| 労働衛生とは?(定義) | 働く人(労働者)の健康を保つこと |
| 誰が行うの?(対象者) | ①自分自身<br>②職場 |
| なぜ必要?(目的) | ①患者や利用者等の健康を守るため<br>②労働災害の防止、生産性低下の防止のため |
| 方法は?(基本) | ①健康管理に必要な正しい知識を学ぶ<br>②労働衛生の3管理(健康・環境・作業管理) |

表8 職場における労働衛生の3管理

| 労働衛生 | 健康管理 | 健康診断とその結果等に基づいた対策を行うこと |
|---|---|---|
| | 環境管理 | 勤務環境が原因で健康を損なうことがないように整えること |
| | 作業管理 | 作業時間の適正化や作業方法等の改善を行うこと |

## 3 労働衛生のマネジメント

## 健康管理

※21 この法律の目的は職場における労働者の安全と健康の確保および快適な職場環境の形成を促進することである．1972年に労働基準法から派生し制定された．

※22 一次予防は「病気にならない」，二次予防は「病気を悪化させない」，三次予防は「病気による合併症を予防する」こと．

※23 その他にも当院では，メンタルヘルスケアへの取り組みとして日々のコミュニケーション強化，年2回以上の個別面談，必要に応じて幹部職員（部長級）や外部専門機関との連携等も行う．

　人は病気や怪我をして初めて，健康であることの大切さを痛感することが多い．このことからも「予防※22 が一番の薬」といえ，「職場における労働衛生の3管理」のひとつである健康管理も同様である．病気や怪我を予防するためには，労働者が自分自身の健康状態を把握することが健康管理の第一歩となり，健康診断は法令等で定められている．

　図9に健康診断の種類を整理した．健康診断は，一般健康診断と特殊健康診断に分類される．一般健康診断には，①雇い入れ時の健康診断，②定期健康診断，③特定業務従事者の健康診断，④海外派遣労働者の健康診断，⑤給食従業員の検便がある．ここでの「常時使用する者」とは，「概して1年以上の雇用契約があり，週の労働時間が30時間以上の労働者」のことである．特殊健康診断については，法令で定められた有害な事業に従事する労働者に適用される．

　理学療法士の場合は，①雇い入れ時の健康診断と②定期健康診断に該当することが多い．他の職種では，夜勤業務を行う看護師や介護士，放射線業務に携わる放射線技師や歯科医師等が③特定業務従事者の健康診断に該当する．

　理学療法士の健康診断の一般的な流れを図10に示した．（医）共和会小倉リハビリテーション病院（以下，当院）では，図10と同じように入職前に雇い入れ時の健康診断，その後1年ごとに定期健康診断を行う．当院の健康診断では，問診表の記入（図10 ❶❷❺），採血・検尿（図10 ❻❼❽❾❿），身体計測等（図10 ❸），胸部X線検査（図10 ❹），対象者への心電図検査（図10 ⓫）を実施する．その後，医師の診察によって，「異常なし」，「要観察」，「要医療」の診断結果が本人へ通知される．「要観察」，「要医療」の該当者には必ず保健指導が実施され，受診の促しや治療に関する助言等が行われる（他の健康管理はサイドメモ※23 に記載）．

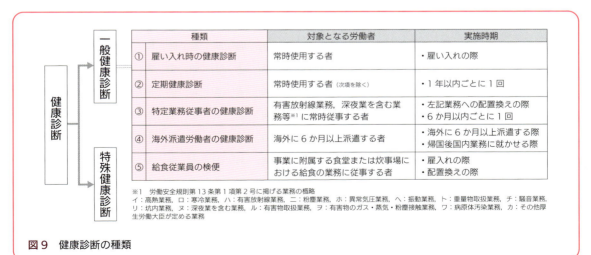

図9　健康診断の種類

第 4 章　職場管理

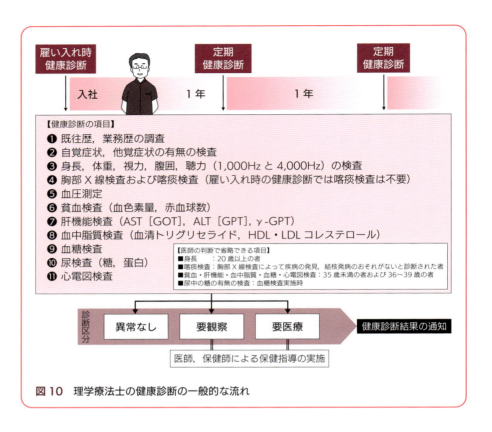

図 10　理学療法士の健康診断の一般的な流れ

## 3　環境管理

　医療従事者の離職防止や医療安全の確保等を図るため，「第 6 次医療法改正」（2014 年 10 月 1 日施行）に基づき，医療機関が PDCA サイクルを活用して計画的に医療従事者の勤務環境改善に取り組む仕組み（勤務環境改善マネジメントシステム）が創設された．各医療機関の実態に合った形で，それぞれの医療機関で自主的に行われる任意の仕組みである．また，都道府県ごとに，勤務環境改善に取り組む医療機関を支援するための「医療勤務環境改善支援センター」を順次設置し，医療労務管理アドバイザー（社会保険労務士等）や医業経営アドバイザー（医業経営コンサルタント等）が専門的・総合的な支援を行う（**図 11 左**）．

　働きやすい労働環境に改善されることにより，医療従事者の働きがいが向上し，医療の質も向上することで患者の満足度が高まり，その結果，コストの適正化，経営の安定化等が図られる（**図 11 右**）．さらに，それぞれの医療機関の勤務環境改善マネジメントを支援するための「働きやすさのための環境支援」の内容を**表 9**に示す．

## 3 労働衛生のマネジメント

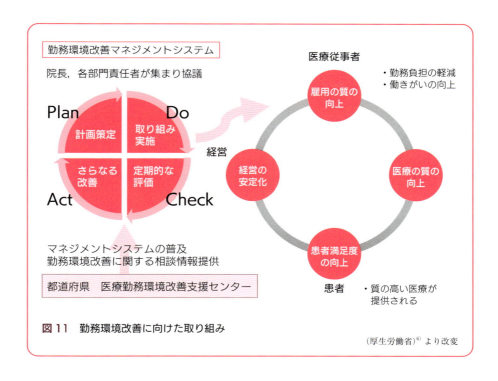

図11 勤務環境改善に向けた取り組み

(厚生労働省)[6] より改変

表9 「働きやすさのための環境支援」の内容

| | |
|---|---|
| 仕事と子育て・介護との両立支援 | ・保育・介護サービス利用料の補助<br>・短時間正社員制度の導入<br>・育児・介護にかかわる休業・休暇制度の充実<br>・男性職員の育児休業取得<br>・復職支援マニュアルの整備等 |
| 職員の安全確保<br>（暴言・暴力等への対策） | ・警備員の配置，ハラスメント相談窓口の整備<br>・対応マニュアルの整備 |
| ハラスメント対策 | ・ハラスメント相談窓口の整備<br>・関連する研修の実施 |
| 職場の風土・環境の整備 | ・職員向け院内アメニティ（仮眠室，休憩室等）の整備<br>・ノー残業デー |
| 人材の定着化の視点 | ・定期面談等による職員の事情や希望の把握<br>・職員の事情等を尊重した配置や業務面の配慮 |

# 4 作業管理

「働き方改革関連法」（2019年施行）も関係して，労働者の意識は大きく変わり，医療従事者自身も医療機関もそれまで以上に時間を管理しなければならない状況になった．時間を管理するための方法のひとつとして，すべての活動や仕事を緊急度と重要度の2つの側面から，時間管理のマトリックス[※24]（**表10**）として4つの領域に分けて管理する方法がある．

第一領域は，緊急度も重要度も高い領域で，すぐに対応する必要がある．

第二領域は，緊急度は低いが重要度が高い領域で，質の高い領域といわれ，人間関係やリーダーシップ形成等の重要な活動や仕事が多く含まれる．この第二領域の活動や仕事を習慣化することが医療従事者のスキルアップや医療機関の質向上につながる．第二領域の活動を効果的に実践するためには，以下の4つのステップを根気強く続け，習慣化できるとよい．

①取り組む活動・仕事を明確にする：自分自身が行う活動・仕事を書き留める．

②目標を設定する：自分自身が行う活動・仕事について，次の1週間で達成したい大切な目標を2〜3項目以内で設定する．

③スケジュールを立てる：②の目標を達成するために行う活動や仕事をスケジュール帳に記載する．

④スケジュールを見直す：③の計画を日常的に行いながら必要に応じてスケジュールを変更する．毎朝数分間でも②と③を確認して，その達成度に応じて次の1週間の目標や計画を見直す．

第三領域は，緊急度は高いが重要度は低い領域で，緊急度が高いために第一領域だと錯覚されやすく，見せかけの領域といわれている．第一・二領域よりも第三領域の活動や仕事に多くの時間を割いている場合は，時間管理のマトリックス（**表10**）を参考にして活動や仕事の優先順位を見直す．

第四領域は，労働時間内に行う活動としては不適切なムダな領域である[※25]．

※24 スティーブン・R・コヴィー[7]が提唱し，活動や仕事の効率と生産性を最適化するために，時間と作業に優先順位をつけた仕組み．活動を緊急度と重要度の2つの軸で分類するもの．これにより自身の行動を見直し，本来やるべきである第二領域（緊急ではないが重要なこと）を実行および習慣化することを目的としている．

※25 定時に仕事を終わらせるためにも，この領域の活動を労働時間内に行わないことはいうまでもない．

**表10 時間管理のマトリックス**

|  | 緊急度 高 | 緊急度 低 |
|---|---|---|
| 重要度 高 | 第一領域 「緊急の課題」「危機」の領域<br>・締め切りのある仕事<br>・クレーム対応<br>・病気や事故<br>・危機や災害　等 | 第二領域　質の高い領域<br>・人間関係づくり<br>・健康維持<br>・準備や計画<br>・リーダーシップ<br>・自己研鑽　等 |
| 重要度 低 | 第三領域　見せかけの領域<br>・突然の来訪者の対応<br>・電話対応<br>・会議や報告書作成　等 | 第四領域　ムダな領域<br>・雑談　暇つぶし<br>・過剰な休息<br>・その他の意味のない活動　等 |

※第二領域の活動を習慣化することが重要　（橋元, 2018)[5]を一部改変し（コヴィー, 2023)[7]を参考に作成

# 4 セルフマネジメント

(橋元 隆)

## 1 セルフマネジメントの必要性

リハ専門職の職域は保健・医療・福祉に拡大し，教育・フィールド・研究・行政管理等にかかわる理学療法士もいる．それぞれの領域で業務を効率的に遂行するためには，人として，専門職として役割に応じた自己管理（セルフマネジメント）が求められる．自己管理とは，自らの人生の生きる目的（ミッション）に向かって，自己責任のもと自らをよい方向に導く行動であり，自己規制に基づいた行動，社会的規範の遵守，自己管理が重要となる．その基本的要素が，時間の管理，ストレスの管理，感情の管理，健康の管理である．

## 2 時間の管理

時間の管理は，言い換えれば契約・約束の遂行であり，信頼性につながってくる．たとえば学生なら登校時間やレポートの提出期限，臨床では出勤時刻や1単位20分でのリハ実施等である．限られた時間の中でいかに成果を上げるかは重大な課題であり，効率的・効果的な時間管理が求められる．

時間管理は，①タスクのリストアップ，②優先順位づけ，③スケジュールへの組み込み，という流れで行う．

### 1）タスクのリストアップ

まず，1日単位，1週間単位，1か月単位等でやらなければならないこと（タスク）をリストアップする．

### 2）優先順位づけ

タスクを緊急度と重要度でマトリックス分類し，優先順位をつける．第4章-3の表10を参照してほしい．この表の第一領域は，「緊急かつ重要」な領域である．第二領域は「緊急ではないが重要」な領域，第三，第四領域は「重要でない」領域である．

重要と理解していても緊急性がないと後回しにしがちであるが，第二領域の活動を実行・習慣化することが生産性の向上につながる．第三領域を第一領域だと錯覚して多くの時間を割いている人は，自身の生活が他者の優先順位や期待に振り回されることになる．それを避けるためには，第一領域の課題を無視して第二領域に時間を使って集中することが効果的な自己管理となる．

### 3) スケジュールへの組み込み

第二領域の活動を例に，実行するための基本的なステップを以下に提示する．
① 役割の定義：自身の主な生活の役割を書き留める．
② 目標設定：自身の役割について，次の1週間で達成したい大切な目標を2～3項目設定する．
③ スケジュール化：目標を達成するための活動項目をスケジュール表に記載する．
④ 日常の対応：週単位で計画を立て，日常的な出来事に対応しながら必要に応じてスケジュールを変更する．人間関係の構築や重要事項を優先した生活を送る．毎朝数分間でもスケジュール表を確認して，1週間の目標を振り返り，自身が直面している状況を再確認する．これは組織でも同様であり，職場で毎朝短時間でもミーティングを設けることが大切である（モーニングルーティン[26]）．

※26 朝の習慣．よい1日を過ごすために，自分にとってプラスになるルールや決め事を毎朝実践するもので，「毎朝，起床してから家を出るまでの一連の行動」を意味する．

## 3 ストレスの管理

### 1) ストレスとは何か

現代社会は変動が急激で，労働状況や人間関係等の狭間でストレスがたまりやすいため，その対応策が大きな課題となっている．元来「ストレス」とは，物理学的には外からの力が加わったときに物体に生じる歪みである．一般的に生体に生じた歪みには，それをはね返す力が作用するが，強い外力が長時間続くと元に戻そうとする作用が低下する．そのような状況下で生じるのがストレス症状である．

日常生活には，ある程度のストレスがあることで意欲が触発され創造的活動が鼓舞されることもある．ストレスには，役立つ方向に作用する「ユーストレス」と不安や心配等のために気分が否定的方向に傾き，さまざまな身体症状が生じる「ディストレス」の2種類がある．

### 2) ストレスチェック

「労働安全衛生法」が改正され，労働者が50人以上いる事業所では，2015年12月から，職場内で毎年1回ストレスチェック（全員）を実施することが義務づけられた．労働者が雇用側に仕事の軽減等の措置を配慮してもらう等，職場の改善の契機にする．これは「うつ」等のメンタルヘルスの不調を未然に防止するための仕組みであり，労働基準監督署への報告義務がある．ストレスの高い人は医師による面接指導を受けることが制度化されており（図12），国が推奨する職業性ストレス簡易調査票（57項目）の活用が勧められている（表11）．

一般的にはストレスの要因として，物理的（騒音や照明，温度等），化学的（煙りや臭い等），生物的（細菌やウイルス，カビ，花粉等），社会的（学校や職場等），心理的（性格や想い，考え方）等がある．これらの要因がストレスになることを知り，特定の要因を明確にしてその対策を講じる必要がある．内因といわれる心理的ストレスは，その要因となる事象に対する考えや観点を変換して，新たな対応を講じてみることも一案であろう．革新できることとそうではない状況をより明確にす

4 セルフマネジメント

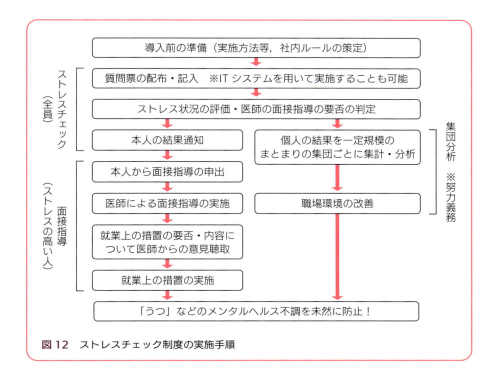

図12 ストレスチェック制度の実施手順

ることで，自ずとストレスへのよりよい対応策が想起されることもある．

 感情のコントロール

　私たちの日常には，思いもよらない感情や思いの行き違いから生じる誤解や摩擦がある．また，哲学や思想の違いはコンフリクト（対立）を生じる原因となる．自己の感情をコントロールするためには，日頃から対象となる事象をまず肯定してみることをお勧めする．

 健康の管理

　近年，特にCOVID-19に代表される感染症に対する感染予防※脚注，体調管理が強調されているが，対象者の健康管理もさることながら，理学療法士自身の対策が重

---

※　日本運動器理学療法学会では次のとおり報告されている．
・病院，高齢者施設，リハビリテーション室は施設内感染の高リスク環境である．面会制限，スタッフの体調管理（体温測定等）等の対策を徹底する．
・新型コロナウイルス感染時の初期症状は咳（50.0％），発熱（41.7％），筋肉痛（35.4％）だった．医療従事者の16.7％は発熱，咳，息切れ，喉の痛み等を認めなかった．最も一般的な症状は，悪寒，筋肉痛，鼻水，倦怠感であった．感染から症状発現までの期間の中央値は2日（範囲：1～7日）だった．
・上記の報告から，勤務前後においても体温，咳・息切れ・喉の痛み・筋肉痛の有無，嗅覚・味覚異常の有無を確認する．
・医療従事者の疲労に伴う怪我やインシデント発生のリスクを減らすことが必要である．そのためにも睡眠を十分に確保することが重要である（7時間以上を推奨している）．

## 第4章 職場管理

**表11 職業性ストレス簡易調査票（57項目）**

A あなたの仕事についてうかがいます．
最もあてはまるものに○を付けてください．

1. 非常にたくさんの仕事をしなければならない
2. 時間内に仕事が処理しきれない
3. 一生懸命働かなければならない
4. かなり注意を集中する必要がある
5. 高度の知識や技術が必要な難しい仕事だ
6. 勤務時間中はいつも仕事のことを考えていなければならない
7. 身体を大変よく使う仕事だ
8. 自分のペースで仕事ができる
9. 自分で仕事の順番・やり方を決めることができる
10. 職場の仕事の方針に自分の意見を反映できる
11. 自分の技能や知識を仕事で使うことが少ない
12. 私の部署内で意見のくい違いがある
13. 私の部署と他の部署はうまが合わない
14. 私の職場の雰囲気は友好的である
15. 私の職場の作業環境（騒音，照明，温度，換気など）はよくない
16. 仕事の内容は自分に合っている
17. 働きがいのある仕事だ

B 最近1か月間のあなたの状態についてうかがいます．最もあてはまるものに○を付けてください．

1. 活気がわいてくる
2. 元気がいっぱいだ
3. 生き生きする
4. 怒りを感じる
5. 内心腹立たしい
6. イライラしている
7. ひどく疲れた
8. へとへとだ
9. だるい
10. 気がはりつめている
11. 不安だ
12. 落着かない
13. ゆううつだ
14. 何をするのも面倒だ

15. 物事に集中できない
16. 気分が晴れない
17. 仕事が手につかない
18. 悲しいと感じる
19. めまいがする
20. 体のふしぶしが痛む
21. 頭が重かったり頭痛がする
22. 首筋や肩がこる
23. 腰が痛い
24. 目が疲れる
25. 動悸や息切れがする
26. 胃腸の具合が悪い
27. 食欲がない
28. 便秘や下痢をする
29. よく眠れない

C あなたの周りの方々についてうかがいます．
最もあてはまるものに○を付けてください．

次の人たちはどのくらい気軽に話ができますか？
1. 上司
2. 職場の同僚
3. 配偶者，家族，友人等

あなたが困ったとき，次の人たちはどのくらい頼りになりますか？
4. 上司
5. 職場の同僚
6. 配偶者，家族，友人等

あなたの個人的な問題を相談したら，次の人たちはどのくらい聴いてくれますか？
7. 上司
8. 職場の同僚
9. 配偶者，家族，友人等

D 満足度について

1. 仕事に満足だ
2. 家庭生活に満足だ

【回答肢（4段階）】
A そうだ／まあそうだ／ややちがう／ちがう
B ほとんどなかった／ときどきあった／しばしばあった／ほとんどいつもあった
C 非常に／かなり／多少／全くない
D 満足／まあ満足／やや不満足／不満足

(厚生労働省)[9]

要となる．また，患者対応時の対策，環境面の対策の知識・技術の修得が必要となることはいうまでもない．健康管理の基本は，栄養・運動・睡眠である．

健康とは，毎日の生活のための資源とみなされるものであって，人生の目的ではない．個人的な身体的能力だけを意味するものではなく，職場・社会環境面をも含めたものである．健康を管理するには，"病気をしないようにする"ということではなく"健康社会をつくり出していく"という発想が必要である．そのためには栄養や運動といった個人で完結するものではなく，職場・社会全体で取り組むことが重要となる．

# 第5章

## 理学療法業務のマネジメント

第 5 章　理学療法業務のマネジメント

# 1 医療におけるリスクマネジメント

（廣滋恵一）

理学療法士は患者・対象者に理学療法を提供するうえで，医療におけるリスクマネジメントを理解し，さらには，通所リハビリテーション・訪問リハビリテーション業務のマネジメント，介護予防事業等でのマネジメント等，多岐にわたる実践現場で理学療法におけるリスクマネジメントを適切に実施しなければならない．また，感染症対策や機器・備品の安全管理を徹底し，患者・対象者の安全を第一に考えながら効果的な理学療法を提供することに努めなければならない．

※1　1件の重大事故の背景には，すでに29件の軽微な事故が，さらには300件のヒヤリハットが生じている（1：29：300）とする法則．

## 1　医療安全

医療を行う現場においては，患者の安全，つまり医療安全が最優先される．医療安全は医療の質に関わる重要な課題であり，患者への適正な医療の提供とその過程における安全確保は医療の基本である[1]．その実現のためには，安全管理体制の確保，問題の原因究明・分析の組織化，職員の安全意識を保つ研修および機器整備等の環境保全の徹底が必要条件となる．

医療事故は**ハインリッヒの法則**※1 や**バードの法則**※2 で示されるように，重大事故に至るまでには数多くのヒヤリハット事象があり，それを未然に防ぐにはスイスチーズモデル※3 を意識した組織的取り組みが必要である．

医療法施行規則第1条11では，「病院等の管理者は，（中略）安全管理のための体制を確保しなければならない」とし，**表1**に示す事項を定めている[2]．

※2　ハインリッヒの法則と同様に，1件の重大事故の背景には，10件の軽傷事故，30件の物損事故，600件のニアミスがある（1：10：30：600）という法則．

## 2　インシデントとアクシデント

### 1）インシデント（ヒヤリハット）

インシデントとは，「実際には患者へ傷害を及ぼすことはほとんどなかったが，**医療有害事象**※4 へ発展する可能性を有していた潜在的事例」と定義される．日常診療の現場で，"ヒヤリ"としたり"ハッ"としたりした事例を指す．具体的には，ある医療行為が①患者へは実施されなかったが，仮に実施されたとすれば何らかの傷害が予測された事象，②患者へは実施されたが，結果として比較的軽微な傷害を及ぼした事象等である[3]．

このような状況が生じた際は各部署の部門長に報告し※5，インシデントレポートを提出する．インシデントレポートの目的は，事実確認（報告）と原因の究明，情報共有と分析から問題点を抽出し，**医療事故の予防，職場改善**に役立てることである．

※3　穴の開いたチーズも複数枚重ねると穴が塞がるように，さまざまな防護壁を重ねることで，穴（リスクの通り道）を塞ぎ，重大事故を防ぐとする理論．

※4　医薬品が投与されたときに生じる，すべての好ましくない徴候をさす．

※5　管理者は，メンバーがインシデントを**報告しやすい環境**をつくることが重要である．

## 1 医療におけるリスクマネジメント

表1 医療法施行規則第一条十一に示される安全管理（抜粋）

医療に係る安全管理（医療安全管理）のために
- 指針を整備すること
- 医療安全管理委員会を設置し，安全管理のための業務を行わせること
- 問題が発生した場合に原因究明のための調査及び分析を行うこと
- 改善方策の立案・実施・見直し，従業者への周知を行うこと
- 基本的な事項及び具体的な方策の職員研修を実施すること

院内感染対策のために
- 体制の確保
- 指針の策定
- 委員会の開催
- 従業者に対する研修の実施

医薬品に係る安全管理のために
- 体制の確保
- 従業者に対する医薬品の安全使用のための研修の実施
- 手順書の作成及び当該手順書に基づく業務の実施

医療機器に係る安全管理のために
- 体制の確保
- 従業者に対する医療機器の安全使用のための研修の実施
- 保守点検に関する計画の策定及び保守点検の適切な実施
- 使用情報の収集，医療機器の安全使用を目的とした改善方策の実施

〔医療法施行規則（昭和二十三年厚生省令第五十号）〕[2]

### 2) アクシデント（医療事故）

アクシデント（医療事故）とは，「防止可能なものか過失によるものかにかかわらず，医療に関わる場所で医療の過程において，不適切な医療行為（必要な医療行為がなされなかった場合を含む）が結果として患者へ意図しない傷害を生じ，その経過が一定以上の影響を与えた事象」[3] と定義される．患者影響度分類（**表2**）では，3b〜5が対象となる．また，人的ミス（ヒューマンエラー）による事故を医療過誤という．アクシデント（医療事故）には，患者だけでなく医療従事者が被害者である場合や医療行為とは直接関係のない転倒・転落も含まれる．

アクシデントが発生した場合は，各部署の部門長に報告し，迅速にアクシデントレポートを提出する．アクシデントレポートは個人の責任追及のためではなく，**再発防止**のために使用されるものである．

### 3) 医療事故の判定システム

インシデントレポート，アクシデントレポートの書式例を**表3**に示す．施設によっては電子カルテシステムに組み込まれ，患者IDに紐づけられて患者情報が表示される．また，多数の項目をチェックボックスで複数選択できるようになっている．発生状況は「いつ，誰が，何を，どのようにし，患者はどうなったのか」を事実に

**表 2　インシデント・アクシデントの患者影響度分類**

| | 影響レベル | 障がいの継続性 | 障がい程度 | 内容 |
|---|---|---|---|---|
| イ ン シ デ ン ト | 0 | — | — | エラーや医薬品・医療用具の不具合がみられたが，患者には実施されなかった |
| | 1 | なし | — | 患者への実害はなかった（何らかの影響を与えた可能性は否定できない） |
| | 2 | 一過性 | 軽度 | 処置や治療は行わなかった（患者観察の強化，バイタルサインの軽度変化，安全確認のための検査等の必要は生じた） |
| | 3a | 一過性 | 中程度 | 簡単な処置や治療を要した（消毒，湿布，皮膚の縫合，鎮痛剤の投与等） |
| ア ク シ デ ン ト | 3b | 一過性 | 高度 | 濃厚な処置や治療を要した（バイタルサインの高度変化，人工呼吸器の装着，手術，入院日数の延長，外来患者の入院，骨折等） |
| | 4a | 永続的 | 軽度～中程度 | 永続的な障がいや後遺症が残ったが，有意な機能障がいや美容上の問題は伴わない |
| | 4b | 永続的 | 中程度～高度 | 永続的な障がいや後遺症が残り，有意な機能障がいや美容上の問題を伴う |
| | 5 | 死亡 | | 死亡（原疾患の自然経過によるものを除く） |

患者影響度分類では，レベル 3 b 以上がアクシデントとなる　　　　　　（厚生労働省）[4]

基づき記載する必要がある．

　レポートは部門長を通じて安全管理室に報告される．安全管理室において影響度分類でレベル区分を行い，レベル 3b 以上については医療安全管理委員会が過失による医療事故か否かの判断を行う．過失事例については，重大性や必要性を検討し，公表基準に基づきホームページや外部機関等への報告を通じて公表される．

**1　医療におけるリスクマネジメント**

**表3**　インシデント・アクシデントレポートの書式例

## インシデント・アクシデントレポート

| 報告書No. | | | 報告年月日 | | | 年　　月　　日（　　　曜日） | | |
|---|---|---|---|---|---|---|---|---|
| 報告タイトル | | | | | | | | |
| 影響度分類 | 0 | 1 | 2 | 3a | 3b | 4a | 4b | 5 |

| 報告者 | 所属部署 | | 職種 | |
|---|---|---|---|---|
| | 氏名 | | 経験年数 | 年 |
| | 区分 | ・□発見者　　・□当事者　・□その他（　　　　　　　　　） | | |

| 発生日時 | 　　　　　年　　　月　　　日（　　　曜日）　　　時　　　分ごろ |
|---|---|
| 発見日時 | 　　　　　年　　　月　　　日（　　　曜日）　　　時　　　分ごろ |

| 発生場所 | □病棟トイレ　　□浴室　　□階段　　□廊下　　□病室　　□リハビリ室（PT・OT・ST）<br>□外来診察室　　□病院玄関　　□地域連携室　　□その他（　　　　　　　　　）等 |
|---|---|
| 関連診療科 | □内科　　□呼吸器内科　　□消化器内科　　□循環器内科　　□精神・ストレス科<br>□外科　　□整形外科　　□脳神経外科　　□皮膚科　　□リハビリテーション科　　等 |

| 患者情報 | 患者ID | | 生年月日 | T/S/H/R/西暦　　　年　　　月　　　日 | |
|---|---|---|---|---|---|
| | 氏名 | | 年齢　　　歳 | 年齢 | 男・女 |
| | 疾患名 | | | ・入院　□　　・外来　□ | |
| | 直前の患者の状態<br>　障がいの有無，意識レベル，認知機能，車椅子や杖などの移動手段，点滴中　等 | | | | |

| 発生状況 | いつ，誰が，何を，どのようにし，患者はどのようになったのかを記載 |
|---|---|

| 発生要因 | 人的要因（ヒューマンファクター）<br>　□確認を怠った　□観察を怠った　□報告遅れ　□記録の不備　□連携不足<br>　□患者への説明不足　□判断誤り　□知識不足　□技術不足　□勤務繁忙　等 |
|---|---|
| | 環境・設備機器要因<br>　□コンピュータシステム　□医薬品　□医療機器　□施設・設備<br>　□その他（　　　　　　　　　）　等 |
| | 管理・システム要因<br>　□教育・訓練　□仕組み　□ルールの不備　□ダブルチェック体制<br>　□その他（　　　　　　　　　）　等 |

| 改善策 | 背景や概要をふまえ改善策を記載 |
|---|---|
| コメント欄 | 部門長，安全管理者等のコメント |

第 5 章 理学療法業務のマネジメント

# 2 理学療法における リスクマネジメント

（廣滋恵一）

## 1 患者安全とリスクマネジメント

リハビリテーションは本質的にハイリスクな分野である[1]．対象者の多くは運動器や神経疾患に伴う障がいを有し，加齢に伴う全身状態や認知機能の低下は合併症や転倒のリスクをはらんでいる．しかしながら，リスクを恐れるあまり消極的となっては機能回復（改善）を妨げるだけでなく廃用症候群を助長することにもなりかねない．

理学療法の実施前後あるいは実施中には，バイタルサインを指標とする**リハビリテーションの中止基準**（**表 4**）[1]に従うとよい．また，歩行等の移動動作能力の獲

表 4 リハビリテーションの中止基準

| 積極的なリハビリテーションを実施しない場合 | ①安静時脈拍 40/分以下または 120/分以上<br>②安静時収縮期血圧 70mmHg 以下または 200mmHg 以上<br>③安静時拡張期血圧 120mmHg 以上<br>④労作性狭心症の方<br>⑤心房細動のある方で著しい徐脈または頻脈がある場合<br>⑥心筋梗塞発症直後で循環動態が不良な場合<br>⑦著しい不整脈がある場合<br>⑧安静時胸痛がある場合<br>⑨リハビリテーション実施前にすでに動悸・息切れ・胸痛のある場合<br>⑩座位でめまい，冷や汗，眠気等がある場合<br>⑪安静時体温が 38℃以上<br>⑫安静時酸素飽和度（$SpO_2$）90％以下 |
|---|---|
| 途中でリハビリテーションを中止する場合 | ①中等度以上の呼吸困難，めまい，嘔気，狭心痛，頭痛，強い疲労感等が出現した場合<br>②脈拍が 140/分を超えた場合<br>③運動時収縮期血圧が 40mmHg 以上，または拡張期血圧が 20mmHg 以上上昇した場合<br>④頻呼吸（30 回/分以上），息切れが出現した場合<br>⑤運動により不整脈が増加した場合<br>⑥徐脈が出現した場合<br>⑦意識状態の悪化 |
| いったんリハビリテーションを中止し，回復を待って再開する場合 | ①脈拍数が運動前の 30％を超えた場合．ただし，2 分間の安静で 10％以下に戻らない時は以後のリハを中止するか，または極めて軽労作のものに切り替える<br>②脈拍が 120/分を超えた場合<br>③1 分間 10 回以上の期外収縮が出現した場合<br>④軽い動悸，息切れが出現した場合 |
| その他の注意が必要な場合 | ①血尿の出現　　　　　　　　　④倦怠感がある場合<br>②喀痰量が増加している場合　　⑤食欲不振時・空腹時<br>③体重増加している場合　　　　⑥下肢の浮腫が増加している場合 |

（日本リハビリテーション医学会 リハビリテーション医療における安全管理・推進のためのガイドライン策定委員会，2018）[1]

得を目標とする場合，転倒・転落アセスメントスコア（**表5**）[5]を用いて事故発生を予防する必要がある．転倒・転落アセスメントスコアでは，合計得点0～3点が「危険度Ⅰ」，4～6点が「危険度Ⅱ」，7～10点が「危険度Ⅲ」に分類され，危険度に応じた対応例が示されている（**表6**）[5]．

　理学療法では，日々の評価をもとに心身機能・身体構造の状態を理解し，リスクを把握したうえで，慎重かつ戦略的・積極的な介入（運動療法・物理療法等）が求められる．つまり，リスクマネジメントができてこそ患者の安全が保たれ，期待に応えられる理学療法を実施できるのである．

**表5　転倒・転落アセスメントスコア**

| 項目 | 得点 |
|---|---|
| 1．転倒したことがある（入院前または入院後） | 3点 |
| 2．歩行に介助または補助具が必要である | 2点 |
| 3．判断力が低下している（記憶・理解・注意力低下，せん妄，不穏） | 2点 |
| 4．日常生活に影響する視力障害がある | 1点 |
| 5．頻尿・尿失禁がある．または排尿動作に介助が必要である | 1点 |
| 6．薬（睡眠・精神安定剤，降圧・利尿薬）を服用している | 1点 |
| 合計得点 | 点 |

(前田，2007)[5]

**表6　危険度に応じた対応の例**

**危険度Ⅰ（0～3点：転倒・転落を起こす可能性がある）**
・端座位時の台の高さを足が床に着く高さに設定する．
・とくに車椅子のブレーキ不良の有無を点検する．
・注意を促す声かけを多くする．

**危険度Ⅱ（4～6点：転倒・転落を起こしやすい）**
・患者の行動から目を離さない．
・患者のニーズが危険行動と関連しないかを見出すようにする．
・ひとつの動作を患者が身に付けてから次の動作を指導する．
・患者の見落としや不注意を過度に指摘しない．

**危険度Ⅲ（7～10点：転倒・転落をよく起こす）**
・できる限りマンツーマンで対応する，あるいは常に傍らにいる．
・とくに障害物等の環境危険因子を排除する．
・安全ベルトやヘッドギアを使用する（家族の了解のもとに）．

(前田，2007)[5]

## 2 理学療法関連のアクシデント事例

2010年1月～2023年6月までの13年間に，理学療法関連の報告事例は137件報告されている．運動療法中の転倒や骨折が多くを占めるが，物理療法中の事故やその他の死亡事故もある[※6]．以下に，理学療法中の医療事故報告事例を抜粋して紹介する．

※6　日本医療機能評価機構医療事故防止事業部のまとめた報告書[6]による．

### 1) 病態の確認不足により評価中に骨折を生じさせた事例

筋力測定機器を用いて膝伸展筋力を測定中，腰部に異常音を認め，患者に腰痛が発生，座位保持困難となった．検査の結果，下肢の機能不全，感覚低下は生じていなかったが，腰椎の骨折を認めた．患者への説明不足や骨粗鬆症の把握ができていなかったことが要因として挙げられた．

### 2) 患者が自殺を図った事例

同時刻に複数の患者を受けもっていた状況で，他の患者対応で目を離した隙に車椅子で待っていた患者が立ち上がり，リハビリテーション室の窓から飛び降りを図った．入院理由（自傷入院）や精神科医師等との情報共有不足，繁忙や窓開放等の環境要因が挙げられた．

### 3) 歩行練習中に突然倒れ心肺停止となった事例

転倒して膝部を骨折し，観血的治療を受けた患者．術後，車椅子でリハビリテーション室に移動し，歩行練習を開始．理学療法士が見守りで歩行練習中（5m），膝から崩れるように倒れた．呼名反応はあるが，酸素飽和度（$SpO_2$）88％で救急室に搬送．気管内挿管・心臓マッサージ等，救命処置が行われた．深部静脈血栓による肺塞栓症が原因であり，迅速な対応も及ばず死亡が確認された．

### 4) 物理療法（アイシング）による事例

膝靱帯損傷および半月板損傷の手術後，理学療法実施中に膝の熱感があったため，アイスパックを直接皮膚にあてる方法でのアイシングが処方され実施した．約10分後，アイシング部分の発赤，腫脹を確認．時間を置いても改善が乏しく，医師より凍瘡1度と診断され軟膏が処方された．アイスパックの不適切な使用，処置部の確認を怠ったことが要因とされた．

## 3 理学療法関連のインシデント（ヒヤリハット）事例

### 1）起立練習中に起立性低血圧を生じたインシデント事例

　第10胸髄損傷対麻痺患者にティルトテーブルを用いて起立練習を実施．起立性低血圧はなく血圧は安定していた．しかし，鉄アレーを把持して上肢の筋力増強トレーニングを行った際，起立性低血圧（意識消失）を起こし，鉄アレーが床に落下．ティルトテーブルを水平に戻して声かけと血圧測定を実施．すぐに意識は戻り，足部への影響（骨折等）の有無を確認したが，幸いにも鉄アレーの落下による影響はなかった．運動中の循環動態への配慮不足やトレーニング器具の選択ミスによるインシデント2レベルの事例（図1）．

### 2）蓄尿袋の見落としによるインシデント事例

　認知症を合併した高齢患者に平行棒内介助歩行練習を実施していた．来室方法は看護師による車椅子介助．普段は，尿道カテーテルを留置しており，車椅子のブレーキ部分に蓄尿袋を掛けていた．ある日，蓄尿袋がなかったため抜去されたと認識，平行棒内を数メートル歩いたところでチューブの存在に気づき，急いで車椅子に戻り座位をとった．確認すると車椅子のバックサポートにある後部ポケットに蓄尿袋が収納され，上部カバーで覆われていた．また，チューブも殿部の下に隠れていた．病棟に状況を説明し，尿道損傷の検査を依頼した．幸い損傷はなかったが，思い込みや確認不足によるインシデント2レベルの事例（図2）．

### 3）酸素ボンベの残量不足によるインシデント事例

　呼吸器疾患患者への運動療法を実施．鼻カニューレにて酸素投与し，酸素ボンベはカートで運搬していた．来室時のSpO$_2$は90％台であったが，運動療法の途中で息切れがひどくなり，再び酸素飽和度を測定すると80％台に低下していた．原因は酸素ボンベが空になり酸素の供給不足によるものであった．病棟に依頼して新しい酸素ボンベに交換し，息切れやSpO$_2$は回復した．インシデント1レベルの事例．
　このような事例は，病院だけでなく介護老人保健施設や在宅医療の現場でも生じ

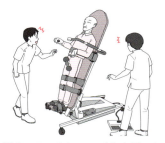

図1　ティルトテーブルを用いた起立練習でのインシデント

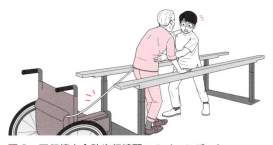

図2　平行棒内介助歩行練習でのインシデント

ると予想される．日々の理学療法の実施に際して，まずは患者の評価（直接的，間接的情報収集）と周辺環境の確認，次に，実施中の患者モニタリングや冷静な判断ができる状況の確保，そして，終了時には患者に変調が生じていないかの再評価を行うことが肝要である．つまり，理学療法のリスクマネジメントは評価に始まり評価に終わるのである．

# 4　人的ミス（ヒューマンエラー）の予防対策

「To Err is Human（人は間違えるもの）」は米国医学会報告書（1999 年）のタイトルである．人は間違えるものだということを前提にして，個人によるミス（ヒューマンエラー）から医療過誤に至らないよう最大限の組織的予防対策を講じることの必要性が述べられている．

ヒューマンエラーの背景には，職場環境要因（教育体制の不徹底，エラーの検知・認知不足，繁忙等），職員の経験・技術的要因（未知の事象や不慣れな機器操作等），生理的要因（疲労，寝不足，加齢等），精神心理的要因（不安，慣れ，うっかり，よかれと思い等）がある．

インシデントやアクシデントが発生するときは，これらのさまざまな要因が時として重なる（第5章-1のスイスチーズモデル参照）ことから，ヒューマンエラーを誘発する要因に組織的に対処することが重要である．ここでは，職場で行う対策として，①危険予知トレーニング（KYT），② 5S 活動，③ Team STEPPS と SBAR（または I-SBAR-C）について紹介する．

## 1）危険予知トレーニング（KYT）

※7 KYT（危険；K, 予知；Y, トレーニング；T）は，医療業務に潜む危険を予知し，予め立てた対策を実践するトレーニングである．

KYT[※7] は 1970 年代に産業・工業界で誕生した労働者の安全教育ツールである．医療安全の教育にも取り入れられ，現場の危険を察知する能力の向上，医療事故の防止が目的である．実施時にはグループワーク形式で以下の①〜④を行う．

①**現状把握**：どんな危険が潜んでいるか，より多くの危険を見つけることに集中する．

②**本質研究**：多くの危険から重要なものに絞り込む．

③**対策樹立**：より多くの対策を提案し，行動目標を決めていく．「○○しない」という否定的な表現ではなく，「どう具体的に行動するのがよいか」と，より行動的・能動的な表現を心がける．

④**目標設定**：対策を絞り込み重点実施項目として「チーム行動目標」を決める．チーム行動目標は「○○する時は△△して◇◇しよう」と表す）

これらをもとに，医療事故を防止する具体的な対策を部内で共有する．

**表7** SBAR（I-SBAR-C）について

S：Situation（状況）患者に何が起こっているかを簡潔に話す
B：Background（背景）その患者の臨床的背景・経過を簡潔に説明する
A：Assessment（評価）どのような問題か，提案者自身の評価・見解を伝える
R：Recommendations and Request（提案／要望）何を提案／要望したいのか
さらに，
I：Identify（識別）報告者の所属と氏名，患者の氏名を最初に報告する
C：Confirm（確認）最後に，指示の復唱確認を行う
を追加した，I-SBAR-C を行うとよりよい．

例）主治医への電話連絡（I-SBAR-C の例）
I：理学療法士の A です．●●病棟の〇〇さんについて緊急報告します．
S：たった今，歩行練習中に〇〇さんが転倒しました．
B：〇〇さんは，1 週間前に人工関節置換術を行った方です．
A：術部周囲に新たな痛みを訴えており，骨折の可能性があると考えます．
R：レントゲン撮影と鎮痛剤処方の検討をお願いしたいです．
C：（主治医から△するようにと指示）⇒わかりました．△をします．

## 2）5S 活動

> ※ 8　5S 活動の「S」とは，整理・整頓・清掃・清潔・躾（しつけ）をローマ字読みした際の頭文字（S）のことを指す．

5S 活動[※8]は，単なる美化活動の意味でなく，業務効率の改善や事故防止対策として組織的に取り組むことが重要である．
①**整理**：物品の必要性（保管または廃棄）を見極める．
②**整頓**：適切な場所に揃えて置き，誰でも使いやすいようにしておく．
③**清掃**：小まめに行うことで，点検や整理・整頓を維持できる．
④**清潔**：感染対策意識や清掃意識を高め，職場環境を良好に保つ．
⑤**躾（しつけ）**：整理整頓や職場内ルールが遵守できるよう指導する．

## 3）Team STEPPS（チームステップス）と SBAR（エスバー）

> ※ 9　緊急時連絡ツール．報告・連絡・相談を I：Identify（識別），Situation（状況），Background（背景），Assessment（評価），Recommendations and Request（提案／要望），C：Confirm（確認）の順に行う．

Team STEPPS（Team Strategies and Tool to Enhance Performance and Patient Safety）は，米国の医療政策研究局（AHRQ：Agency for Healthcare Research and Quality）が開発した「患者安全と実践力を高める戦略ツール」である[7]．Team STEPPS は，①コミュニケーション，②リーダーシップ，③状況モニタリング，④相互支援の4要素で構成されている．このうち，医療スタッフ間の緊急時連絡のコミュニケーションツールである SBAR（または I-SBAR-C）[※9]を**表7**に示す．

第5章 理学療法業務のマネジメント

# 3 感染対策とマネジメント

（廣滋恵一）

##  医療関連感染（院内感染）

※10 医療機関において，患者が原疾患とは別の感染症に新たに罹患することや医療従事者等が医療機関内において感染すること．近年では医療関連感染という．

2007年のCDC（米国疾病管理予防センター）ガイドラインより，院内感染[※10]は**医療関連感染**（healthcare-associated infection：HAI）という用語になった．HAIは，病院内に限らず，介護施設や在宅などあらゆる医療現場で発生する．

入院患者や高齢患者は，基礎疾患による体力低下だけでなく，手術や投薬，カテーテル留置などの医療行為に伴う要因により感染症を発症しやすい状態にある．また，病原体（細菌，ウイルス等）を有している患者（保菌者）を感染源として，その患者に接した医療従事者を介して別の患者に病原体を伝播させることもあり，アウトブレイク[※11]を生じさせない対策が求められる．日頃から市中感染[※12]の予防を含め，医療従事者の感染予防対策は医療安全上重要である．**表8**に代表的な病原体を示す．

##  感染経路

※11 一定期間内に，同じ医療機関（病棟）の一定の場所で発生した院内感染で，発生が通常レベルよりも高い状態であること．

※12 職場や通勤時，人通りの多い場所等，医療機関とは別の，日常社会生活の中で起こる感染症をいう．

病原体の感染経路は，血液媒介感染，接触感染，飛沫感染，空気感染，垂直感染（胎盤，母乳等を介した母子感染），経口感染（食中毒，食物媒介感染），性行為感染，昆虫媒介感染がある．このうち，医療施設で常に注意すべき感染経路は，**血液媒介感染，接触感染，飛沫感染，空気感染**である．感染経路と主な病原体を**表9**に示す．

血液媒介感染は，針刺しや粘膜汚染により病原体を含む血液に曝露すると感染する．接触感染は，感染者に直接接触する，または，汚染されたドアノブや医療器具を介して間接的に接触することで感染する．飛沫感染は，咳やくしゃみ，会話などで飛沫に含まれた病原体が2〜3m以内の人の目や鼻，気道粘膜に接触することで感染する．空気感染は，咳やくしゃみ，会話等で飛沫に含まれた病原体が乾燥し，5μm以下の粒子（飛沫核）となって空気中を漂い，広範囲の人に感染する．

医療関連感染の伝播経路は，①感染者から別の患者への直接伝播，②病原体に汚染された院内設備（トイレ等）を介した伝播，③汚染された医療機器を介した伝播，④医療従事者を介した伝播である．

##  標準予防策（standard precaution）

感染対策の基本となるのが**標準予防策**（スタンダードプリコーション）である（**表10**）．標準予防策は，感染の有無にかかわらずすべての患者に適用される．患者の汗を除くすべての湿性生体物質（血液，体液，分泌物，嘔吐物，排泄物，創傷のあ

3 感染対策とマネジメント

表8 代表的な病原体

| 細菌 | 緑膿菌，セラチア菌，アシネトバクター属菌，エンテロバクター属菌，結核菌等 |
|---|---|
| 薬剤耐性菌 | メチシリン耐性黄色ブドウ球菌（MRSA），多剤耐性緑膿菌（MDRP），多剤耐性アシネトバクター（MDRA）等 |
| ウイルス | 麻疹ウイルス，風疹ウイルス，水痘・帯状疱疹ウイルス，ムンプスウイルス，肝炎ウイルス，ノロウイルス，アデノウイルス，サイトメガロウイルス，インフルエンザウイルス，新型コロナウイルス等 |
| 真菌 | カンジダ属，アスペルギルス属，皮膚糸状菌（白癬菌）等 |
| その他 | 疥癬（ヒゼンダニ） |

表9 感染経路と主な病原体

| 感染経路 | 主な病原体 |
|---|---|
| 血液媒介感染 | B型・C型肝炎ウイルス，ヒト免疫不全ウイルス（HIV）等 |
| 接触感染 | 薬剤耐性菌，ノロウイルス，アデノウイルス等 |
| 飛沫感染 | インフルエンザウイルス，風疹ウイルス，ムンプスウイルス，肺炎マイコプラズマ，新型コロナウイルス等 |
| 空気感染 | 結核菌，麻疹ウイルス，水痘ウイルス，帯状疱疹ウイルス等 |

表10 具体的な標準予防策

①適切な手指衛生
②個人防護具（PPE）の使用
③咳エチケット／呼吸器衛生
④適切な患者配置（個室隔離）
⑤医療器具の洗浄，消毒，滅菌
⑥環境の清掃と消毒
⑦リネンや洗濯物の取り扱い
⑧注射器等鋭利物の取り扱い

※13 標準予防策は，患者と医療従事者を感染症から守ることを目的とする．

る皮膚，粘膜）には感染性があると考えて取り扱うことを基本とする[※13]．

## 4 個人防護具（personal protective equipment：PPE）

個人防護具には，手袋，エプロン・ガウン，マスク（サージカルマスク・N95マスク），ゴーグル・フェイスシールド，キャップ，シューズカバーがある．

### 1）着用順序

手指消毒→エプロン・ガウン→マスク→ゴーグル・フェイスシールド→キャップ→手袋（シューズカバーを着用する場合には，装着前後で手指消毒を行い，手袋の装着は最後に行う）

## 2）脱ぐ順序

手袋→エプロン・ガウン→キャップ→ゴーグル・フェイスシールド→マスク

手袋は最も汚染されている可能性が高いため最初に取りはずす．各防護具を取りはずすごとに手指消毒を行い，すべてを取りはずした後にも手指消毒を行う．手袋とガウンの脱ぎ方を**図3，4**に示す．

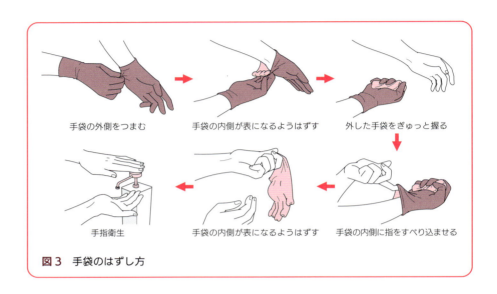

**図3　手袋のはずし方**

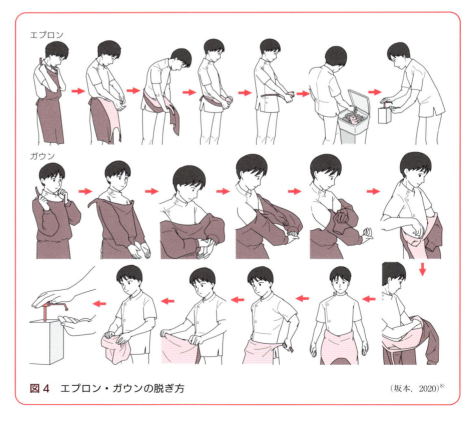

**図4　エプロン・ガウンの脱ぎ方**

（坂本，2020）[8]

##  5　手指衛生

　感染対策の基本は手指衛生であり，石けんと流水による手洗い（**図5**）と擦式消毒薬による手指消毒（**図6**）の方法がある．WHO（世界保健機関）が推奨している手指衛生のタイミングを**web付録①**に示す[10]．病室に感染症をもち込まない，感染症をもらわない，感染症をもって出ないが原則である．

　理学療法を実施する場面においても徹底すべきであり，石けんと流水による手洗い場の設置，擦式消毒薬を携帯する等，手指衛生を行いやすい環境整備も重要である．

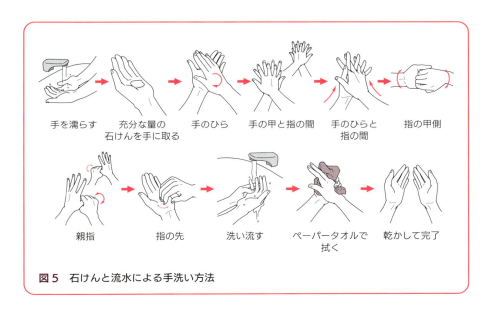

**図5**　石けんと流水による手洗い方法

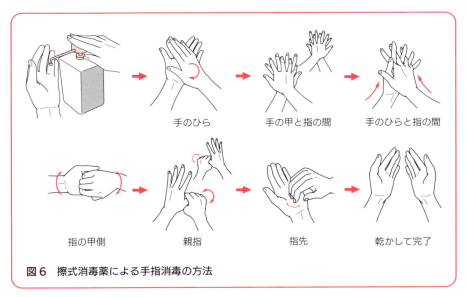

**図6**　擦式消毒薬による手指消毒の方法

第5章　理学療法業務のマネジメント

# 4 機器・設備のマネジメント

（廣滋恵一）

## 1 病棟・リハビリテーション室の安全性

　理学療法を実施する場所は，病室・病棟内，リハビリテーション室，屋外や住宅・居室等多岐にわたる．そのなかで，移動能力に応じた補装具（車椅子，歩行器，各種杖，装具等）の利用，血圧計，聴診器，パルスオキシメーター，ゴニオメーター（角度計），握力計等の筋力測定器等，さまざまな計測・評価機器も使用される．また，診療報酬上の疾患別リハビリテーション施設基準では，具備すべき器械・器具が第3章-②の表1のように定められており，リハビリテーション室内には，物理療法機器や運動療法に用いられる器械・器具，自転車エルゴメーターやトレッドミルといった有酸素運動機器等，点検すべき備品が多数ある．

　理学療法評価や治療で使用する機器の定期点検は，患者への安全な医療提供につながる．また，機器だけでなく，設備環境の点検も重要である．たとえば，手洗場所周辺は水濡れにより床面が滑りやすくなるため，患者の動線や電子機器類の配置に注意を払う必要がある．また，室温管理や空調設備の点検は，患者の体調管理や感染対策のうえでも重要である．

## 2 機器の保守点検[※14]・配置

※14　医療機器の性能を維持し，安全性を確保するために実施する業務である．日常点検と定期点検の2種類がある．

　平成19（2007）年4月に医療法の一部が改正され，医療機器を安全に使用するための指針として，表11の4項目が医療機関に義務づけられた[12]．
　機器の点検を確実に行うためには，機器管理台帳と合わせて確認する必要がある．機器管理台帳には，形式，型番，購入年，使用期限，破棄年月等が記載される．この管理台帳を基に，点検計画書を作成し，使用頻度を考慮して3か月点検や1年点検のように点検時期を計画する．また，機器ごとに定期点検表を作成し，点検項目に沿って不具合の有無を記録する．

## 3 点検時期による分類

### 1）日常点検

　日常点検は，日々の使用前後で実施する点検であり，破損の有無や汚れのチェック等が含まれる．使用開始前に行われる始業時点検，使用中に行われる使用中点検，使用後に行われる終業時点検がある．

①**始業時点検**：使用前に機器の基本性能の確認や安全確保のために行う点検である．

### 4　機器・設備のマネジメント

※15　医療機器に関する十分な知識を有する常勤の医師，歯科医師，薬剤師，助産師，看護師，歯科衛生士，診療放射線技師，臨床検査技師または臨床工学技士のいずれかの資格を有する職員．

**表11　医療機器の保守点検・安全使用に関する体制について**

1. 医療機器の安全使用のための責任者「医療機器安全管理責任者」[※15]の配置
   - 管理職との兼務は不可
   - 医療機器に関する十分な知識を有する医師等の常勤職員
2. 従事者に対する医療機器の安全使用のための研修
   - 新しい医療機器導入時の研修と実施内容の記録
   - 特定機能病院における定期研修と実施内容の記録
3. 医療機器の保守点検に関する計画の策定及び保守点検
   - 保守点検計画の策定，機種別に保守点検の時期等を記載
   - 必要に応じて製造販売業者に情報提供を求める
   - 保守点検の適切な実施
   - 保守点検を外部委託する場合は，実施状況の記録を保存する
4. 医療機器の安全使用のために必要となる情報の収集その他の医療機器の安全使用を目的とした改善のための方策
   - 医療機器の添付文書，取扱説明書等の医療機器の安全使用・保守点検等に関する情報整理と管理
   - 医療機器の不具合情報，安全性情報等安全使用に必要な情報を製造販売業者等から収集し，当該医療機器使用者に適切に情報を提供する
   - 管理している医療機器の不具合や健康被害等に関する内外の情報収集，管理者への報告等の実施

(厚生労働省)[12]

外観点検では，清掃と併せて外観の破損や傷・汚れ等を確認する．作動点検では，機器の基本性能・各種安全装置・警報装置の確認，使用する消耗品等を点検する．
**②使用中点検**：一般に，機器の警報や動作設定の確認等が行われる．機器の作動状態，使用中の患者の状態を確認し，安全に配慮して実施する．
**③終業時点検**：機器使用後に基本性能や安全性劣化の問題を早期に発見するために行う点検である．清掃消毒および外観・作動点検を行う．

## 2）定期点検

　定期点検は，1か月，3か月，6か月，1年等，一定期間ごとにチェックリストを用いて，外観点検，機能点検，性能点検，部品交換等を行う．製造業者の取扱説明書や点検マニュアルを参考に，日常点検では行われない細部の点検を行う．
**①外観点検**：キズ，汚れ，変形やケーブル類の状態検査を行うものであり，機器の外観を観察して行う検査である．
**②機能点検**：機器の操作等により警報や表示，動作等が正常に作動し機器のもつ本来の機能が正常に作動するかを確認する検査である．詳細な内容は取扱説明書等を参考に項目を提示し点検する．
**③性能点検**：測定機器等を用い機器の本来もつ性能が維持されているかを確認する検査である．詳細な内容は取扱説明書等を参考に項目を提示し点検する．
**④部品交換**：バッテリー等の定期的に交換する必要のある消耗部品の交換等を行う．

# 第5章 理学療法業務のマネジメント

## 4 理学療法関連機器等の保守点検

理学療法で一般的に用いられる機器の管理は，原則として，理学療法室（部門）にある評価機器，治療・訓練機器（運動療法，物理療法）等を分類し，それぞれの管理責任者を定めて日常点検をしっかりと行うことが大切である．また，定期点検を行い，必要に応じて製造・納入業者による点検・修理依頼，記録簿管理を行う．

基本は，日常点検表（**表12**），定期点検表（**表13**），保守点検表（**表14**）を作成し，管理責任者だけではなく，部門スタッフ内で記載内容を確認・共有しておくことが大切である．

**表12** 理学療法部門 日常点検表（例）（機器：CPM）

**表13** 理学療法部門 定期点検表（例）

**表14** 理学療法部門 保守点検表（例）

# 第6章

## 教育・キャリアのマネジメント

# 1 理学療法士教育の歴史 (橋元　隆・石橋敏郎)

## 1 理学療法士教育の歴史的変遷

　　理学療法士および作業療法士の学校養成施設については，「理学療法士作業療法士学校養成施設指定規則」において，入学または入所の資格，修業年限，教育の内容等が規定されている．指定規則は，1966 年に文部省厚生省令第 3 号として制定されて以降 6 回改正されているが，1999 年に教育科目から教育内容による規定への変更，単位制の導入，カリキュラムの弾力化等の見直しがなされてからは，大きな改正はなされなかった（**図 1**）．

## 2 理学療法士の量から質への変換

　　現在，学校養成施設は大幅に増加し，2024 年 5 月時点で理学療法士の学校養成課程は 279 課程（うち募集停止 7 枚），定員数が 14,954 人に至っている．ちなみに，作業療法士の学校養成課程は，215 課程（うち募集停止 9 校），定員数が約 7,643 人となっている．また，2024 年 3 月（第 59 回国家試験発表時点）で理学療法士免許有資格者は累計 225,003 人（作業療法士同 118,701 人）である．毎年 1 万人を超える理学療法士免許有資格者が誕生しており，量から質への変換が喫緊の課題となっている．

---

○昭和 41 年制定　理学療法士作業療法士学校養成施設指定規則
　（昭和 41 年文部省厚生省令第 3 号）
講義：1,530 時間　実習：90 時間　臨床実習：1,680 時間　　　授業時間数　3,300 時間

▼

○昭和 47 年改正（昭和 47 年文部省厚生省令第 1 号）
講義：1,440 時間　実習実技：180 時間　臨床実習：1,080 時間
　　　　　　　　　　　　　　　　　　　　　　　　　　　　授業時間数　2,700 時間

▼

○平成元年改正（平成元年文部省厚生省令第 2 号）
講義：1,395 時間　実習：585 時間　臨床実習：810 時間　選択必須：200 時間
　　　　　　　　　　　　　　　　　　　　　　　　　　　　授業時間数　2,990 時間

▼

○【大綱化】平成 11 年改正（平成 11 年文部省厚生省令第 2 号）
講義：75 単位　　　　　　　　　　　臨床実習：18 単位　　　　　合計　93 単位

**図 1　理学療法士学校養成施設授業時間数の変遷**　　　　　　　　　　　　　（厚生労働省，2017）[1]

一方，わが国は少子高齢社会を迎え医療・介護，住まい，介護予防・生活支援等の日々の生活「暮らし」を支える地域包括ケアシステムの構築，さらに，医療においては病気を治すだけではなく，疾病の予防，健康づくりに始まり，対象者の生活全般を支え「いきいきと充実した質の高い暮らしを獲得する」ことが目標となり，その実践にあたる質の高い専門職の養成が重要な課題となっている。

こうした中，理学療法士を取り巻く環境や求められる役割は，病院・施設から居宅・地域へと拡大し，機能的不利益や廃用性を予防するという第三次予防（いわゆるリハビリテーション）だけでなく健康増進と疾病・事故の発生防止を目的とした第一次予防への対応も求められるようになった。この現状を受け，「理学療法士作業療法士学校養成施設指定規則」が改正されるに至った。

## ③ 「理学療法士作業療法士学校養成施設指定規則」改正の概要

2020年，「理学療法士作業療法士学校養成施設指定規則」の大幅な改正が実施され，より質の高い理学療法士を輩出するため，保健，医療，福祉に関する制度（医療保険・介護保険制度を含む）の理解，組織運営に関するマネジメント能力を養うとともに，理学療法倫理，理学療法学教育について理解を深める必要があることから，教育内容に「**理学療法管理学**」が専門分野に**新設（2単位）**され，職場管理，理学療法教育，職業倫理が必須化された。

総単位数は，従来の93単位に必要な教育内容が追加され101単位以上となり，見直しに併せて各学校養成施設で必ず教授する科目と内容の概要が提示された（**表1**）。

この改正の大きな柱として，臨床実習に関して臨床実習施設の要件を見直し，養成施設は一定の要件を満たす主たる実習施設を置くことが望ましい等の努力規定が追加された。また，実習施設の要件については，改正前の「実習時間の3分の2以上は病院，診療所で行うこと」から，「実習時間の3分の2以上は医療提供施設において行うこと。医療提供施設における実習のうち2分の1以上は病院，診療所において行うこと。通所リハビリテーションまたは訪問リハビリテーションに関する実習を1単位以上行うこと」に改正された。

また，専任教員の要件の見直し，専任教員の定義の明確化が図られ，専任教員の要件として，次のいずれにも該当するものであることが提示された。

①理学療法士・作業療法士の免許を受けた後5年以上（臨床）業務に従事した者で，厚生労働省が指定した専任教員養成講習会を修了した者

②上記①と同等以上の知識および技能を有する者

ただし，「理学療法士または作業療法士として5年以上業務に従事した者で，大学（短期大学を除く）において教育学に関する科目を4単位以上履修して卒業した者」または「理学療法士・作業療法士として3年以上業務に従事した者で，大学院において教育学に関する科目を4単位以上履修して修了した者」はこの限りではない。

また，臨床実習の質の向上を図るため，養成施設は，臨床実習全体の計画作成，実習施設との調整，臨床実習の進捗管理等を担当する実習調整者として，専任教員

第6章　教育・キャリアのマネジメント

**表1**　理学療法士作業療法士学校養成施設指定規則における教育の目標（理学療法士養成校）

| | 教育内容 | 単位数 | 教育の目標 |
|---|---|---|---|
| 基礎分野 | 科学的思考の基盤<br>人間と生活<br>社会の理解 | 14 | 科学的，論理的思考力を育て，人間性を磨き，自由で主体的な判断と行動する能力を培う．生命倫理，人の尊厳を幅広く理解する<br>　国際化及び情報化社会に対応できる能力を培う．<br>　患者・利用者等との良好な人間関係の構築を目的に，人間関係論，コミュニケーション論等を学ぶ． |
| | （小　計） | （14） | |
| 専門基礎分野 | 人体の構造と機能及び心身の発達 | 12 | 人体の構造と機能及び心身の発達を系統だてて理解できる能力を培う． |
| | 疾病と能力の成り立ち及び回復過程の促進 | 14 | 　健康，疾病及び能力について，その予防と発症・治療，回復過程に関する知識を習得し，理解力，観察力，判断力を養うとともに，高度化する医療ニーズに対応するため栄養学，臨床薬学，画像診断学，救急救命医学等の基礎を学ぶ． |
| | 保健医療福祉とリハビリテーションの理念 | 4 | 　国民の保健医療福祉の推進のために，リハビリテーションの理念（自立支援，就労支援等を含む．），社会保障論，地域包括ケアシステムを理解し，理学療法士・作業療法士が果たすべき役割，多職種連携について学ぶ．<br>　地域における関係諸機関との調整及び教育的役割を担う能力を培う． |
| | （小　計） | （30） | |
| 専門分野 | 基礎理学療法学 | 6 | 　系統的な理学療法を構築できるよう，理学療法の過程に関して，必要な知識と技能を習得する． |
| | **理学療法管理学** | **2** | **医療保険制度，介護保険制度を理解し，職場管理，理学療法教育に必要な能力を培うとともに，職業倫理を高める態度を養う．** |
| | 理学療法評価学 | 6 | 　理学療法評価（画像情報の利用を含む．）についての知識と技術を習得する． |
| | 理学療法治療学 | 20 | 　保健医療福祉とリハビリテーションの観点から，疾病別，疾患別理学療法の適用に関する知識と技術（喀痰等の吸引を含む）を習得し，対象者の自立生活を支援するために必要な課題解決能力を培う． |
| | 地域理学療法学 | 3 | 　対象者及び生活制限児・者，高齢者の地域における生活を支援していくために必要な知識や技術を習得し，課題解決能力を培う． |
| | 臨床実習 | 20 | 　社会的ニーズの多様化に対応した臨床的観察力・分析力を養うとともに，治療計画立案能力，実践能力を身につける．各疾患，各病期，各年齢層を偏りなく対応できる能力を培う．<br>　また，チームの一員として連携の方法を習得し，責任と自覚を培う． |
| | （小　計） | （57） | |
| | 合　　計 | 101 | |

（厚生労働省，2018）[2]

から1人以上を配置することになっている．大学における教員資格については文部科学省による教員資格が定められている．

# 2 理学療法管理学の学習内容

（橋元　隆・石橋敏郎）

理学療法管理学の授業では，理学療法の職場管理において求められる管理業務と臨床教育の基本について学ぶ．理学療法管理学のシラバス例を示す（**表2**）．

## 1 なぜ理学療法管理学が必要か

現在，医療の効率化，医療費の適正化を目的とした医療制度の改正が急速に実施されている．従来は一施設において一貫したリハビリテーション（以下，リハ）プログラムが遂行されてきたが，医療提供体制の再構築によって医療施設機能の分化が図られ，地域医療支援病院と特定機能病院の連携，急性期病院（高度急性期・急性期），回復期（リハ病棟・地域包括ケア病棟），生活期（一般病棟・療養型病床等），さらに介護保険対応となる介護老人福祉施設，介護老人保健施設，介護療養型医療施設（2024年3月末廃止），介護医療院等，リハ施設が果たす役割も大きく変容してきた．高齢社会を迎え，リハの範疇は，健康づくりという予防的活動から治療的活動，そして介護の活動を包括する方向に拡大している．その活動場所も病院（治療）から居宅（生活）へ，そして地域へと大きく変遷してきた．

20分を1単位とする診療報酬制度の枠組みの中で，集中的リハを必要とする時期においても，理学療法，作業療法，言語聴覚療法を含め，一般的には6単位（1日2時間），最大9単位（3時間）の制約がある．このような現状においては短時間で集中的なサービス提供が余儀なくされ，科学的根拠に基づいたガイドライン等に沿った効率的で効果的なリハサービスの提供が求められている．しかし，この方向性では，リハサービス対象者の満足度と結びついていないのが現実である[※1]．単にリハを受ければ満足する時代は終わり，さまざまな理学療法サービスを提供する側の達成感，それを受ける対象者（家族を含む）の満足感が得られることが当たり前になってきた．そのためには，理学療法士自ら理学療法管理学を習得したうえで対象者や社会の要請に応えられる理学療法サービスを提供できるように，社会の動向を視野に入れた質的向上を図ることが必須となる．

※1　現在では対象者の医学的知識の高まりや権利保障によって，理学療法は実施されて当然と捉えられるようになり，より質の高い理学療法サービスが求められている．"受けさえすればよい理学療法サービス"から"納得する理学療法サービス"が求められる時代となった．

※2　中身といっても業務内容そのものではなく，その内容の達成度や貢献度である．

## 2 理学療法の質とは何か

「質」とは中身，内容を意味しており，完成度や密度である[※2]．

理学療法の質的向上とは，理学療法士が対象者のニーズを満たし，自らの仕事に対するモチベーションを高め，楽しく遂行することであろう．そのためにも，自ら臨床推論を繰り返して斬新な理学療法を創生することが不可欠となる[※3]．対象者・利用者等との良好な人間関係を構築するためには，コミュニケーション・スキルが重要であり，そこに自己責任が生じることを認知しておいてほしい．

※3　自ら思考してより能動的な臨床の知と行動へと変容することが望まれる．

**表2 理学療法管理学シラバス（例）**

| 授 業 科 目 名 | 理学療法管理学 | | | |
|---|---|---|---|---|
| 担 当 者 名 | | | | |
| 科 目 コ ー ド | | 授 業 形 態 | 講義 or 演習 | |
| 学 年 | 1学年後期 or 2学年前期 | 開 講 期 | | |
| 単 位 数 | 2単位 | 履 修 方 法 | | |
| 授業の概要と方法 | 理学療法士として勤務する場合，対象者のもっているリスクを把握することはもちろん，危機を防ぐマネジメント能力が不可欠である．本授業では臨床に限らず，教育・研究・地域の領域における管理・マネジメント全般について取り上げ，ディスカッションを含めながら理解を深める． | | | |
| 授業の到達目標 | ○病院・施設，在宅・地域等での対象者に対する課題の把握とリスク管理やマネジメントについて理解し，実施できる．<br>○個々の対象者に対して必要なマネジメントを構築し，短・中期目標を構築できる．<br>○教育・研究・地域の領域において，目標達成のためのマネジメントができる．<br>○自己管理（セルフマネジメント）について学修する． | | | |

| 授 業 計 画 | |
|---|---|
| 1 | 管理・マネジメントの概念（理学療法士に関する法律と周辺の環境） |
| 2 | 管理・マネジメントの概念（理学療法士の行う管理・マネジメント） |
| 3 | 理学療法管理学とは |
| 4 | 理学療法士の職業倫理 |
| 5 | 組織運営とマネジメント |
| 6 | 理学療法士の職場管理 |
| 7 | 理学療法業務のマネジメント |
| 8 | 教育・研究のマネジメント |
| 9 | 保健・医療・福祉を取り巻く諸制度とマネジメント |
| 10 | リスクマネジメント |
| 11 | 理学療法と治療薬に関するマネジメント |
| 12 | 利用者（対象者）・家族との関係とマネジメント |
| 13 | 地域における理学療法マネジメント |
| 14 | 多職種連携におけるマネジメント |
| 15 | 自己管理（セルフマネジメント） |

| 成績評価の方法〔評価項目と割合〕 | | | |
|---|---|---|---|
| ※その他欄参照 | | | |

| 授業外で行うべき学習（準備学習・事後学習等） |
|---|
| |

| 使用テキスト | | |
|---|---|---|
| 書籍名 | 著者 | 出版社 |
| 理学療法管理学　第2版 | 編著　橋元　隆・他 | 医歯薬出版 |

| 参考書または参考資料等 |
|---|
| |

| その他（受講生への要望等） |
|---|
| 日常，何気なく過ごしている自らの学生・社会生活についてマネジメントしてみよう．<br>また，さまざまな自然災害等に関心をもち，その要因や予防対策等について考えてみよう． |

| 担当教員の連絡先等 | |
|---|---|
| 担当教員 E-mail | その他 |
| ○○○ | |

# 3 キャリア支援

（神戸晃男）

## 1 キャリアデザインの背景

　大学におけるキャリア支援は，適切な就職先紹介を中心とした支援から，2000年以降には人生全体を見据えたうえでの進路選択を支援する形態に変遷し，現在では学部を問わず多様なキャリア支援が実施されている[1,2]．理学療法士養成校においても，キャリア支援としてキャリアデザイン教育が積極的に実施されているのが現状である．

## 2 キャリアとは，語源・定義

　キャリア（career）の語源は，ラテン語の「車輪のついた乗り物・荷車」である[2]．文部科学省の定義によると，「人が，生涯のなかでさまざまな役割を果たす過程で，自らの役割の価値や自分と役割との関係を見出していく連なりや積み重ね」とされている[3]．また，『実用日本語表現辞典』では，「キャリアとは，個人が生涯を通じて積み重ねていく職業経験やスキル，知識のことを指す．これは，1つの職種や職場に留まらず，転職やスキルアップ，自己啓発等を通じて形成される．キャリアは，個々の能力や適性，価値観に基づいて形成され，その人の人生を豊かにする要素となる」[4]と説明されている．

　シャイン（Schein EH）は，キャリアには外的キャリアと内的キャリアがあると述べている[5]．外的キャリアは，客観的な指標で，学歴，職業，職位等を示し，内的キャリアは主観的で興味，関心，価値観，動機づけ等を示す．近年，外的キャリアはもとより，内的キャリア支援の重要性が指摘されている[6-8]．

## 3 キャリアデザインとビジョン・目標

※4 企業においては，将来の展望・経営方針等であり，個人においては自分が将来実現したい夢，目標等を指す．

　デザインには「設計・計画」の意味があり，最初にビジョン[※4]をもつことで具体的な目標を設定できる．キャリアには，職務経歴と個人・職業アイデンティティの2面があり，自分自身が主体性をもって人生の目的，目標，計画を立てることがキャリアデザインといえる[9]．

　理学療法士養成校在学中は，国家試験合格を目指すと同時に，卒業後どのような理学療法士になるのかについて将来のビジョンをもつことが大切である．それによって，理学療法士になることへのモチベーションを維持し，長期的な視点から将来的な進路選択が明確となる．卒後20年以上先を見据えた具体的な長期目標やビ

### 表3　日本語版 Short Grit（Grit-S）

| 質　問 |
|---|
| 1. 始めたことは何であれやり遂げる<br>2. 頑張りやである<br>3. 終わるまでに何カ月もかかる計画にずっと興味をもち続けるのは難しい<br>4. 私は困難にめげない<br>5. 物事に対して夢中になっても，しばらくするとすぐに飽きてしまう<br>6. いったん目標を決めてから，後になって別の目標に変えることがよくある<br>7. 勤勉である<br>8. 新しいアイデアや計画を思いつくと，以前の計画から関心がそれる |

根気尺度：1，2，4，7　一貫性尺度：3，5，6，8
5件法（1＝当てはまらない，2＝やや当てはまらない，3＝どちらともいえない，4＝やや当てはまる，5＝当てはまる）

(西川・他，2015)[7]

※5　「Guts, Resilience, Initiative, Tenacity」の略で，一般に「やり抜く力」と定義されている．認知能力の学力に対して非認知能力に該当する．

※6　「Grade Point Average」の略で，成績指標値を指す．成績評価法として広く用いられている．

※7　仕事と生活の調和を意味し，その両方を充実させる働き方・生き方を指す．

ジョンは，それに至る短期目標を設定することによって実現できる．卒後の人生は，学生として過ごす期間より何倍も長く，学生時代に描いた将来の夢やビジョンに大きく左右される．ビジョンを達成して成功するカギは，明確で具体的願望を抱き，それらを持続することである．

近年，ダックワース（Duckworth AL）ら[6]はやり抜く力であるGRIT（グリット）※5の非認知領域の指標を開発し，長期目標達成を成功させるには情熱と忍耐力が重要であると述べている．また，グリットは多くの研究者によって学業成績（GPA）※6との関連があることが認知されている．近年，信頼性と妥当性が検証された日本語版 Short Grit（Grit-S）が開発されている（**表3**）[7]．

現在，「人生100年時代」といわれている．個人の尊重，価値観の多様化が進む現代社会では，ワークライフバランス※7が重要視され，これまで以上にどのような理学療法士を目指すのか，あるいはどのような人生を過ごすのかについて，柔軟な対応が必要であろう．

## 4　アイデンティティ※8（自己実現）の定義

※8　自己同一性と訳され，個人においては主体性，他者との関連では自分らしさを表す．

マズロー（Maslow AH）は，人は自己実現に向かって成長すると述べている．その過程に基本的欲求である生理的欲求があり，その次に安全の欲求を満たす階層があるとしている（**図2**）[8]．マズローは自己実現を「自分の能力や可能性を最大限に活かして達成し，本来あるべき自分になること」と定義している[8]．人は誰でも幸せになりたい，充実した人生を歩みたいと思っている．その中で人生における仕事は，生活に占める割合が大きく，仕事を通じた自己実現の達成は，生きがいのある人生を送るうえで重要な要素である．

前野[10]は幸せのメカニズムについて，共通する4つの因子があると述べている（**表4**）．幸せを感じる因子として，「自己実現と成長」の因子の他，「つながりと感謝」，「前向きと楽観」，「独立とマイペース」の3つが含まれると述べている[10]．

3 キャリア支援

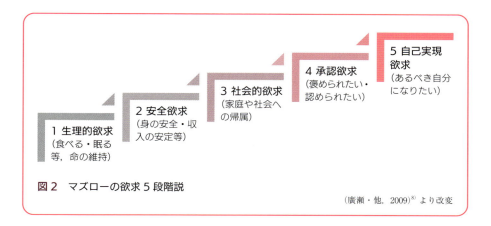

図2 マズローの欲求5段階説

(廣瀬・他, 2009)[8] より改変

表4 幸せに関連する因子

| 第1因子 自己実現と成長 | 目標を達成したり，目指すべき目標をもち学習・成長していること |
|---|---|
| 第2因子 つながりと感謝 | 多様な他者とのつながりをもち，他人に感謝する傾向，他人に親切にする傾向が高いこと |
| 第3因子 前向きと楽観 | ポジティブ・前向きに物事を捉え，細かいことを気にしない傾向が強いこと |
| 第4因子 独立とマイペース | 自分の考えが明確で人の目を気にしない傾向が強いこと |

(前野, 2013)[10]

## 5 キャリア・アンカー

養成校在学中あるいは国家資格取得後，理学療法士として経験を積んでいても将来のビジョン，目標を見つけることができない場合も少なくない．このようなケースにおいて，シャイン（Schein EH）[5]は，「キャリアを決定するにあたって，どうしてもあきらめたくない」と感じる自分の能力・動機・価値観をキャリア・アンカー[※9]とよび，それを診断する方法を紹介している．まず，自分の興味や本当にやりたいこと，自分らしさを発見するための「セルフアセスメントシート」を使用する．セルフアセスメントシートは40項目の質問で構成されている（採点方法と診断方法を**表5**に示す）．このシートを通して，①どのような理学療法士になりたいのか，②そのためにはどのようなことをなすべきか，③理学療法士の働き方として管理職系を目指すのか，特定の専門家を目指すのか，起業したいのか，④人生の節目で家庭を優先するのか，等を考える．それぞれの想いや価値観には個人差が大きい．

シャインによる長年の研究では，ほとんどの人のキャリア・アンカーは8種類のカテゴリーに分類されるとしている（**表6**）[5]．シャインはこの診断結果を参考にして，キャリア決定の優先順位を決めるガイドライン[※10]として活用することを推奨している．

※9 キャリア形成に関して，アンカーは船の錨を意味し，他に譲ることができない本来の自分の才能・価値観・動機を指す．

※10 一般に指針，指標，方向性を意味し，その他，意思決定の際の判断基準等を指す．

# 第6章　教育・キャリアのマネジメント

**表5** キャリア・アンカーセルフアセスメントシート

採点方法　①1：まったく当てはまらない　2：たまに当てはまる　3：たいてい当てはまる　4：いつも当てはまる
　　　　　　　を右の該当箇所に数字で記載する
　　　　　②下記の質問40項目の中で最も当てはまるものを5つ選択し，右の該当する箇所に5点加算する

| | 質問項目 | TF | GM | AU | SE | EC | SV | CH | LS |
|---|---|---|---|---|---|---|---|---|---|
| 1 | 周りの人がいつも自分に専門的アドバイスを求めてくるくらい，いまやっていることについて得意でありたいと思う | ■ | | | | | | | |
| 2 | 仕事でいちばん満足できるのは，1つの活動に向けて多くの人の努力を結集できたときだ | | ■ | | | | | | |
| 3 | 自分のやり方や自分のスケジュールで仕事ができる自由なキャリアが夢だ | | | ■ | | | | | |
| 4 | 自分で会社を起こす元となりそうなアイデアをいつも注意して探している | | | | | ■ | | | |
| 5 | 自由と裁量より，保障と安定のほうが自分にとっては大切だ | | | | ■ | | | | |
| 6 | 個人的関心や家族の問題のために妥協して能力を発揮できない仕事に就くくらいなら，組織を去るほうがマシだ | | | | | | | | ■ |
| 7 | よいキャリアだと実感できるのは，社会全体の福利のために真に貢献できたときだ | | | | | | ■ | | |
| 8 | 困難な問題の解決にいつも挑戦し続けることができるようなキャリアが夢だ | | | | | | | ■ | |
| 9 | よいキャリアだと実感できるのは，自分の能力をつねに高いレベルに向上できるときだ | ■ | | | | | | | |
| 10 | 組織全体の舵取りをするのが夢だ | | ■ | | | | | | |
| 11 | 仕事でいちばん満足できるのは，自分で完全に自由に仕事・スケジュール・手続きを決められることだ | | | ■ | | | | | |
| 12 | 意にそぐわない配置をして雇用を脅かすような組織には長くとどまろうとは思わない | | | | ■ | | | | |
| 13 | どこかの組織で高い地位を得るより，自分自身で事業を起こすことのほうが大切だと思う | | | | | ■ | | | |
| 14 | キャリアでいちばん満足できるのは，自分の才能を活かして誰かの役に立ったときだ | | | | | | ■ | | |
| 15 | よいキャリアだと実感できるのは，困難な課題に対処し，それを克服できたときだ | | | | | | | ■ | |
| 16 | 個人のニーズ・家族のニーズ・仕事のニーズを，キャリア上で同時に満たすことができるのが夢だ | | | | | | | | ■ |
| 17 | 経営幹部になるより，専門分野の部門長や技術部門の管理職になる方が魅力的だ | ■ | | | | | | | |
| 18 | よいキャリアだと実感できるのは，自分の仕事を自分で決められる完全な自律と自由があることだ | | | ■ | | | | | |
| 19 | ふだん組織の中では，安全と保障を実感できる仕事を求めている | | | | ■ | | | | |
| 20 | いちばん満足できるのは，自分の技能と努力の結果として何かを成し得たときだ | | | | | ■ | | | |
| 21 | 自分が成功したと感じるのは，管理職として組織で高い地位を得たときだ | | ■ | | | | | | |
| 22 | 自分の才能を発揮して世の中をよくすることが，自分のキャリアを決める根本だ | | | | | | ■ | | |
| 23 | キャリアでいちばん満足できるのは，解決不可能と思われた問題を解決できたときや，まったく勝ち目がないと思われたことに勝つことができたときだ | | | | | | | ■ | |
| 24 | 個人的要件，家族の要件，キャリア上の要件にバランスを取ることができたとき，よい人生だと思う | | | | | | | | ■ |
| 25 | キャリアで安定と保障を実感できるのが夢だ | | | | ■ | | | | |
| 26 | 自分の専門領域とかけ離れたローテーションを受け入れるより，組織を離れるほうがマシだ | ■ | | | | | | | |
| 27 | 仕事と生活のバランスをとることは，管理職として高い地位を得ることより大切だと思う | | | | | | | | ■ |
| 28 | 人類と社会に真に貢献できるキャリアに就くことが夢だ | | | | | | ■ | | |
| 29 | よいキャリアだと実感できるのは，自分なりのアイデアと技能を元にして起業するときだ | | | | | ■ | | | |
| 30 | 経営幹部になることは，専門領域の部門長になるより魅力的だ | | ■ | | | | | | |
| 31 | 規制と縛りがなく，自分自身のやり方で仕事をするチャンスは，自分にとってとても大切だ | | | ■ | | | | | |
| 32 | 問題解決能力と個人の競争力を豊かに発揮できる仕事の機会を望んでいる | | | | | | | ■ | |
| 33 | 自分で事業を立ち上げ，軌道に乗せていくことが夢だ | | | | | ■ | | | |
| 34 | 偉くなって自分が人の役に立つ力を発揮できない地位に就くくらいなら，組織を去るほうがマシだ | | | | | | ■ | | |
| 35 | 仕事でいちば満足できるのは，自分の持つ特別な技能と才能を活用できるときだ | ■ | | | | | | | |
| 36 | 管理職への道を閉ざしてしまうような配属を受け入れるくらいなら，組織を離れるほうがマシだ | | ■ | | | | | | |
| 37 | 自分の職業人生でいちばん満足できるのは，経済面・雇用面での安定を感じられるときだ | | | | ■ | | | | |
| 38 | 自律性と自由を損なう配属を受け入れるくらいなら，組織を離れるほうがマシだ | | | ■ | | | | | |
| 39 | 個人的関心と家族の問題にあまり干渉されない仕事の機会をいつも求めてきた | | | | | | | | ■ |
| 40 | 解決が困難な問題に対処することは，管理職としての高い地位を得るよりも自分にとっては大切だ | | | | | | | ■ | |
| | 合計点数 | | | | | | | | |

TF：専門・職能，GM：経営・管理，AU：自律・独立，SE：保障・安定，EC：起業家的創造性
SV：奉仕・社会貢献，CH：純粋挑戦，LS：ライフスタイル
診断方法：上記8領域の中で合計点数が最も高い該当箇所が自分らしさを発見する手がかりとなる

（シャイン，2003）[5]（障害者職業総合センター）[11]

表6 8種類のキャリア・アンカーカテゴリー

| 得意分野 | 専門・職能（TF：Technical / Functional Competence） |
| --- | --- |
|  | 経営・管理（GM：General Managerial Competence） |
| 動機・欲求 | 自律・独立（AU：Autonomy / Independence） |
|  | 保障・安定（SE：Security / Stability） |
|  | 起業家的創造性（EC：Entrepreneurial Creativity） |
|  | 奉仕・社会貢献（SV：Service / Dedication to a Course） |
| 性格 | 純粋挑戦（CH：Pure Challenge） |
|  | ライフスタイル（LS：Lifestyle） |

（シャイン，2003）[5]

## 6 仕事意識

　2008年，岩崎[12]は，理学療法士1,004人の調査において，将来のキャリアデザインを考えたことが「ある」が610人（60.8％），「ない」が394人（39.2％）と報告している．キャリアデザインを考えたことがある610人において，どのようにキャリア設計を考えたかについては，「どのような職場でも通用する理学療法士の専門能力の向上」が273人（44.8％），次いで「特定領域での専門性の深化」120人（19.7％），「考えてはいるが漠然としている」97人（15.9％）が上位を占めていた[12]．これらの結果から，卒後にキャリアデザインを考えていない人が約40％であり，考えていても具体的ではなく，漠然としている割合が高いことが示唆されている．養成校在学中にキャリアデザインを考える機会をもつことには意義があり，卒後，職場においてもキャリアデザイン教育の継続は重要であろう．

第6章 教育・キャリアのマネジメント

# 生涯学習

(神戸晃男)

## 1　生涯学習

「生涯学習」とは，人々が自らの人格を磨き，豊かな人生を送ることができるよう，生涯にわたって行うあらゆる学習を指す．理学療法士は国家資格を有する専門家である．医療の進歩や社会構造の変化により利用者のニーズが多様化している現在，国家資格を有する者として，日々変化する新しい情報を積極的に収集する必要がある．臨床現場で最善の理学療法を提供するためには，生涯学習を通じて時代の変化に適応した新たな専門的知識・技術を習得することが必要不可欠である．さらに，働き方改革等，業務に関する法律の更新頻度も高くなってきたことから，社会のルール，プライバシー等を熟知し，コミュニケーション能力を高めて，人として成長していくことが大切である．

## 2　理学療法士の臨床教育

### 1）理学療法士の所属施設分布

生涯学習を続けるには，職場の教育環境を把握することが大切である．理学療法士の勤務先は，（公社）日本理学療法士協会の統計調査（2023年3月）によると，病院・診療所が78.5%と圧倒的に多く，次いで通所・介護施設が15.3%，教育機関2.6%であった．近年，就職形態の幅が広がり，一般企業，健康増進・スポーツ関連施設への就職は増えているが，全体の0.9%，0.2%に留まっている（表7）[1]．今後，

表7　理学療法士の所属施設分布（2023年3月末 現在）

| 勤務先（分類） | 会員数（人）（休職者含む） | 施設数 | 会員数の割合（%） |
|---|---|---|---|
| 病院（高度急性期・急性期・回復期・慢性期）診療所 | 87,508 | 12,164 | 78.5 |
| 通所・介護施設 | 17,004 | 9,262 | 15.3 |
| 教育・研究機関 | 2,954 | 498 | 2.6 |
| 福祉施設 | 1,475 | 816 | 1.3 |
| 一般企業 | 963 | 664 | 0.9 |
| 行政・自治体・団体 | 747 | 522 | 0.7 |
| 法人等 | 352 | 138 | 0.3 |
| 健康増進・スポーツ関連施設 | 220 | 172 | 0.2 |
| その他 | 268 | 217 | 0.2 |
|  | 111,491 | 24,453 |  |

（日本理学療法士協会，2023）[1] をもとに作成

さらなる職域の拡大が期待されている．理学療法士の所属分布の特徴として，自宅を除いて，理学療法士の1人職場が最も多く，次に2～4人以下の職場が続き，5人以下の職場は，全体の約半数を占めている（**図3**）[1]．

## 2）医療施設における新人教育

医療施設における教育の現状について，茅野ら[2]は理学療法士が5人以上勤務する113施設，（経験年数の平均は17.3年，平均10.3人）の調査結果を報告している．それによると，理学療法士の配置数が10人以上の場合は，97.6％が新人職員に対する指導者がいたが，9人以下の場合は54.5％であり，45.5％の医療施設では新人職員に対する指導者がいなかった．また，大住[3]は先行研究から，卒後教育について，約60～70％の施設が教育指導のマニュアル[※11]がなく，指導も実施されていなかったと述べている．これは，所属している理学療法士数が1～5人以下の施設が多いことに起因すると考えられる．

## 3）教育マニュアルの活用

理学療法士が10人以上配置されている職場では，当該施設での教育マニュアルに準じて指導を行っていることが多い．理学療法士の日々の業務では，評価・記録・カンファレンス[※12]参加等を除いて，ほとんどの時間を対象者の個別理学療法に費やす．対象者に最善の理学療法を提供するのはもちろんのこと，医療施設では多職種によるチーム医療，また医療・介護の連携等施設外においてもチームでの関わりが求められ，専門的知識以外に幅広い対応力が必要である．

※11 機械・道具・アプリケーション，業務等の手引き書，体系的にまとめた冊子類等を指す．

※12 一般に会議・協議会を指し，医療・福祉等の多職種連携において症例に関する会議を指す．

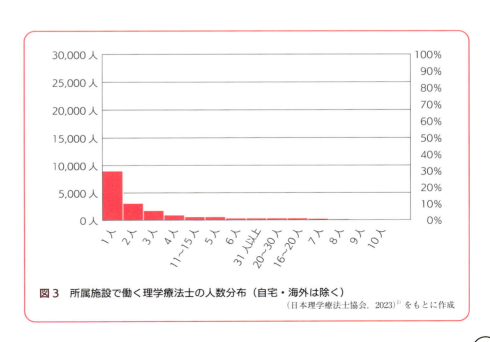

**図3** 所属施設で働く理学療法士の人数分布（自宅・海外は除く）

（日本理学療法士協会, 2023）[1]をもとに作成

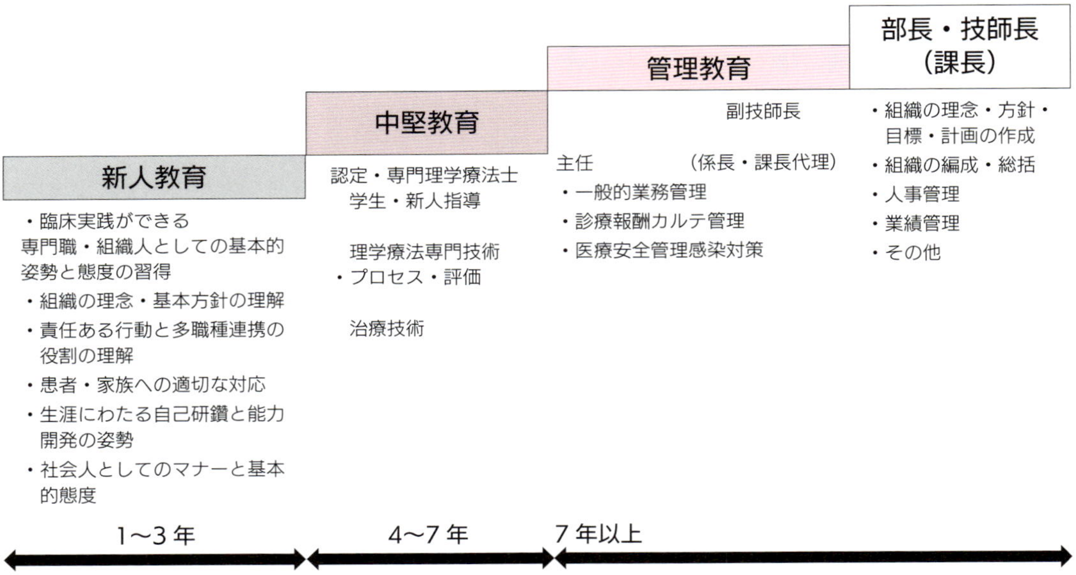

第6章　教育・キャリアのマネジメント

図4　施設における臨床実践能力とクリニカルラダー

（白石，2020）[5] を参考に作成

※13　施設において，対象者に対する専門的能力等に関して段階的に評価するシステムを指す．

　マニュアルに準じた教育を実施している施設では，独自にクリニカルラダー[※13]を作成し人材育成を実施していることが多い．職場では教育効果を高めるためにアンケート調査等を通して毎年 PDCA サイクルでマニュアルの更新が行われている．

　職場によって違いはあるが，新人教育では，1～3年間で業務の自立を目指し，その後，新人指導への協力を経て，臨床経験5年目には理学療法士養成校の学生指導に関わることになる．2018年10月に公布された「理学療法士作業療法士学校養成指定規則の一部を改正する省令」により，2020年4月1日から新たな指定規則が施行され[4]，厚生労働省主催・都道府県開催の2日間の「臨床実習指導者講習会」を受講して，正式に学生指導に関わることができる．

　さらに，経験7年以降には，対象者の理学療法の提供に加え，チームリーダーや主任に推薦され管理職としての業務が求められるようになる．その間，生涯学習を通して専門家としての研鑽は必須である（図4）．

※14　施設において，対象者に対する専門的能力以外に組織運営等における管理能力を段階的に評価するシステムを指す．

　新人教育については，2020年に（公社）日本理学療法士協会から『新人理学療法士職員研修ガイドライン』が発刊されている[5]．しかし，中堅・管理者向けの標準的な管理ラダー[※14]に関するマニュアルはなく，今後，管理者向けのガイドラインが期待されるところである．

## 3 日本理学療法士協会の生涯学習制度（登録・認定・専門理学療法士）

前述したように理学療法士の1人職場やスタッフが少ない環境では，日本理学療法士協会の生涯学習制度を利用することで，理学療法士として専門性を維持することができる．

この学習制度は，これまで改定を繰り返し，2022年度からは新たな生涯学習制度としてスタートした．新生涯学習制度では，新たに最初の5年間でジェネラリスト[※15]として「登録理学療法士」が設けられ，その基盤の上に「認定理学療法士」「専門理学療法士」としてスペシャリスト[※16]を目指す制度となっている（図5）[6]．登録理学療法士制度は，前期（2年間）で，講義と自施設または他施設での実地研修と後期（3年間）で，講義，演習，研修の参加や実地研修（3年間）を条件としている．この制度では幅広く総合的な基礎と専門性を養い，従来の新人教育がこの中に含まれている．登録理学療法士は5年ごとに更新が必要である．

一方，認定・専門理学療法士制度は，これまでの認定の基礎領域が「基礎理学療法専門理学療法士」に統合され，「認定理学療法士」は21分野，「専門理学療法士」は13分野となった[6]．医療の専門化や細分化が進み，さらに理学療法士の職域の拡大によって専門理学療法士の分野が増加した．認定理学療法士と専門理学療法士の違いは，臨床実践を中心とするスペシャリストが「認定理学療法士」，学術的な

※15 多分野に精通し，幅広く総合的な知識，経験やスキルをもっている人を指す．

※16 特定の分野に特化した専門的な知識やスキルを有する人を指し，いわゆる専門家を意味する．

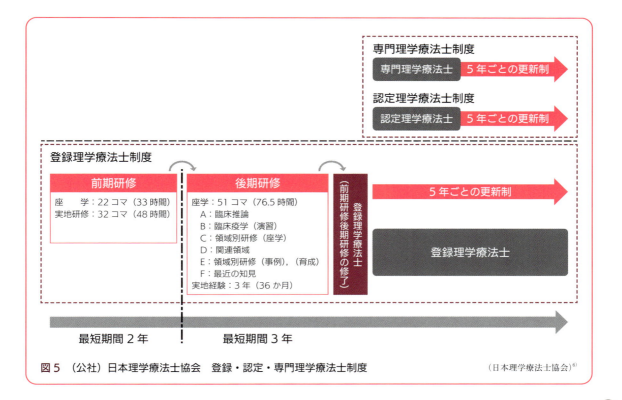

図5 （公社）日本理学療法士協会　登録・認定・専門理学療法士制度

（日本理学療法士協会）[6]

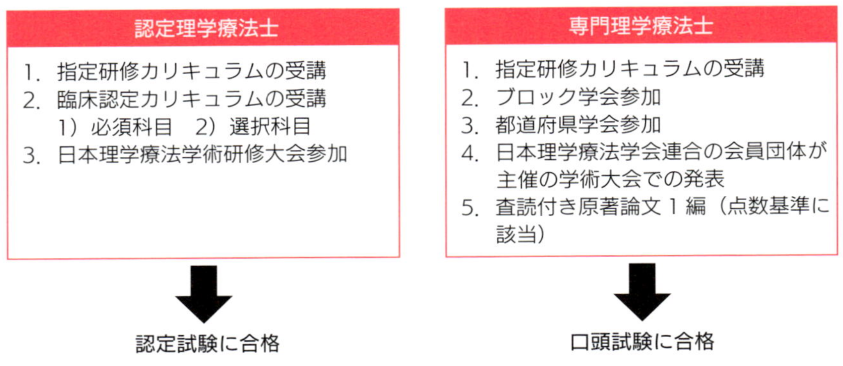

| 認定理学療法士 | 専門理学療法士 |
|---|---|
| 1. 指定研修カリキュラムの受講<br>2. 臨床認定カリキュラムの受講<br>　1）必須科目　2）選択科目<br>3. 日本理学療法学術研修大会参加 | 1. 指定研修カリキュラムの受講<br>2. ブロック学会参加<br>3. 都道府県学会参加<br>4. 日本理学療法学会連合の会員団体が主催の学術大会での発表<br>5. 査読付き原著論文1編（点数基準に該当） |
| ↓ | ↓ |
| 認定試験に合格 | 口頭試験に合格 |

**図6　認定・専門理学療法士申請に関わる点数基準**

(日本理学療法士協会)[6]

要素を加味し追求していくのが「専門理学療法士」である．どの領域を目指すかは本人の価値観によるところが大きい．

認定・専門理学療法士を取得するには，**図6**に示すように申請要件を満たし，申請後，認定または口頭試験に合格する必要がある[6]．

## 認定・専門理学療法士の更新

認定・専門理学療法士は，それぞれ5年ごとに更新が必要である．更新要件は同一で，**表8**に示す「0. 必須要件」の筆頭演者としての発表または学術雑誌への投稿のいずれか1つと，維持・研鑽のための活動の100点の取得，更新時研修の3つの条件を満たすことである．

## レジデント制度

※17　一般に研修医を意味するが，理学療法士の場合，理学療法士養成校卒業後の初期臨床研修生（通常2年）を指す．

近年，新たな試みとして，レジデント[※17]制度を導入する施設が全国に広がり増加している．この制度は，各病院・施設の強みである教育環境（対象疾患，急性期，回復期，適応期，研究，認定・専門のスペシャリストの配置等）を活かし，独自の教育目標を設定して，効果的な教育制度の構築を目指している[7]．また，日本理学療法士協会の生涯学習制度との融合を図り，工夫している施設もある．

4 生涯学習

**表8 認定・専門理学療法士更新に関わる点数基準**

| 大項目 | | 項　目 | 選択・必須 | 履修点数 | 備考 |
|---|---|---|---|---|---|
| 0. 必須要件 | 0-1) | 都道府県士会の学術大会での一般発表（指定演題含む）の筆頭演者 | 必須（いずれか1つ） | ― | 雑誌への投稿は採択されることを条件とする |
| | 0-2) | ブロック主催の学術大会での一般発表（指定演題含む）の筆頭演者 | | ― | |
| | 0-3) | 都道府県士会学術雑誌への投稿（筆頭著者に限る） | | ― | |
| 1. 学会参加 | 1-1) | 都道府県士会，ブロック，日本理学療法学会連合の会員団体が主催の学術大会 | 選択 | 最小単位学習時間30分＝0.5点<br>例：1日（9時〜17時）の場合：8時間＝8点 | 点数は学習時間を表す |
| 2. 講習会・研修会の受講 | 2-1) | 日本理学療法学術研修大会 | 選択 | | |
| | 2-2) | 協会主催の研修会 | 選択 | | |
| | 2-3) | 都道府県士会，ブロック主催の研修会・学術研修大会，理学療法士講習会 | 選択 | | |
| | 2-4) | 協会のeラーニング | 選択 | | |
| 3. 論文・著作 | 3-1) | 協会で指定した英文雑誌A　筆頭演者 | 選択 | 80 | いずれの分野でも使用可 |
| | 3-2) | 協会で指定した英文雑誌B　筆頭演者 | 選択 | 60 | |
| | 3-3) | 協会で指定した和文雑誌　筆頭演者 | 選択 | 40 | |
| 4. 学会での発表等 | 4-1) | 都道府県士会，ブロック，日本理学療法学会連合の会員団体が主催の学術大会での一般発表（指定演題を含む）の筆頭演者 | 選択 | 20 | |
| | 4-2) | 都道府県士会，ブロック，日本理学療法学会連合の会員団体が主催の学術大会での講演講師・シンポジスト・パネリスト | 選択 | 20 | |
| | 4-3) | 都道府県士会，ブロック，日本理学療法学会連合の会員団体が主催の学術大会での座長（司会・ファシリテータ含む） | 選択 | 10 | |
| | 4-4) | 都道府県士会，ブロック，日本理学療法学会連合の会員団体が主催の学術大会での演題査読 | 選択 | 5 | 4-4) 担当演題まとめて1件とする．学会終了日が点数取得日となる |
| 5. 講習会・研修会の講師等 | 5-1) | 協会，都道府県士会，ブロック主催の研修会の講師・シンポジスト・パネリスト（学術研修大会含む）認定理学療法士臨床認定カリキュラム教育機関の講師 | 選択 | 20 | 5-1) 補助講師も含む |
| | 5-2) | 協会，都道府県士会，ブロック主催の研修会・症例検討会での座長（司会・ファシリテータ含む） | 選択 | 10 | |

（白石. 2020）[5]

第6章 教育・キャリアのマネジメント

# 5 キャリアアップの実践

（①今屋　健，②立丸允啓，③市川泰朗，④神﨑良子，⑤藤村昌彦，⑥安田知子）

## 1 学会・研修会

（今屋　健）

### 1）学会・研修会を通してのキャリアアップ

　キャリアアップとは，特定の分野について現在よりもさらに専門的知識・技術を身に付け，自身の能力を向上させることで，自らの市場価値を高めることを意味する．専門的知識・技術の習得や向上は，理学療法士として患者に対しよりよい理学療法を提供するために必要不可欠である．

　もちろん個人によって理想とするキャリアプラン[※18]は違い，画一的なものはない．しかし，学生のときから理学療法士としてどのようなキャリアアップの方法があるのか知っておき，自分の将来についてイメージできること，目標をもつことは，社会に出て働くうえで重要である．ここでは理学療法士のさまざまなキャリアアップの方法の中から，学会・研修会についての概要や特性を述べる．

※18　仕事や働き方の将来像を実現するための具体的な計画のこと．

### 2）学会について

　学会とは，研究者や臨床家等が自身の研究成果を発表し，情報収集や議論をする場である．学会への参加は，医療やリハビリテーションの分野について最新の知見やトレンドを知ることにも役立つ．活動内容は，各学会により対象とするテーマが分けられている．日本理学療法学会連合は，2024年の時点で15学会・5研究会から構成されている（図7）．その他，医師やコメディカルの参加する合同学会もある．

　学会活動に参加する意義として，①自身の臨床で抱える問題点や疑問点を整理・

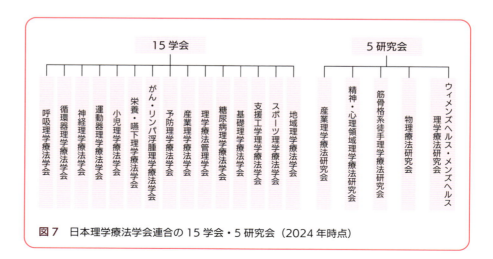

図7　日本理学療法学会連合の15学会・5研究会（2024年時点）

解決できる，②学会発表・論文化することが自身の業績となる，③同職種や他職種と人脈形成ができる，等が挙げられる．また，特定の分野の学会活動を継続していくことで，新たな人間関係の構築や共同研究，研修会の講師，シンポジスト[19]等さまざまな仕事の依頼につながることもある．加えて，学会活動は専門分野の発展や進歩に重要なだけでなく，自身の価値を高めるとともに理学療法士の社会的な地位の維持・向上としての意義があることも覚えておきたい．

※19　研修発表会や討論会等における発表者（登壇者）のことを指す．

### 3）研修会について

　研修会とは，知識・技術向上のために病院や施設の内外で行われる勉強会やセミナーのことである．研修会では，症例検討会や疾患についての座学，徒手療法や装具療法，足底板作製等の実技があり，内容も各分野の専門性に富んだものが多い．また，理学療法士協会主催のものから民間の会社が主催するものまで多岐にわたり，形式も対面式・オンライン式のもの等さまざまである．

　研修会において，座学で新しい知識を学ぶことは重要である．さらに，実技に関しては実際に講師のハンドリングや意識している細かいポイント・考え等を見て学べるため，自身の臨床につながる気づきや発見が多い（図8）．また，研修会は講師に臨床の相談等ができる貴重な機会であり，他の参加者との関係性を築けることも醍醐味である．そして，このような研修会で学んだ知識や技術を日々の臨床で実践することで，自身の臨床技術の向上につなげていくことが極めて重要となる．

### 4）学会・研修会に参加しよう

　学会や研修会への参加は個人の判断であり基本的には任意であるが，理学療法士として知識・技術を身につけていくためには自己研鑽が必要である．そのため，学生時代から主体的に取り組む習慣を身につけていくことが重要である．大事なことは研修会や学会で得た知識・技術を臨床で実践することであり，これを何年も繰り返すことで洗練され自分のものになっていく．

　学生でも参加できる研修会・学会もあるので，一度参加してみることをお勧めする[20]．

※20　私自身，臨床20年目頃から研修会の講師の仕事をいただいているが，研修会講師の仕事は非常にやりがいがあり，さまざまな気づき・学びがある．今振り返ると，理学療法士として駆け出しの頃からつねに視野を広げ，偏った思考にならないように心がけてきたことがよかったように思える．

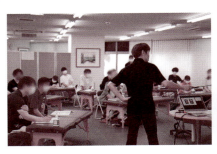 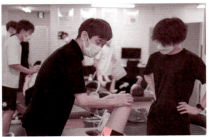

図8　研修会風景
座学で新しい知識を学ぶことは重要である．さらに，実技に関しては実際に講師のハンドリングや意識している細かいポイント・考え等を直接見て学ぶことができる．

## 2 大学・大学院

（立丸允啓）

### 1）専門性を深める・広げる

理学療法士の免許取得後にキャリアアップする方法は多数あるが，大学・大学院への進学は有効な方法だと実感している．本項では，筆者の大学院でのキャリアアップ体験を参考に，そのメリット等について紹介する．

大学・大学院への進学条件はさまざまであり，たとえば，「大学を卒業した者と同等以上の学力があると認められた者」が条件である場合は，専門学校卒業後に大学院へ出願，いわゆる飛び入学の出願ができることもある．また，理学療法士養成校卒業後の進学方法には，❶卒業→進学，❷卒業→就職→進学，❸卒業→就職→退職→進学の3パターンがある．

筆者は❷のパターンで大学院へ進学し，働きながら進学するメリットを体験した（図9）．臨床経験19年・40歳目前で職場では役職を担いながらのチャレンジであり不安もあったが，大学院在学中には講義や研究活動を通して理学療法士としての専門性を深めるだけでなく，リハマインド[※21]の大切さ，他職種の役割[※22]に関する再認識，新たな人間関係[※23]の広がり等，自分自身が専門職としても社会人としてもキャリアアップできたと実感した．現在は業務や勉強会等を通して，それらを職員，患者，家族へ還元できるように努めている．このように，働きながら進学することは，自分自身の継続したキャリアアップだけでなく，他者や職場へも貢献できるチャレンジしがいのある方法である．

その他にも大学・大学院進学のメリットとして，国際通用性のある「学位」を取

※21 障がいのある人々と共に生きる志（Inclusion：包摂）のことを指す．この志を成長させることが肝要である．

※22 自分の職種とは異なる他の職種の役割．理学療法を実践するうえで他の職種の役割や存在を理解・尊重することが基本である．

※23 職場以外に新たな友人，恩師等ができ関係性が深まることを指す．自分の財産となる．

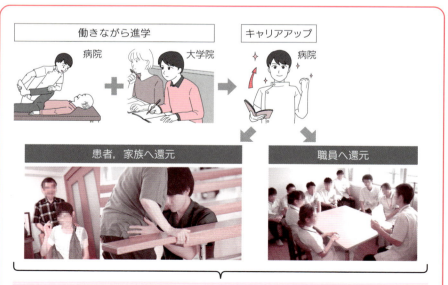

図9 働きながら大学・大学院へ進学するメリット

表9　理学療法士に関係する称号・学位

| | 課程 | 標準修業年限 | 学位 |
|---|---|---|---|
| 称号（国内のみ） | 専門学校 | 3年 | 専門士（Diploma） |
| | | 4年 | 高度専門士（Advanced diploma） |
| 学位（国際的） | ①短期大学 | 3年 | 短期大学士（Associate degree） |
| | ②大学 | 4年 | 学士（Bachelor） |
| | ③大学院 | 2年 | 修士（Master） |
| | | 5年 修士課程の2年間を含む | 博士（Doctor） |
| | ①〜③のいずれか | 2年以上 | 専門職学位 |

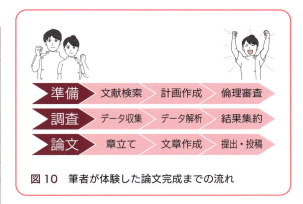

図10　筆者が体験した論文完成までの流れ

得できることが挙げられる（表9）．日本でのみ通用する「称号」としては，「専門士」，「高度専門士」等があり，国際通用性のある「学位」には，大学4年で「学士」，大学院2年で「修士」，大学院5年で「博士」，専門職学位等がある．学位によって理学療法士の価値は決まらないが，「将来（今後）どんな理学療法士として活躍したいか」を考えたときには，学位取得が自分自身の強みや自信になることがある．

### 2）研究活動

　大学・大学院への進学は，レベルの高い研究活動にチャレンジできることも醍醐味であろう．特に大学院での卒業要件には，論文提出を求められていることが多い．研究という縛りによって進学に踏み切れない理学療法士がいると見聞きするが，研究活動に取り組むことで，「わからなかった答えが苦労してわかったときの爽快感」，「チームで課題に取り組み結果が出たときの達成感」等を経験できる．一度でも経験すれば，研究活動から多くの学びや感動が得られることを実感できるだろう．

　筆者が体験した論文完成までの流れを図10に示した．このプロセスを大きく3つに分けると「準備」，「調査」，「論文」となる．まず「準備」では，文献[※24]検索，計画[※25]作成，倫理[※26]審査が必須となることが多い．研究に関してはこの段階が最も重要と考えられており，「何のために，どういう方法で，何を明らかにしていくのか」を決めていく．また，倫理審査には，研究対象者への説明・同意の方法，個人情報を厳格に配慮したデータ管理方法等を定める作業も含まれている．

　次に「調査」の段階では，「準備」した計画に沿ってデータ収集および解析を行い，結果を集約していく．そして「論文」では，やみくもに文章を作成するのではなく，章立てを行った後に文章を作成し完成後に提出および投稿を行う．

　担当指導教授からは，どの段階でも基本的な事項から丁寧かつ的確に指導をいただいた．勢いで進学の門を叩いた筆者であったが，卒業までしっかりと指導してもらえたことに加え，卒業後も師弟関係を継続できていることに大きな喜びを感じている．多くの方に研究活動にもチャレンジしていただきたい．

※24　先行研究のこと．どのような研究も先人の研究があって成立するといわれている．

※25　研究計画のこと．計画段階では，研究の「背景」，「目的」，「方法」，「予測される結果」等を作成する．

※26　研究を進めるための基本原則．「ヘルシンキ宣言」や「人を対象とする生命科学・医学系研究に関する倫理指針」等がある．

第6章　教育・キャリアのマネジメント

## ③ 留学・国際活動

(市川泰朗)

筆者は 1994 年 3 月長崎大学医療技術短期大学部を卒業，同年 4 月より宗像水光会総合病院（福岡県福津市）に 4 年間勤務し，臨床のおもしろさを経験した．そして，1998 年 4 月青年海外協力隊に入隊し，研修後の 1998 年 7 月から 2 年間，青年海外協力隊としてトンガ王国で活動していた．2000 年 8 月に任期満了帰国，2001 年 3 月から現職理学療法士養成校（藤華医療技術専門学校：大分県豊後大野市）教員として勤めている．また，2018 年 5 月（当時 46 歳）より公益社団法人大分県理学療法士協会（以下，大分士会）の会長を務め，現在は国際協力機構（以下，JICA）より委託を受けた草の根技術協力事業「ペルーにおける障がい児スポーツ指導力強化・普及促進プロジェクト」に関わらせてもらっている．私の経験が少しでも「世界に飛び出してみたい」と志望する学生の皆さんの参考になれば幸いである．

### 1）青年海外協力隊[※27]

2024 年現在，派遣中の隊員を含めこれまで約 600 名の理学療法士が青年海外協力隊に参加している．配属先は病院，障がい児者施設，特別支援学校，地域等で，患者への理学療法，CBR（地域社会に根ざしたリハビリテーション）活動の実践・普及等を行う．対象とする年齢層や疾病は，派遣される国や地域の特性によって異なる[1]．

国際協力[※28]の基本姿勢は「現地の人々と共に」という言葉に集約されており，相互理解を図りながら，自助努力を促す形で活動を展開していく．現地での活動に必要な費用（渡航費，現地生活費，住居費）は受け入れ国政府や JICA が負担してくれる．理学療法士として国際的なキャリアを目指す第一歩としては，選択しやすい手段の 1 つであろう．

### 2）青年海外協力隊での活動内容（筆者の経験）

私の活動内容は，首都ヌクアロファにある赤十字社本部に設置された理学療法室における外来患者への治療，身体障がい者施設での機能回復が中心で，その他に赤十字社のフィールドワークとして定期的に離島を巡回した（図 11）．また，ラグビートンガ代表のチームトレーナーとして国内外の試合に帯同し選手のコンディショニングやケガの予防，救急処置，希望に応じてテーピング等を行った（図 12）．衛生材料の調達もままならない中で苦労することも多く，文化や人々の価値観の違いに悩むこともあったが，終わってみれば身体だけでなく心もおおらかなトンガの人たちの優しさにずいぶんと助けてもらった．青年海外協力隊への参加にあたっては，確かな臨床知識と経験が求められるのは当然だが，その国の課題を共有し，真のニーズを考える考察力と課題解決力，さらにはどんな環境にも合わせられる適応力がより大切である．

※ 27　ODA（政府開発援助）の一環として，独立行政法人国際協力機構（JICA）が実施するボランティア派遣制度．

※ 28　国際社会全体の平和と安定，発展のために開発途上国・地域の人々を支援すること．

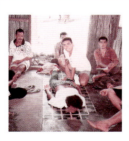
図11 離島巡回での腰痛体操指導の様子（1999年）

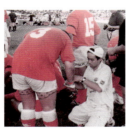
図12 国際試合でのトレーナー活動の様子（2000年）

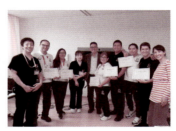
図13 ペルー研修生の修了式（2023年）

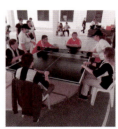
図14 卓球バレーを楽しむ利用者（2023年）

### 3）「草の根技術協力事業」

　この事業はJICAとの業務委託に基づいて実施する国際共同事業で，大分県理学療法士協会（以下，大分士会）が提案団体として「草の根協力支援型」（上限1,000万円）に申請し，採用されたプロジェクトである．

　カウンターパート[※29]である日本・ペルー友好国立障害者リハビリテーションセンターの医師や理学療法士と，定期的にオンライン会議でプロジェクトの方向性について検討し，2023年2月に大分士会からベースライン調査として4名がペルーの施設を訪問した．そして，同年5月には本邦研修としてペルーから医師2名，理学療法士4名が来県し，別府市の「太陽の家」等，複数施設で3週間の研修を行った（図13）．研修生は帰国後さっそく日本で学んだ新しい競技を施設に導入し，活発に普及活動に取り組んでいる（図14）．現在も定期的なオンライン会議とSNSを活用して，ペルースタッフと連携協力しながら，身体機能評価の指標づくり，認知度調査アンケート等を作成中である．ペルーにおいて障がい児がスポーツを楽しむ環境を整えることはスタッフの悲願であり，プロジェクトのその先も継続して活動の輪を広げていきたいと考えている．

　隊員時代は英語とトンガ語でのコミュニケーションに苦労したが，今の音声翻訳アプリは昔に比べて格段に性能がよい．そのため，ペルースタッフの研修ではスペイン語通訳者不在時でも携帯の翻訳アプリが大変役立った．グローバル化が加速する日本では，訪れる外国人や中長期的に暮らす外国人が増え，日本の医療技術・サービスの海外輸出が展開される等，理学療法士を取り巻く環境も今後大きく変化する[2]．わが国の理学療法の発展に尽力された先人への恩返しの意味でも，国内・国外を問わず世界中の人々や理学療法士と交流をもち，今できる身近な国際活動に目を向けてみてはどうだろうか．

※29　現地で共に働く同職種の同僚，仲間，仕事相手等．

# 第6章 教育・キャリアのマネジメント

## 4 女性のライフイベントと働き方

（神﨑良子）

### 1）働く女性を取り巻く現状

世界経済フォーラムは毎年ジェンダーギャップ指数（GGI）[※30]を公表している．日本のGGIは146か国中116位と低い水準である[1)]．このような社会的な性差には，成熟期から更年期の女性が経験するライフイベントや日本人の性別役割分担意識が影響している．

※30 経済，政治，教育，保健分野のデータから算出した男女の格差を示す指標．

### 2）女性のライフイベントに応じた対策

女性の身体は月経や妊娠・出産，閉経を迎えるまで，性ホルモンの激しい変動に曝され続ける（図15）．女性特有の生理現象に伴う心身の不調は，男性の理解を得られにくく女性自身も我慢する傾向にある．しかし，月経随伴症状や更年期症状に伴う経済損失は年間3,628億円[2)]と試算されており，その対策は女性だけでなく，共に働く男性にとっても軽視できない重要な課題である[※31]．労働基準法（生理休暇制度）では，生理日の就業が著しく困難な女性が休暇を請求したときは，その者を生理日に就業させてはならないと定められている．また，月経リズムを管理するアプリ等，さまざまなフェムテック[※32]も自己管理ツールとして有用である．

妊娠期は，胎児の成長に合わせて女性の身体にさまざまな変化が生じる（表10）[3)]．理学療法士の仕事では立位姿勢や介助動作が多く，下腹部の張りやめまい等のマイナートラブル[※33]により業務の遂行に支障をきたすことがある．その際は上司に相談し，業務の変更，時差出勤，時短勤務等，職場で定められている制度の活用も検討する．女性の産休は労働基準法で定められており，出産予定日の6週前から取得することができる．昨今は男性の育休取得が進み，女性が1人で子育てを担う「ワンオペ育児」が解消されつつある[※34]．

復職に際し，おとぎ話の浦島太郎になぞらえて揶揄する心ない人もいるが，わずか1年現場を離れた程度で業務内容が劇的に変わるものではない．筆者は3人の子育てを経験し，乳幼児期の子どもは世界で最も愛おしい存在であると同時に，夜泣

※31 成熟期は月経随伴症状，妊娠・出産，子育てと仕事との両立が課題となる．

※32 FemaleとTechnologyをかけ合わせた造語．女性特有の健康課題をテクノロジーで解決するためのツールを指す．

※33 健康状態からは逸脱していないものの，妊娠により起きる種々の不快症状．

※34 産後に復職するか，いつ復職するかは各家庭の事情にもよるが，復職する時期については，自身の心身の回復や子どもの状況に加え日中の養育環境の確保が重要となる．

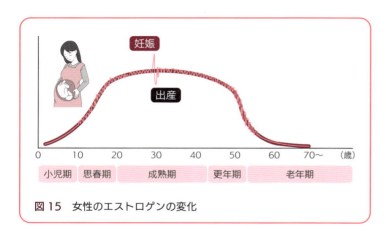

図15 女性のエストロゲンの変化

表10 妊娠中の身体の変化

- 心拍数↑
- 血液量↑
- 腹部の前方突出
- sway-back姿勢
  （胸椎後弯 - 腰椎平坦）
- 体重↑（+8〜10kg）
- 骨盤周囲の靱帯の弛緩性↑

（上杉，2017）[3)]を参考に作成

### 3）キャリア形成

理学療法士として働くうえでキャリア形成は不可欠である．理学療法士は，さまざまな団体が主催する研修会・勉強会や日本理学療法士協会の生涯学習制度等リカレント教育[※35]が充実している．e-ラーニングやオンライン，託児サービスも活用しスキルアップを図る．学位取得もリカレント教育の1つである．筆者は学位取得にあたり，仕事も家庭もセーブしたくないという思いから通信制の大学院を選択した（図16）．大学院への進学は敷居の高いイメージがあるが，社会人向けの研究科も増えており，思い立ったら挑戦することをお勧めしたい．

※35 それぞれが必要なタイミングで学び直し，仕事に必要な能力を磨き続けること．

### 4）誰もが輝ける社会へ

管理職に占める女性の割合は，諸外国のおおむね30％に対し，日本は約13％と低い水準である[1]．今後，理学療法士もジェンダーギャップを低減する取り組みが重要となる．女性の活躍を阻むものとして前述したライフイベントに加え，子育てや介護を女性が担うという性別役割分担意識も影響している．子育てや介護は男性も担うべき責務であり，自身の病気や子育て，介護等さまざまな予期せぬライフイベントは誰にでも起こり得る．キャリア形成には性別を問わず個々がキャリアアップに向けて努力すること，「男性は残業すべき」，「子育て中の女性は管理職に向かない」といった無意識の思い込み（アンコンシャス・バイアス）に気づくことが第一歩となる．また，誰もが働きやすい職場環境づくりや家族のパートナーシップ，地域とのつながりが不可欠である．

女性は，性ホルモンやライフイベントの揺らぎに合わせて，さまざまな取捨選択を迫られることがある．生き方や働き方への価値観もその時々で揺らぎながら，自己実現を目指してほしい．

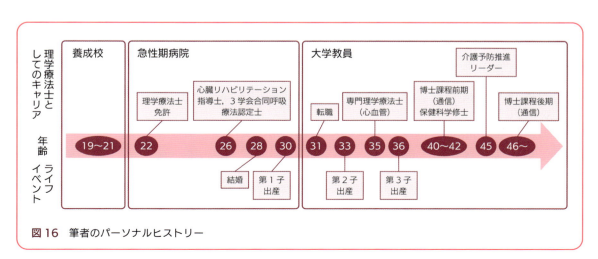

図16　筆者のパーソナルヒストリー

# 5 産業理学療法

（藤村昌彦）

## 1）産業保健領域での理学療法提供の場

産業保健とは，労働環境における健康および安全に関連する医学分野である．労働者の健康と安全を維持し，労働環境に関する諸問題を解決する責務を担う．今日，産業保健は理学療法の領域のひとつとして認識されており，理学療法士の知識と技術を用いた職業性運動器疾患予防，労働災害[※36]予防，生活習慣病[※37]予防への貢献が期待されている．また，近年では，生産年齢人口[※38]に占める女性の割合が高くなっていることから，女性の身体とその変化の特徴を捉えて，健康管理に寄与する女性保健（ウィメンズヘルス[※39]）分野での活躍も期待されている．さらに，産業ロボット開発分野の発展によって健康被害を減らすことも可能になってきた．この分野では，理学療法士の解剖学，運動生理学，検査測定の知識が研究開発に役立つであろう（表11）．

## 2）産業保健領域での理学療法士の役割

理学療法士は，労働者の作業環境を評価し，労働者の安全性と健康に関するリスクを軽減することで産業保健領域に貢献できる．作業台の高さ，椅子の適切な調整，作業姿勢，機械や道具の適切な使用方法等には，検査学や評価学の知識が活かされる．また，動作解析の知識による作業姿勢や作業環境の改善に関する提案も可能であろう．今後，産業保健領域における理学療法士の介入は労働者の快適性や効率性を向上させ，労働者の安全性と健康を担保することに貢献できると期待されている．

## 3）産業理学療法の実践

①労働災害予防プログラムの立案：理学療法士は労働災害や職業病の予防プログラムを立案・実施することができる．近年では，機能不全や疾患を治療して復職するという従来のあり方に加えて，予防医学（図17）への意識が次第に高まりつつある．これは，予防医学領域の一次予防に位置付けられる考え方である．そのために予防医学において健康な時期に病気や機能不全の予防を意識させることが肝要であり，職場での安全教育や体力向上プログラムの導入は有効な手段である．メタボリックシンドローム[※40]等の生活習慣病予防にも理学療法士は貢献できる．

---

※36 労働者が業務に起因して被る災害を指す．労働に関連する場での事故や疾病に罹患すること．

※37 食事・運動・喫煙・飲酒・ストレス等の生活習慣が関与して発症の原因となる疾患の総称．

※38 労働に従事できる年齢別人口層を意味する用語であり，15歳以上65歳未満の人口と定義されている．

※39 月経・妊娠・出産・閉経に代表される，女性の生涯を通じたライフステージにおける健康維持・増進に取り組むこと．

※40 内臓肥満に高血圧・高血糖・脂質代謝異常が組み合わさった状態で，心疾患や脳血管疾患のリスクが高まる．

---

表11 産業保健における理学療法領域

- 労働災害予防
- 職業性運動器疾患予防
- 生活習慣病予防
- ウィメンズヘルス分野
- 作業支援ロボット開発

| | |
|---|---|
| 一次予防 | 疾病の予防，健康増進 |
| 二次予防 | 疾病の早期発見 |
| 三次予防 | リハビリテーション，再発予防 |

図17 予防医学の分類

②労働災害者に対する理学療法：職業上の災害で機能不全をきたした労働者に対して，理学療法士はリハビリテーションプログラムを立案して早期回復を支援する．機能不全の部位の機能回復を図ることは通常のリハビリテーションと同じだが，労働者の復職を見込んだ支援や，再発を防ぐための戦略まで検討する必要がある．労働災害の発生率は作業環境への配慮による改善が期待できるが，不慮の事故を除けば症状の変化は緩徐に進行するため，一過性の症状として見過ごされ健康被害の察知が遅れる場合がある．労働者は健康の変調に気付かず業務に従事して，症状がしだいに増悪することは想像に難くない．そのため，労働者が適切に対処できないケースが多い．健康被害は働き方に起因することが多く，労働あるいは作業環境は一般的に雇用側が設定するため，健康被害を受けた労働者が主体となって改善することは容易ではない．理学療法士が雇用側と信頼関係を構築して，環境改善の提言ができるような組織づくりが望まれる．

③エルゴノミクスアプローチ：エルゴノミクスとはヒトの特性に合った装置や道具あるいは労働環境を創造することを指す．医学的な知見を人工物やシステムの構造や設計，デザイン等に応用することで，ヒトへの負荷や人為的なミスを減らし，快適性や安全性，生産性，効率等を向上させるようなデザインをエルゴノミクスデザイン（**図18**）とよぶ．一例としてエルゴノミクスデザインのパソコンマウスは，握ったときになじみやすいように丸みを帯びたデザインになっており，手関節背屈を軽減するため自然な持ち方をサポートする形状に設計されている．手根管症候群[※41]の予防としてエルゴノミクスデザインで設計されたパソコン周辺機器を提案するというようなことが，エルゴノミクスアプローチである．

④作業能力評価：理学療法士は，労働者の作業能力を評価し，医師や職場管理者に対して労働者の作業適性や制約に関する情報を提供する．具体的には，働く環境の課題点を抽出して作業の態様・環境・条件等を評価し，そのうえで作業プログラムを検証して課題解決に関与して指導を進める．そして，作業環境に関するデータの蓄積・解析をもとに，要因究明，疾病の予防，さらに健康増進に至るまでを総合的に評価することで理学療法士は産業保健に貢献できる．

※41 手関節の骨と靱帯に囲まれた手根管内の正中神経が圧迫されて，その支配領域にしびれや痛み等が生じる．

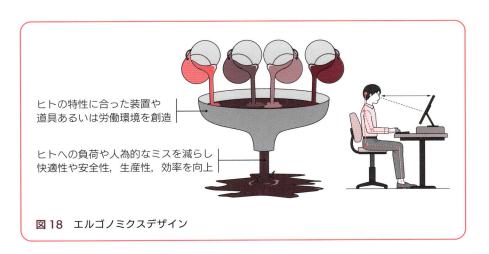

**図18** エルゴノミクスデザイン

# 第6章 教育・キャリアのマネジメント

## 6 パラスポーツトレーナーとしてのキャリアマネジメント

（安田知子）

### 1）地域活動としてのパラスポーツ

理学療法士にとってスポーツは，「スポーツをする人を対象」とすることもできるが，「スポーツを治療の手段」とすることもできる．一般的には前者であると捉えられていることが多いが，後者も古くから利用している．また，「地域理学療法」は介護予防をはじめとする高齢者への支援を指すことが多いように思われる．しかし，「地域」を「その人が生きる場所」とすると，対象者は当然こどもから高齢者にまで至り，スポーツはその手段のひとつである．

現在，日本には「トレーナー」という国家資格はないが，国際スポーツ大会への派遣に関わる認定資格としては，日本スポーツ協会公認アスレティックトレーナーおよび日本パラスポーツ協会公認パラスポーツトレーナー（以下，パラスポーツトレーナー）がある．選手を身体面からサポートするには医学的な知識をもち合わせていることが必須であり，医療資格を有していることが望ましいことはいうまでもない．中でも障がいをもつ方々へのサポートでは，医学的な知識に基づき医療的なサポートを提供する必要性もある．その知識と技術を担保するための資格として，パラスポーツトレーナーがある．資格取得のための講習会受講条件は表12のとおりであるが，医療資格を保持していることと地域での活動を行っているという点に重きを置いているといえよう．

私自身はいわゆる臨床現場にはいないし，特定の専門競技をもたない．しかし，時々病院の理学療法士や作業療法士から「スポーツを勧めたい方がいる」という相談を受けるため，パラスポーツへの一歩を踏み出すお手伝いができればと考えている．その基盤となる活動のひとつが，「J-STAR プロジェクト基礎測定会（Japan Raising Star Project）」[※42] である．次世代アスリートの発掘事業であり，基本的な運動能力や身体の状態を把握するための基礎測定会が地域ごとに行われている．九州地区では毎年クリスマス頃に行われ，たくさんの選手の身体状況を短時間に評価することでは全国一の手際のよさとお褒めにあずかっている．これは測定員のベースになる理学療法の知識と技術，そして互いの信頼関係の賜物であることはいうまでもない（図19）．

一方，東京2020パラリンピック競技大会では，日本代表選手団本部には筆者をはじめ3名のトレーナー（いずれも理学療法士）が招致されたが，日本の地元開催ということで，競技団体ごとに選手村内外で活動していたトレーナー（表13），日常生活へのサポーター，クラス分け委員[※43]などの競技役員にもたくさんの理学療法士がいた（図20）．今後も，競技能力向上のためにパラスポーツトレーナーをはじめとするサポーターが理学療法士の知識・技術の基盤をもつことは必須と考える．

※42 オリンピックやパラリンピックなどの国際舞台で活躍する未来のトップアスリートを発掘するための事業．スポーツ庁，独立行政法人日本スポーツ振興センター，公益財団法人日本スポーツ協会，公益財団法人日本オリンピック委員会，公益財団法人日本パラスポーツ協会日本パラリンピック委員会が中央競技団体と連携して行われている（最新情報はホームページ参照 https://pathway.jpnsport.go.jp/j-star/）．

※43 クラス分けを実施する競技役員．競技者の障害の種類や機能障害，活動制限が競技に及ぼす影響を最小限にすべく公平性を保証するためにグループ分けする．
用語参考）クラス分け：第一に誰がパラスポーツに参加する資格を有しているか，誰がパラリンピックの競技者になりえるかを明確にすること，第二に機能障害の程度が軽いので有利ということでなく，最もスポーツパフォーマンスの優れた競技者が勝利するよう競技者を公平にグループ分けすること[1]．

表12　パラスポーツトレーナー養成講習会受講条件

受講資格A, Bのいずれかの条件を満たす者.
Ⓐ：日本スポーツ協会公認アスレティックトレーナー有資格者
Ⓑ：1), 2), 3) を全て満たし, 当協会パラスポーツトレーナー部会の審査を受け会長が認めた者
1) ①～⑦のいずれかの資格を持っている者
　①理学療法士　②作業療法士　③柔道整復師　④あん摩マッサージ指圧師　⑤灸師
　⑥鍼師　⑦その他の資格（①～⑥の資格と同等のものと主催者が判断したもの）
2) ①～④いずれかの推薦団体においてトレーナーとしての活動を有し, 推薦がある者
　①（公財）日本パラスポーツ協会登録競技団体
　②都道府県・指定都市パラスポーツ協会
　③都道府県・指定都市パラスポーツ指導者協議会
　④（公財）日本パラスポーツ協会登録スポーツセンター
3) 活動実績
1) に挙げた公認資格に関係した日常活動を2年以上有すること.
※「日常活動」とは, トレーナー活動を職業として, または職業に近い形で実施している事を示す.

（公益財団法人日本パラスポーツ協会）[3]

表13　東京2020パラリンピック競技大会　日本代表選手団登録　競技団体帯同トレーナー

| 競技種目 | 22競技 |
|---|---|
| 競技団体 | 25団体 |
| 日本選手団登録トレーナー | 33名 |
| 理学療法士 | 17名 |

＊競技団体は男女別に登録されている団体もあるため種目数とは異なる

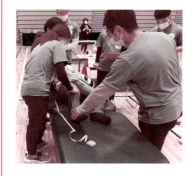

図19　J-STARプロジェクト基礎測定会
2022年12月24日九州ブロック測定会にて（福岡県）

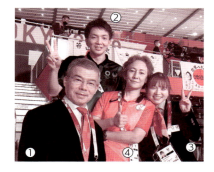

図20　沖縄出身の4名の理学療法士（東京2020パラリンピック競技大会車いすラグビー会場にて）
①クラス分け委員：東京2020パラリンピック競技大会車いすラグビーAパネルクラシファイヤー（東京工科大学医療保健学部リハビリテーション学科理学療法学専攻教授　中山　孝氏）
②会場医務担当：Athlete Physiotherapist（選手用理学療法士）（地方独立行政法人那覇市立病院　川端晋也氏）
③競技役員：National Technical Officials（技術役員）（日本車いすラグビー連盟審判部 WWR公認審判員　渡邉紗代子氏）
④トレーナー：東京2020パラリンピック競技大会日本代表選手団本部トレーナー（筆者）

## 2) スポーツ活動を支援するためのキャリアマネジメント

　理学療法士を目指す学生諸子の中に「スポーツに携わる仕事がしたい」という志をもつ人は少なくないであろう. かくいう私もその一人である. 医療の立場からスポーツに貢献したいと考えたのは, 小さいときに身体が弱く医療系の仕事をしたいと思っていたことや自分の競技能力が高くないことに早々に気がついたこと, そし

て病気でスポーツができなくなった友人のこと等が複雑に影響している（**表14**）．そして，理学療法士を選んだ決め手は，当時実業団トレーナーをしていたはり師の先輩からの「これからのトレーナーは理学療法士よ」という一言であった．

スポーツの語源は，「嫌なことから逃げる」が転じ，「楽しむ」ということである．1963年に日本で最初の理学療法士・作業療法士養成校の学院長となった砂原茂一先生は，その著書『リハビリテーション』[2]の中で障がいについて「いわば"医学の進歩による病気"」とし，リハビリテーションは「治療医学の後始末であるとだけ考えてはならないであろう」とも述べている．

私は，理学療法士や作業療法士の仕事は，障がいをもった人に対して新たな生きる意味を付加する手伝いではないかと解釈している．そのために，医学的な知識は常に更新していく必要があり，周辺のさまざまな知識や技術も必要となる．そして，学び続けていく証として資格が増えていったのだが，関わってきたすべての方々への感謝を込めて，次世代に引き継ぐための積み重ねがキャリアマネジメントではないかと思う．

**表14　資格取得とキャリアデザイン**

| 養成校入学 | 国立療養所東京病院附属リハビリテーション学院へ進学 |
| --- | --- |
| | 先輩のお手伝いで頸損バスケ（現・車いすツインバスケットボール）や車いすバスケットボールの女子チームに関わる．障がい者スポーツ指導員講習会へ参加するも学校の試験と重なり途中で断念 |
| 理学療法士 | 高齢者施設に入職，研修にて理学療法の知識を基盤にスポーツに携わることを学ぶ |
| | 5年目を過ぎた頃より母校での講義や学生の実習指導を行う機会を得，後の教員を目指すきっかけに |
| 日本体育協会（現・日本スポーツ協会）公認アスレティックトレーナー | 7年目　さまざまな競技の高校生や実業団チームをはじめ国内のトップレベルの選手に対し，理学療法士の知識をもったトレーナーとしての経験を積み，資格取得へ |
| 理学療法士養成校教員 | 10年目　沖縄に移住，高校生の部活動や国体チームへの帯同や健康教育の機会をいただく |
| | 13年目　教員へ転職 |
| | 15年目　結婚 |
| 専門理学療法士（運動器） | 16年目　出産，運動器専門理学療法士取得 |
| アメリカ心臓協会BLS（一次救命処置）プロバイダー | 23年目　スポーツ現場に必要な知識として一次救命処置（BLS）を学ぶ（31年目　BLSインストラクター認定　金武地区消防衛生組合応急手当普及員取得） |
| 健康運動指導士 | 24年目　健康教育のための勉強をする |
| 教育学修士 | 25年目　教員としての資質向上のため琉球大学大学院教育学研究科へ入学県内大学，短大等で非常勤講師を務める |
| 日本障がい者スポーツ協会障がい者スポーツトレーナー（現・日本パラスポーツ協会パラスポーツトレーナー） | 28年目　学生時代に取り損なった障がい者スポーツの指導者からトレーナーへ変更し学ぶ |
| | 29年目　ドバイ2017アジアユースパラ競技大会日本代表選手団本部トレーナー |
| | 32年目　東京2020パラリンピック競技大会日本代表選手団の本部トレーナー |
| 沖縄県理学療法士協会，学校保健・特別支援教育委員会検討委員会委員長 | 33年目　体を動かすことの楽しさを知ることからこどもたちのインクルーシブ教育に理学療法士の知識を活かすことに向けて尽力中 |

# 第 **7** 章

## 理学療法管理と教育学

第7章 理学療法管理と教育学

# 1 教育とは

（石橋敏郎）

## 1 教育原理の理解

教育原理とは教育に関する理論や原則であり、教育という実体のない無形のものをできるだけ科学的に探究した内容である．教育者が教育原理を学ぶことは、これまで教育原理に関する多大な功績を上げてきた偉人たちの言葉や考え方に触れることになり、確かな教育論を志す道標となる．その一方で、偉人たちが残した教育論に関する偉大な言葉は、あくまで偉人たちが活躍していた時代に即した内容であることをふまえたうえで、その書物や名言の真髄に触れるべきである．

たとえば、スキナー（BF Skinner）の**プログラム学習**[※1]やブルーナー（JS Bruner）の**発見学習**[※2]、デューイ（J Dewey）の**経験主義**[※3]やキルパトリック（WH Kilpatrick）の**プロジェクト・メソッド**[※4]等、現代教育に影響を与えてきた人物の教授方法を知ることは大切である[2)]．また、ルソー（JJ Rousseau）、ペスタロッチ（JH Pestalozzi）、ロック（J Rock）等の歴史上の教育思想に触れることで、直面する教育課題を解決するヒントは見つけられても、すべての答えを知ることにはならない．よって、教育者が自分自身の教育内容や方法に疑問が生じた際には、偉人たちが残した言葉にヒントをもらいつつ、目の前の学習者への教授方法をつねに見つめ直して改善する努力を重ねることが必要となる．また、学習者から得られた授業評価の結果を謙虚に受け止め、どうすれば学習者自身が主体的に学ぶ姿勢を引き出すことができるかを常に考えながら、日々の講義や演習に臨むことが肝要である（図1）．

※1 学習内容を分割し、段階ごとに学習者の積極的反応を強化しながら、学習目標に到達できるよう計画された学習方法．スモールステップ、積極的反応、即時フィードバック、フェイディング、自己ペースの5つの原理からなる[1)]．

※2 問題発見能力の育成、内発的動機づけや発見の仕方の学習および記憶の保持を特徴とし、課題の把握、仮説の設定、仮説の精錬、仮説の検証およびまとめという過程によって構成される．

※3 伝統的な教育を批判し、社会や生活との関連を重視し、生徒に興味と関心をもたせることによって有意義な学習が可能になると考えた教育思想である．

※4 児童が所定の目的に向かって計画を立てて活動することを「プロジェクト」と称し、それを目標として設定し、計画、展開、評価の4段階の教授段階として組織化したものである．

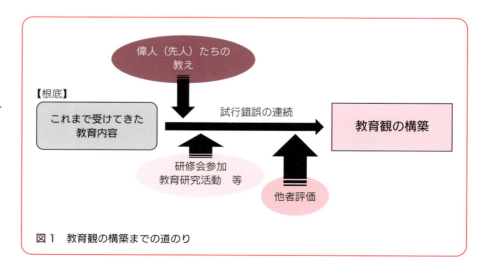

図1 教育観の構築までの道のり

## 2　理学療法士を目指す学習者に対する教育のあり方

　臨床現場にいた理学療法士が教育者となって講義や演習を担当することになると，臨床経験や研究活動の中でこれまで培ってきたノウハウを基に授業を展開することになる．しかし，実際に教育者となり講義や演習を担当すると，臨床現場と教育現場のギャップに困惑することもある．理学療法士を養成するための教育は「**教え育むこと**」が基本である．**ティーチング**※5 ではなく**コーチング**※6 が理想であり，一方的に知識と技術を伝えるだけでは不十分である．理学療法士の国家資格取得後においても，生涯にわたって医療人として社会に貢献できるように，自ら学び続ける前向きな姿勢を育むことが望まれる．

　理学療法士は医療従事者の国家資格をもつ専門職であるため，社会に貢献するためには，国民の幅広いニーズに応える高度な資質を備えていることが求められる．これからの将来を見据えた人材育成には多くの課題があり，理学療法士の養成課程には今後さらなる指定規則の改正と内容の修正が必要である．

※5　先生が生徒に授業を行うように，経験豊富な人が経験の浅い人を相手に自分の知識やノウハウを伝えるという手法．ティーチングにおけるコミュニケーションのスタイルは，指導者から指導を受ける側への一方通行となりがちである．

## 3　理学療法士を養成する教育者の条件

　良き教育者の条件として，「**人に教えることが好き**」ということが何よりも優先される．それに加えて，「次世代を担う社会に大いに貢献できるセラピストを育てたい」という情熱があれば，必要条件は満たしているかもしれない．しかし，実際に教員となって講義や演習を担当する中で，勉強への興味や**主体的に学ぶ姿勢**を学生から引き出すことは容易なことではない．そのため「理学療法士作業療法士学校養成施設指定規則」の改正（2020年施行）では，教員になるためには教育学に関する科目を最低4単位修得しておくこと，もしくは「理学療法士作業療法士専任教員養成講習会」を受講することが義務付けられた．

　教育書を読んだり効果的な教授方法を教わったりしても，専門職を目指す学習者への確かな教授法は簡単には身につくものではない．教育の本質は，学習者と真剣に向き合うために試行錯誤し悪戦苦闘する中で見えてくる．理学療法士は医療従事者であると同時に，セラピストという専門職（**スペシャリスト**）でもあるため，社会に貢献できる人材育成に取り組むことが将来の質的保障のためには不可欠である．

※6　自発的行動を促進するコミュニケーション．コーチングを受ける人に新しい気づきをもたらし，視点を増やす考え方や行動の選択肢を増やして，目標達成に必要な行動を促進するための効果的な対話を作り出すことである．

## 4　理学療法士を目指す学習者に対する理想的な教育

　理学療法士を養成するためには，他人に強制されて動くのではなく，自ら考えて行動できる**自律的自己調整能力**を備えた人間を育てることが理想である[3]．しかし，高校を卒業したばかりの学習者が高い目的意識をもち，自律した行動がとれるとは限らない．そこで，筆者の所属する大学では入学前から「**入学前セミナー**」の中で，入学前の心構え（立派なセラピストになるための10か条：**表1**）や基礎学力を高

※7　学内で行われるさまざまな行事等の際に，ともに協力して参加している教職員が，チームワークの大切さや他者を思いやる心のあり方等を具体的に指導することである．

める教材の提供をする等の対策を講じている．

社会に貢献できる理学療法士を養成するためには，自己犠牲を惜しまず他者を優しく思いやる精神を培う必要がある．そのために本学では，**行事教育**[※7]への積極的な参画を重んじて，その活動に学習者が参加する中で，教育者が自己成長を促す手助けを支援している．さらに，学生一人ひとりが抱えている課題にいち早く気づいて対応することで，学習者の内面的な成長を促す教育も必要となる．

## 5　理学療法士を目指す学習者との理想的な関わり方

理学療法士を目指す学習者に対して教育者が講義や演習を行う場合には，一方的に知識や技術を教えるのではなく，学習者との有意義な**意思疎通**を図って学習者の反応等を汲み取りつつ，その理解度に応じて授業を進めることが重要である．授業内容の中で特に重要な事項については，強調したり繰り返す等して伝えたり，学習者に質問して考えを聞いたりして有効な**キャッチボール**を心がけることが大切である．

理学療法士の養成校の中で，教員と学習者が実際に接する期間は 4 年前後である．その短い期間の中で学習者にすべてを教え込むことは困難であり，教育者は自分のコピーやクローンを作るべきではない．むしろ，演習中に学習者が積極的に自分の意見や考えを述べやすい雰囲気をつくったり，オフィスアワー等を利用して研究室の中で学習者の考えをじっくり聞いたりすることが大切となる（**図 2**）．教育者と学習者との有効な関わり合いが，専門職に必要な**人格**を形成する一助となる．

**表 1　入学前の心構え（充実した大学生活を送りながら，立派なセラピストになるための 10 か条）**

| | |
|---|---|
| ① 初心を忘れない | ⑥ よく学びよく遊ぶ |
| ② 自律する | ⑦ 行事に積極的に参加する |
| ③ 人のために勉強する | ⑧ できるだけ活字に触れる |
| ④ 短所は改善し，長所を伸ばす | ⑨ 他者から認められる存在となる |
| ⑤ 多くの人と触れ合う機会を増やす | ⑩ 外見よりも中身を磨く |

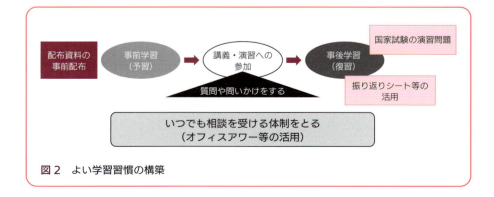

図 2　よい学習習慣の構築

# 2 教育心理学

(石橋敏郎)

　教育心理学は，成長段階における学習者の精神および知能の発達や**人格形成**と教育の関係に関する学問である[4]．また，教育過程の諸現象を心理学的に明確にすることにより，効果的な教育方法を見つけて実際の教育内容に応用することができる．理学療法士を目指す学習者は，成長とともに心身が発達していく中で専門的教育を受けることになる．そのため，教育内容が心理的に正の影響を及ぼす内容であれば，学習者は大きく成長することになるが，逆にうまく対処できない場合には，心身にダメージを受ける（負の影響を受ける）こともある．

## 1 教育過程

　教育過程は，学習者の学修が効率的に進むために重要な要素であり，以下の1）〜3）のような項目を十分考慮して進める必要がある．教育過程には，①教育理念・教育目標，②教育者の資質，③学習者の受け入れ，④教材（カリキュラム等も含む）等が必要で，その相互作用が重要である．教育過程の心理的要因として，教育者が学習者に対して効果的な教育的作用を加えることにより，学習者にプラスの教育的効果が現れることになる．

### 1）学習者の前提条件
　学習者の前提条件として，遺伝的要素，生活環境，思考的特徴，これまでの発達段階，教育歴，個性等が考えられ，その内容を十分把握しておくことが必要である．

### 2）教育的作用
　講義や演習等で使用される教材や口頭での説明に加えて，教員の態度や雰囲気等のすべての要素が学習者に影響を与え，プラスにもマイナスにも作用する．

### 3）教育効果
　学習者が受けた教育内容について，その効果判定は重要である．量と質の両面から，つねに検証して改善していくことが必要となる．

## 2 学習理論

　代表的な学習理論として，①**行動的アプローチ**〔古典的条件づけ，道具的条件づけ（オペラント条件づけ等）〕，②**認知的アプローチ**（ゲシュタルト心理学，情報処理心理学）がある[4]．各学習理論を理解したうえで，教育活動に活かすべきである．

##  3 記　憶

　一般的に「記憶」とは，過去の事象を思い出す能力，新たな事象を憶える能力の2つに分類され，どちらの能力も個人差が大きい．記憶の過程には記銘・保持・想起の3段階があり，理学療法士を目指す学習者は国家試験に合格するために記憶力を効率的に高める必要がある．

　「エピソード記憶」のように自らの体験や経験と関連した記憶は，想起しやすい．また，記憶は忘却と表裏一体であり，人間は時間の経過とともに忘却する割合が増加する（**忘却曲線**）．よって，学習した内容を長く記憶する（**長期記憶**）には，「**短期記憶**」しかできない事柄を作業を行いながら記憶する「**作動記憶**」や，見るだけより書く・声に出す等の感覚刺激を多く活用する等の工夫が必要となる．

##  4 動機づけ

　動機づけとは，教育目標に向かって具体的な行動を起こさせるための「やる気」である．専門職を目指す学習者に対する動機づけには，「**外発的（外的）動機づけ**」と「**内発的（内的）動機づけ**」があるが，はっきり区別できないこともある．市川[4]は，学習動機を6つに分類して，横の次元と縦の次元に分けて捉えることにより，学習者が何を重視して学習に臨んでいるかを把握できるとしている（**図3**）．学習の導入時には外発的であったものがだんだん内発的に変わっていくのが理想であり，学習を進めるうちに，学習すること自体に意義を感じたり興味をもったりできるとよい．教育者は，学習者の言動を最初から否定することはせず，まずは肯定的な態度を示してから修正・指摘することにより，自発的に行動できる自己効力感を育てる．学習者の意欲を最大限に引き出すような関わりが必要である[5]．

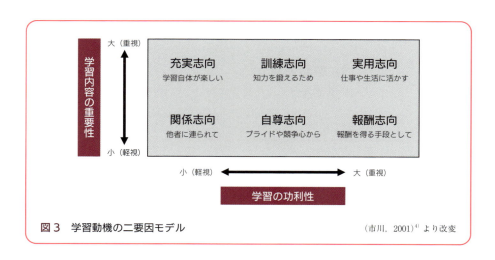

図3　学習動機の二要因モデル

(市川，2001)[4] より改変

# 3 教授方法

（石橋敏郎）

## ① 理学療法士を目指す学習者に対する効果的な教授方法

　医療従事者である理学療法士を養成する教育課程における基本的かつ効果的な教授方法として，以下の7項目が考えられる[6]．この「**7つの原則**」は，1980年代後半から**米国高等教育学会**（American Association for Higher Education）の研究グループを中心に開発されたものである（**表2**）[7]．「7つの原則」に基づく実践手法のポイントは以下のとおりである．

### 1）学習者と教育者のコンタクトを促す
・学習者が研究室に立ち寄ることを勧める
・教育者の臨床現場での体験談等を話す
・学習者を教育者の領域の学会や研究会等に連れて行く

### 2）学習者間で協力する機会を増やす
・授業の予習や試験勉強をクラスメイトと一緒に行うことを勧める
・初回の授業では学習者がお互いに知り合える活動を取り入れる
・授業時間の内外において共同で行う課題を出す

### 3）能動的に学習させる手法を使う
・主体的に授業に参加することの重要性を伝える
・授業中に実際に国家試験問題等を解いてもらい，解説もする
・講義内容を改善するための学習者からの提案やアイディアをおおいに歓迎する

表2 「優れた授業実践のための7つの原則」

1. 学習者と教育者のコンタクトを促す
2. 学習者間で協力する機会を増やす
3. 能動的に学習させる手法を使う
4. 素早いフィードバックを与える
5. 学習に要する時間の大切さを強調する
6. 学生に高い期待を伝える
7. 多様な才能と学習方法を尊重する

（Chickering・他．1987）[7]

### 4) 素早いフィードバックを与える

- 授業内容が理解できないときは遠慮なく教育者に申し出るように伝える
- レポート等の課題は1週間以内に返却してきちんとフィードバックする
- 学習者からの質問には内容を問わず丁寧に答える

### 5) 学習に要する時間の大切さを強調する

- 日頃から学習する習慣をつけるように指導する
- 授業は時間どおりに始め，時間内に終了する
- 授業の予習・復習や課題に取り組みやすいように工夫する

### 6) 学習者に高い期待を伝える

- 授業の中で学習者に一生懸命勉強してほしいことを伝える
- 自ら意欲的な目標を設定する学習者をほめる
- 学習者に成績よりも最善の努力を尽くすことのほうが重要であることを伝える

### 7) 多様な才能と学習方法を尊重する

- どの学習者にとっても安心して学習できる環境を提供する
- 学習者に自分の考えを積極的に発言することを勧める
- 学習者に他の学習者に対して尊重することの重要さを伝える

## 2 専門職を目指す学習者に対する新たな教授方法

### 1) アクティブラーニング

　講義や演習内容に応じて，**アクティブラーニング**を積極的に取り入れることにより，学習者同士で切磋琢磨して勉強する意欲を高める相乗効果を引き出す[8]. 一般的なアクティブラーニング（**グループワーク**）の手順は，①学習内容の説明，②問題演習，③振り返りであり，具体的には，グループで話し合いながらワークシートに書き込み，その内容を分類・整理して，グループ内の意見をまとめて発表して，意見交換することになる. アクティブラーニングの効果として，グループ内で問題演習に取り組んでいる時間のほうが学習者の集中力が高くて楽しく取り組むことができる等の前向きな意見が聞かれ，キャリア教育に必要な「**課題対応力**[※8]」が身につくことも期待できる（**図4**）[9].

### 2) 反転授業

　最近導入されるようになった新しい教授法の1つに，2013年頃から注目されている「**反転授業**」がある[6]. この授業方法は，教室で教育者の「講義」を聞いて理解し，その後に復習や課題をするという従来の「伝統的授業」の逆転の発想で，事前に課題を自己学習したうえで講義や演習に参加して，授業の中では自分の意見を述べたり，グループ内で話し合ったりする. 反転授業における教育者の役割は「学

※8　自らの課題を発見して，それを解決するために必要な内容を特定する能力. 具体的には，論理的思考力や仮説思考で課題を特定したり，データ分析で課題を特定したりするスキルのことである.

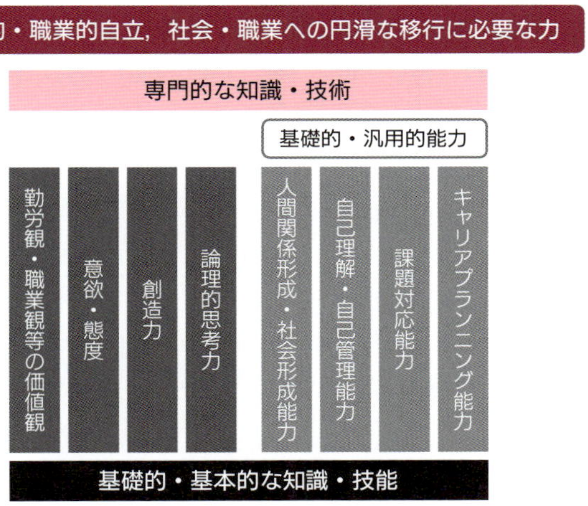

図4 アクティブラーニング型授業で養われるキャリア教育に関する能力

（文部科学省）[9]

表3 自己調整促進へ向けた教授法の改善

| 抑制すべき教授法 | 促進すべき教授法 |
|---|---|
| ①成績志向<br>②教え込みのカリキュラム<br>③教師による管理<br>④教師による教授<br>⑤単元ごとの試験<br>⑥受動的学習<br>⑦知識を与える教師<br>⑧１つの教授法<br>⑨記憶と暗記学習<br>⑩正解 | ①教材の理解<br>②生徒を教えるという認識<br>③自立した学習をする生徒を支援する<br>④生徒による討論<br>⑤頻繁なアセスメントとフィードバック<br>⑥能動的，協力的，質問に基づいた学習<br>⑦生徒の学習を促進し，動機づけする教師<br>⑧さまざまな教授法<br>⑨目標設定，自己モニタリング，メタ認知<br>⑩努力，頑張り，試行プロセスの重視 |

（Bussey・他，1999）[10] より改変

習者に寄り添う導き手」となり，従来の一方的に教える人ではなくガイド役として，学習者の主体的な姿勢を引き出すことである（**表3**）[10]．教授を進めるにあたっては，教授の目標や内容，対象者の実態，教授の場の雰囲気や物的条件等を考慮して，適切な教授法を考案ないし選択し，有効に展開することが大切である．

# 4 教育評価

（石橋敏郎）

　教育評価とは，シラバス等で事前に掲示した教育目標がどの程度達成されたかを確認することであり，教育者と学習者の双方で公正・正確に実施されるべきものである．教育評価の内容が的確でなければ，Plan（計画）・Do（実行）・Check（評価）・Action（改善）の **PDCA 理論** に基づく教授内容の改善はできない[11]．よって，教育評価の方法は，客観的な他者評価が望ましい．

　高等教育では一般に学期末に定期試験が行われるのが一般的であり，学習者は試験に向けて一時的に学習して良い点を取ろうと努力するが，あくまで **「試験のための勉強」** になるのでその成果は高くない．しかし，そうでもしなければ，現在の高等教育の仕組みでは，学習者が自ら進んで学修する習慣がないのが現状である．文部科学省の指導では，シラバスに事前学習と事後学習の時間と内容を提示するように義務付けられているが，よい効果が出ているとは言い難い．

## 1 教育評価の主体

　教育評価の主体は講義や演習を実際に受けた学習者であり，高等教育の中では「授業評価」をすることが義務付けられている．教育者はその結果を真摯に受けとめて改善するべきである．もし授業評価が低い場合には，その改善計画を提出したうえで，授業内容の改善に努める必要がある．授業評価の「中間評価」には，後半の講義や演習内容を即時に改善できるメリットがある．また，教育者間で教授方法等について授業参観や意見交換を行う等，切磋琢磨して教育者自身の授業力を高める努力も必要である．さらに FD（ファカルティ・ディベロップメント）研修会等を定期的に開催して，教育者同士でディスカッションする機会をつくることもよい改善策となる．

## 2 教育評価の内容

　教育評価の内容には絶対的評価と相対的評価等の分類に加え，初期・中間・最終評価等の評価する時期による分類もある．高等教育の評価として，学習者自身は，定期試験やレポート課題に対する採点結果による評価を受けることになり，その内容は秀・優・良・可・不可等の段階的評価であることが多い．日々の講義の中でどれくらい主体的に取り組むことができたかを判断するには，「振り返りシート」や「小テスト」等を定期的に実施することが望ましく，その取り組み状況も注意深く観察しておくべきである．

## 教育評価の目的

　教育評価を行う目的は，教育者が事前に示した教育目標に学習者が実際にどれくらい到達しているかを客観的に把握することである．その結果から，教育者の教育方法やテキスト・教材等の選択について検証する．教育評価を行うことにより，その後の教育効果を高め，学習者が**主体的に学習への取り組む姿勢**を高めることにつながることが望ましい．評価を通して見出された反省点を授業改善に活かし，教育効果をより高めるために再度評価をすることになる（図5）．

 ## 教育評価の方法

　教育評価では，学習者が行う行動様式や心理的側面の内容や変化について，事前に掲げておいた教育目標に照らして測定および判定する．具体的には，教育に関連する事象の実態を把握する**解釈プロセス**の中で課題点を明確にしたうえで，解釈された情報を基に教育内容を吟味し，課題点を解決するために考案する**活用プロセス**の内容に応用する必要がある．その過程で，学習に関わる具体的な事象を適切に把握し，教育手法の改善に必要な具体的アプローチの考案に役立てる．

 ## 教育評価への心理学的影響

　教育評価の結果には客観性と再現性が求められるが，評価する者と評価される者の双方の特徴によって次のような影響（歪み）が考えられる．
①ピグマリオン効果（教師期待効果）：教師の期待によって学習者の成績が向上すること

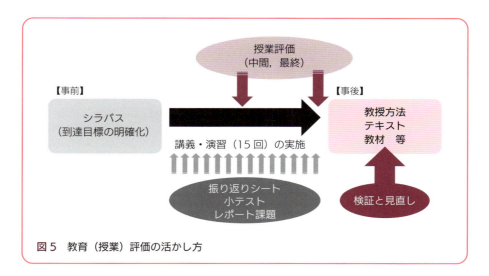

図5　教育（授業）評価の活かし方

第 7 章　理学療法管理と教育学

②ゴーレム効果とハロー効果（後光効果）：学習者の目立った特性や行動に引きずられて，他の特性や行動を偏って評価・評定してしまうこと.

よって，教育評価への正と負の影響を十分考慮したうえで，教育評価の結果を受け止める必要がある.

## 6　評価結果の活用

教育者は教育内容に対する評価結果の内容を真摯に受け止めて，できる限り早期に自身の授業内容を改善する必要がある. 教育に関して改善すべき内容は，教育内容に関する手段的内容（講義用のスライドや配布物の内容）だけでなく，講義の進め方や説明の内容等多岐にわたるが，少しずつでもブラッシュアップすると学習者の受け入れが向上する可能性がある.

## 7　新しい教育評価方法

### 1）ポートフォリオ評価 [12]

教育評価で最近用いられることが多い「ポートフォリオ評価」とは，学習者の学習のプロセスや成果を示す記録と教育者から受けた指導と評価の記録等をファイル等に蓄積し整理したものである. 学習者はポートフォリオの作成を通して学習内容を整理しつつ，自己評価を行う. ポートフォリオ評価には，教育者と学習者の相互コミュニケーションを促進する効果がある. また，テストや通知表といったシステム化された**フォーマルな評価**だけではなく，褒める，同意する，共感するといった日常的なコミュニケーションに埋め込まれた**インフォーマルな評価**の役割も大きい（**表 4**）.

### 2）ルーブリック評価

**ルーブリック（rubric）評価**とは，量的測定から質的解釈へという教育評価方法の**パラダイム転換**により新たな評価方法として最近導入されている評価である [13]. この評価方法の特徴として，学習者のパフォーマンスの質的側面を把握して判断する**評価基準表**に基づいてチェックしやすいこと，評価を受ける学習者にも理解しやすい内容であることが挙げられる. パフォーマンス評価を中心としたルーブリック評価は，知識や技能を実際に用いる活動を通した評価であり，学習評価の主要な方法として位置づけられている.

**表4　教育的な立場で学生と接するポイント**

①学生の答えた内容を最初から否定しない
②じっくり考える時間を与える
③自信がつくような成功体験が得られるように導く
④他者の意見に謙虚に耳を傾けることを教える
⑤失敗を恐れずに挑戦することを教える
⑥自らすすんで他者に意見を述べることを教える
⑦信頼関係を築く過程を教える
⑧他者を思いやる優しい心を身につけさせる

# 8 教育者の使命

　教育者の仕事は，すべての学習者がもつ潜在的な可能性を引き出し，その可能性を最大限に伸ばすことである．子どもは保護者や教育者の「言うとおり」にはならないが，「するとおり」にはなり得る．教育者の一挙手一投足が手本となって次世代へ伝達されることを念頭に置いて教育に携わる覚悟が，教育者には必要になる[14]．また，本当の教養とは継続する力であり，最新の医療情勢，知識，技術を備えた理学療法士であり続けるために，生涯にわたり学習する習慣を高等教育の中で身につけておいてほしい[15]．

　専門職を目指す学習者に対して，教育者は自身がこれまで培ってきた経験をできるだけわかりやすく話すことにより，学習者は将来のビジョンを描きやすくなり，目標を再認識して学習により前向きに取り組むようになる．教育者の体験談は，むしろ失敗談のほうが参考になることがある．教育者自身も多くの失敗や挫折を繰り返しながら歩んできた軌跡を丁寧に話すことにより，悩みを抱えながら学生生活を送っている学習者の心に響くことになる．学習者はいろいろな困難な状況を自分自身の努力で乗り越えたという**成功体験**をいくつも積み重ねることで大きく成長する．

　今日の少子社会において，厳しい入試競争を経験することなく入学してきた学習者に，医学に関する基礎知識を根気強く学習する姿勢を望むことは容易ではない．その中で理学療法士を養成する立場にある教育者は学習者の実態をふまえつつ，これまで培ってきた知識と経験を糧にして，創意工夫をしながら次世代を担う理学療法士の養成に尽力していくべきである．

# 5 障がい児教育

(奥田憲一)

## 1 特殊教育から特別支援教育への移行

　第二次世界大戦後の障がい児教育は，1947年に公布された教育基本法，学校教育法に基づき，盲学校（視覚障がい），聾学校（聴覚障がい），養護学校（知的障がい，肢体不自由，病弱）が特殊教育として定められ，1948年に盲学校，聾学校は義務化された．養護学校の義務化は1979年まで待つことになるが，義務化前は就学猶予や就学免除とされていた重度・重複障がい児が義務化後に就学したことにより，養護学校教育は重度・重複障がい児教育に重点が置かれるようになる．しかし，時代の変化に伴い，障がいによる学校種別の特殊教育は硬直化してくる．大きな問題のひとつは，米国では1970年代に制度化された，知的障がいのない発達障がい〔学習障害（LD），注意欠如・多動性障害（ADHD），高機能自閉症，アスペルガー症候群〕への教育的対応の制度の不備である[1]．1990年代後半から2000年代に入り，国の中央教育審議会や教育課程審議会では，この課題に取り組みながら，さらに特殊教育のあり方について幅広い検討を進めていく．そして2006年，教育基本法が改正され，障がいのある者に対する教育の必要性が初めて明記され（**表5**）[2]，2007年の学校教育法の改正により特別支援教育が正式に位置付けられ，幼稚園・小・中・高等学校を含め，すべての学校において，障がいのある幼児児童生徒への教育をさらに充実していくことになった（**表6**）[3,4]．

## 2 特別支援教育とは

　2007年に文部科学省初等中等教育長より出された「特別支援教育の推進について（通知）」（19文科初第125号）によれば，「特別支援教育は，障害のある幼児児童生徒の自立や社会参加に向けた主体的な取り組みを支援するという視点に立ち，幼児児童生徒一人ひとりの教育的ニーズを把握し，そのもてる力を高め，生活や学習上の困難を改善または克服するため，適切な指導および必要な支援を行うものである．また，特別支援教育は，これまでの特殊教育の対象の障害だけでなく，知的な遅れのない発達障害を含めて，特別な支援を必要とする幼児児童生徒が在籍するすべての学校において実施されるものである」とされている．特別支援教育を行うための体制の整備および必要な取り組みを**表7**に示す[5]．
　2014年，日本は「障害者の権利に関する条約」を批准した．批准に向けた一連の過程で教育についても検討され，共生社会[※9]の形成に向けたインクルーシブ教育構築に向けた特別支援教育の推進が進んでいる．インクルーシブ教育とは，効果

※9　共生社会とは，誰もが相互に人格と個性を尊重し支え合い，人々の多様なあり方を相互に認め合える全員参加型の社会をいう[3]．

**表5　教育基本法**

（教育の機会均等）
第四条　すべて国民は，ひとしく，その能力に応じた教育を受ける機会を与えられなければならず，人種，信条，性別，社会的身分，経済的地位又は門地によって，教育上差別されない．
　２　国及び地方公共団体は，障害のある者が，その障害の状態に応じ，十分な教育を受けられるよう，教育上必要な支援を講じなければならない．
　３　国及び地方公共団体は，能力があるにもかかわらず，経済的理由によって修学が困難な者に対して，奨学の措置を講じなければならない．

（文部科学省）[2]

**表6　学校教育法**

　　第八章　特別支援教育
第七十二条　特別支援学校は，視覚障害者，聴覚障害者，知的障害者，肢体不自由者又は病弱者（身体虚弱者を含む．以下同じ．）に対して，幼稚園，小学校，中学校又は高等学校に準ずる教育を施すとともに，障害による学習上又は生活上の困難を克服し自立を図るために必要な知識技能を授けることを目的とする．
第七十四条　特別支援学校においては，第七十二条に規定する目的を実現するための教育を行うほか，幼稚園，小学校，中学校，義務教育学校，高等学校又は中等教育学校の要請に応じて，第八十一条第一項に規定する幼児，児童又は生徒の教育に関し必要な助言又は援助を行うよう努めるものとする．
第八十一条　幼稚園，小学校，中学校，義務教育学校，高等学校及び中等教育学校においては，次項各号のいずれかに該当する幼児，児童及び生徒その他教育上特別の支援を必要とする幼児，児童及び生徒に対し，文部科学大臣の定めるところにより，障害による学習上又は生活上の困難を克服するための教育を行うものとする．
② 小学校，中学校，義務教育学校，高等学校及び中等教育学校には，次の各号のいずれかに該当する児童及び生徒のために，特別支援学級を置くことができる．
一　知的障害者
二　肢体不自由者
三　身体虚弱者
四　弱視者
五　難聴者
六　その他障害のある者で，特別支援学級において教育を行うことが適当なもの
③ 前項に規定する学校においては，疾病により療養中の児童及び生徒に対して，特別支援学級を設け，又は教員を派遣して，教育を行うことができる．

（文部科学省）[4]

※10 「障害者の権利に関する条約」第2条定義によると，「障害者が他の者と平等にすべての人権及び基本的自由を享有し，又は行使することを確保するための必要かつ適当な変更及び調整であって，特定の場合において必要とされるものであり，かつ，均衡を失した又は過度の負担を課さないものをいう」とされている．学校では具体的に「1. 教育内容・方法への配慮，2. 支援体制への配慮，3. 施設・設備への配慮」があげられる[3]．

的な社会参加を可能とする目的で，障がいのある者とない者が共に学ぶことであり，障がいのある者が一般的な教育制度から排除されないこと，自己の生活する地域で初等中等教育の機会が与えられること，個人に必要な「**合理的配慮**」[※10] が提供されること等の必要性が示されている[3]．

表7　特別支援教育を行うための体制の整備および必要な取り組み

| 特別支援学校における体制の整備 ||
|---|---|
| (1) 特別支援教育に関する校内委員会の設置 | 発達障がいを含む障がいのある幼児児童生徒の実態把握や支援方策の検討等を行う. |
| (2) 実態把握 | 幼稚園,小学校においては,発達障がい等の障がいは早期発見・早期支援に努める. |
| (3) 特別支援教育コーディネーターの指名 | 校長は教員を「特別支援教育コーディネーター」に指名し,校務分掌に明確に位置付ける. |
| (4) 関係機関との連携を図った「個別の教育支援計画」の策定と活用 | 乳幼児期から学校卒業後までの視点に立ち,医療,福祉等のさまざまな側面からの取り組みの計画を策定する. |
| (5) 「個別の指導計画」の作成 | 幼児児童生徒の障がいの重度・重複化,多様化等に対応した教育を一層進めるために活用する. |
| (6) 教育の専門性の向上 | 校内研修の実施,教員の校外研修への派遣,継続的な専門性の向上に努める. |
| 特別支援学校における取組 ||
| (1) 特別支援教育のさらなる推進 | これまでの盲学校・聾学校・養護学校における取組をさらに推進させ,さまざまな障がい種に対応するための体制づくりや学校間の連携を進めていくこと. |
| (2) 地域における特別支援教育のセンター的機能 | これまで蓄積してきた専門的な知識や技能を活かし,地域における特別支援教育のセンターとしての機能の充実を図ること.特に,幼稚園,各学校の要請に応じて,個別の指導計画や個別の教育支援計画の策定などへの援助,支援に努めること. |
| (3) 特別支援学校教員の専門性の向上 | 特別支援学校に在籍する幼児児童生徒のみならず,小・中学校等の通常学級に在籍する発達障がいを含む障がいのある児童生徒等の相談を受ける可能性も広がるため,さらなる専門性の向上を図ること. |

(文部科学省)[5]より作成

## 特別支援教育と理学療法士

　理学療法士は専門職として特別支援学校との連携を図ることが期待されている.一方,特別支援学校に入職する道もある.まず「特別免許状」の取得である.これは優れた知識経験を有する社会人等を教員として採用する目的で都道府県が授与する免許状である.次に,教員資格認定試験によって教員としての資質を認められた者に与えられる「自立活動教諭免許(肢体不自由)」の取得である.「特別免許状」を取得して自立活動教諭として理学療法士を採用する都道府県はきわめて少ない状況にあり,「自立活動教諭免許(肢体不自由)」を取得して入職するほうが現実的といえる[6].しかし,一般的な理学療法士の就職と異なり,都道府県が実施する特別支援学校採用試験に合格する必要があることも付記しておく.

# 6 教育管理の課題

（①山本大誠，②木林　勉）

## 1　学生のメンタルヘルス・マネジメント

（山本大誠）

### 1）学生のアカデミックストレスとメンタルヘルス不調

　医療系学部に所属する学生は大学受験の大きなストレスを経て入学するが，入学後も，その一部は家族と離れた単身生活による環境変化に適応することが求められる．また，授業や定期試験，臨床教育を含む履修課程，国家試験，就職，大学院進学等のアカデミックストレス[1,2]に加え，クラブ・サークル活動やアルバイト，新たな対人関係の構築等，多岐にわたる洗礼を体験する．これらの道程は，学生生活を活生化する刺激（ストレッサー）として作用することもあれば，ストレス状態に陥る過度な刺激として作用することもある．さまざまな刺激への適応が困難になれば，精神的苦痛を伴う心理精神的不調をきたすと考えられるため，メンタルヘルス[※11]を良好に保つうえでストレスにいかに対処するかが課題となる．

　ストレス対処が適切でない場合にメンタルヘルスの不調をきたす．メンタルヘルスの不調では，"こころの徴候"のみではなく"からだの徴候"も顕れ[※12]，生活に多大な影響をもたらす[3,4]．これらの徴候に気づき，早期に対処することが大切である．メンタルヘルスの不調が引き起こす"こころ"と"からだ"の症状は，さまざまな状況で発生し得る刺激に適応するためのサインであり，心身の回復力（レジリエンス）[※13]を高めるための鍵となる．メンタルヘルスの不調は病気ではないが，ストレス反応に起因する心身の状態に気づき，家族や友人，教員，カウンセラー等からの適切な支援を得て，精神的苦痛へ適切に対処していくメンタルヘルス・マネジメントが重要となる（図6）．

※11　メンタルヘルスとは，生産的な活動や他者との良好な関係を築くために必要な心の健康状態をいう．

※12　こころの徴候では不安，緊張，イライラ，怒り，無気力等がある．からだの徴候では頭痛，易疲労，肩こり，食欲不振，睡眠不全等がある．

※13　レジリエンスは，困難な状況や逆境に直面しても，心身ともに回復して元の状態に戻る力をいう．

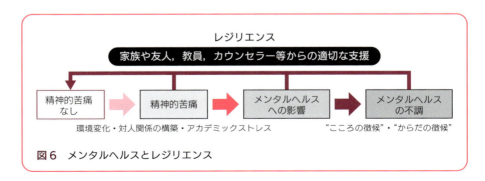

図6　メンタルヘルスとレジリエンス

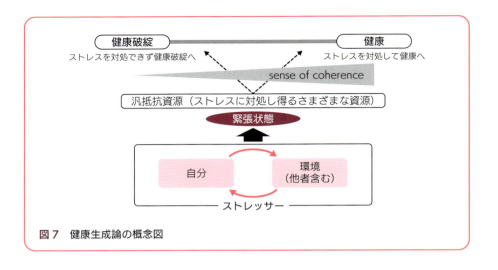

図7 健康生成論の概念図

## 2）メンタルヘルス・マネジメント

　メンタルヘルス・マネジメントには，ストレスへの対処能力を高めることが必要である．ストレス対処能力を高めるための方法は種々提案されているが，健康生成論を唱えたアントノフスキー（A Antonovsky）は，首尾一貫感覚（sense of coherence）[※14]がストレス対処に重要な役割を果たすと述べている[5]．首尾一貫感覚とは，①理解可能感：こんなことはよくあることだ，②処理可能感：なんとかなるだろう，③有意義感：やったもの勝ち・楽しもう，等の感覚である．大学における多様な課題に対しては，ストレス対処能力を磨き，日頃から専門家によるカウンセリング体制および教職員との暗黙知による対話と関係性をより密にして，健全なメンタルヘルスの維持に努めることが肝要である（**図7**）．

　青年期における学生時代は，対人関係から自分自身を認識する手がかりを得て，アイデンティティ（自己同一性）を確立していく時期でもある．学生生活や価値観が多様化した「こころの時代」ともいわれる現代社会において，自己への気づきやアイデンティティを確立することは容易ではないことから，モラトリアム（心理・社会的猶予）の期間に留まる学生が増えているように感じられる．学生である期間は短くも長くもあるといえるが，その道程で，対人関係を基軸とする多くの出来事を通じ，自分の生き方を探索する貴重な人生の裏表を吟味する「ゆとり」を感知することがメンタルヘルス・マネジメントの必須条件である．

　医学・医療系学部に所属する学生は，他学部の学生よりもストレスが多いことが示唆されている[4]．学業成績と健康状態には強い相関があることが示されており，学生の心身の健康管理は学業成績を支える重要な因子である．国家試験の合格を目指す4年間の教育課程において，学生は，授業や試験，臨床教育等で特定の水準に到達することが求められる．課題解決能力の向上や人間形成を促すためには，教育課程外の生活全般を含めた多くの経験が重要な糧となることから，心身の健康管理を基礎としたメンタルヘルス・マネジメントを遂行し，質の高い大学生活を送ることが重要である．

※14　健康生成論における首尾一貫感覚とは，自身の置かれた環境や状況を理解し，対処して有意義だと感じる感覚である．

## 2 学生主体のボランティア活動を介した地域への貢献

(木林 勉)

### 1）はじめに

　従来の大学教育は一般教養科目や専門科目の履修を通じたいわゆるアカデミックな学びが中心で，専門的な知識や能力をもった人材を社会に輩出することが主な目的であった．しかし近年では，専門分野にかかわらず社会で必要とされる汎用的な能力（ジェネリックスキル[※15]）を大学で育成する重要性が強調されている．ジェネリックスキルである「実践的に課題を解決に導く力（リテラシー）」と「経験の振り返りを行動につなぐことで育成される力（コンピテンシー）」をいかに学部教育の中で伸長させるかに重点を置き，高等教育における学修プログラムは，研究活動や社会貢献と立体的に取り組んでいかなければならない．本学（金城大学）では地域の知の拠点としての機能強化を目的に，オリジナル科目である「地域支援実習」という科目を立ち上げ，単位化し，教育と研究，社会貢献に活かしている．

※15 単に机に向かって書物を読めば得られるものではなく「実践」，「体験」，「経験」によって身に付く力を指す．

### 2）教育的視点からみたマネジメント

　本学では，1年次に，河合塾と㈱リアセックが共同開発したPROGテスト[1]を用い，専門にかかわらず，社会で求められる汎用的な能力・態度・志向を測定する．そこでは学力以外のディプロマポリシー[※16]に則った各学生のリテラシーとコンピテンシーを客観的に把握している．少人数担当制の利点を活かし，各教員が実施する1対1の面談（1回／月）で学生個別のジェネリックスキルの水準とそれらを構成するさまざまな能力の値についてフィードバックし，学修方法や学生生活について話し合う．また，今後は学年による変化に注目して分析することとしている．地域支援実習では，ディプロマポリシーで掲げている学修成果について，情報収集・分析，課題発見，計画立案をはじめ，親和力や統率力等の対人基礎力や感情制御，自信創出等の自己管理力を実践的に育むことができる．展開の場を学外に求める本科目は，地域を支援する諸活動に必要な準備学修をはじめ，指導者，対象者，協力者と適切な対人関係を構築し，自身の課題を挙げ，適切な対処方法を考案し，実践する．諸活動は全世代を対象とした足の育成プロジェクト（**図8**），中高校生スポーツクラブアシスト，高齢者を対象としたトレーニングマシン・大型ショッピングモールウォーキング・e-sportを活用したプロジェクト（**図9**），こども施設支援・認知症予防等である．「他者・高齢者を含むさまざまな世代間交流」と「誰もが普通に参加できるプログラムと活動の場の創出」をキーワードに，多くの人と交流できるように実績を重ねている．認知刺激，運動，生活習慣病予防等を加えた認知・身体・社会的複合介入を行う本研究では地域の参加者と学生が，互いの強みや課題，ニーズを把握し，学び合う相乗効果を生んでいる．また，何を明らかにするのかという視点から，研究にかかる計画や準備，実践力や報告発表はすべて教育力に直結し，教員と共にその現場から学んでいくことで実学教育の体現になっている．今後は学生が地域支援実習という科目に参画することで研究と教育の好循環の活性化を目指す．

※16 学位授与の判断のための基本的な考え方として，修了要件や，育成する人材に修得を期待する能力等を示したもの．

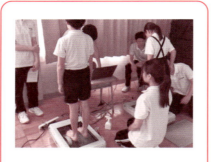
図8　足の育成プロジェクト

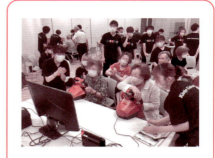
図9　e-sportを活用したプロジェクト

### 3）社会貢献のあり方

　地域支援実習は，障がい者支援や足の健康，中高校生スポーツ，高齢者の健康等，年齢・性別にかかわらず，普通の社会の中でさまざまな人が共に活動できる場を創出することが理想である．リハビリテーションの根底に流れている人生・生命の質（Quality of life：QOL）と社会参加の観点から，すべての人の幸福と共生社会の実現に寄与することを目指す．

　社会貢献に大学で取り組む場合は，教育や研究も含め一元管理する組織であるという意識をもつ必要がある．学びのカリキュラムと社会貢献計画との整合性やその開発，外部との交渉や相談を受け付ける連絡窓口，情報発信と，担うべき役割が多い．そのため，教職員一体となって連携体制を整えて進めていく必要がある．学問と実際の健康の結びつきを意識できるような取り組みが，本学部の社会貢献の成果であり，ひいては学生の学修意欲への啓発につながっている．

### 4）今後の展開

　2040年の社会状況を展望して高等教育が目指すべき姿を示した「グランドデザイン答申」[※17]では，「学修者本位の教育への転換」がベースとなっている．学生参加型の大学づくりのあり方として，学生自身が当事者として教育に携わることが重要である．学内外問わず，さまざまな諸活動を教育の場としてIR（Institutional Research）[※18]による可視化を進め，改善サイクルをつくり上げる．学修意欲の向上や中退予防，帰属意識の醸成も目的とする．

　教育・研究・社会貢献はそれぞれ分離して動くものではなく，研究を礎とした教育と社会貢献の幹の太い特色化が求められている．これは大学のブランディングとして学生の募集力にもつながる．入試についても選抜から高大連携へとベクトルが変わっていく過渡期である「いま」を的確に捉え，高校の探究学習のねらいである興味関心と知識をつなぐ思考回路を育てるサポートを高等教育機関が担う．高大社の連携を具現化するためにも地域社会へ学修の場を求めることは望ましい．理学療法士が取り組む「予防」という概念とその具体的なアプローチ方法として，また，社会と教育現場をつなぐ新しい教育として地域支援実習による教育効果は大きい．

※17　人口が減少し，先々の社会の姿が予測不可能な時代における，将来も持続可能な大学のあり方を描いたもの．2018年11月に中央教育審議会から出された．

※18　教学に関する情報の分析，活動等を通じて，学生募集，教育課程等における方針策定の意思決定をサポートするもの．

# 第 **8** 章

# 地域活動のマネジメント

　地域医療（community medicine）や地域リハビリテーション（Community Based Rehabilitation）に表されるように，理学療法における地域とはエリアを示す region ではなく，共同体を意味する community である．その活動は医療機関における疾患の治療にとどまらず予防や生活支援を含む．

　理学療法士が関わる地域活動は，個別支援，集団支援，直接支援，間接支援に分けられ（**表 1**），理学療法士には**表 2** に示す役割がある．現在，65 歳以上の高齢者のうち 97％は居住系サービスを含む在宅生活を送っている．また，要介護認定を受けている高齢者の 71％が在宅で生活している [1]．地域における対象は「疾患をもつ人」ではなく「社会で暮らす人」である．本章では，このような活動における理学療法のマネジメントについて述べる．　　　　　　　　　　　　（平岩和美）

**表 1　理学療法士が関わる地域活動**　　　　　　　　　　　　　　※ 1 ～ 3 は web 付録②を参照

|  | 個別 | 集団 |
|---|---|---|
| 直接支援 | 訪問サービス | 通所サービス，介護予防 |
| 間接支援 | 地域ケア会議，サービス担当者会議<br>介護認定審査会[※1]，介護保険審査会[※2] | ボランティア育成，家族介護教室，まちづくり，パブリックコメントを通じた政策提言[※3] |

**表 2　地域における理学療法士の役割**

| ①在宅生活・健康状態の維持 | 介護予防，ボランティア育成への協力，健康づくり，効果判定 |
|---|---|
| ②急性期・病院 | 急変時のリスク管理，クリニカルパスの活用による連携と早期の回復，在宅や回復期病棟へのスムーズな移行 |
| ③回復期 | 在宅生活を視野に入れた日常生活練習による可能な限りの自立支援，ニーズに合わせた治療，在宅生活準備として福祉用具のコーディネート，住宅改修，制度利用紹介，地域連携クリニカルパスを活用した在宅へのスムーズな移行 |
| ④症状安定期・生活期 | 短期集中リハビリテーションによる在宅生活の自立支援，訪問リハビリテーション，通所リハビリテーション，小規模多機能型デイサービス，老人保健施設を利用した機能維持，健康管理，24 時間看護・介護との連携による急変時のリスク管理，急変時には地域包括ケア病棟による早期のリハビリテーション，より早い在宅復帰 |

第8章 地域活動のマネジメント

# 1 地域包括ケア

（平岩和美）

## 1 背景と目的・理念

※4 半数以上が65歳以上となった集落．互助や自治の維持が困難となる．

※5 外国人技術研修は母国への国際貢献が目的であり，日本での勤務は3～4年である．ロボットには品質管理や安全性に関する責任等の課題がある．

※6 地域医療構想は2014年の医療介護総合確保推進法により，人口減少と地域偏在をふまえ，高度急性期，急性期，回復期，慢性期の4種の病床の必要量に応じ2025年の医療提供の再編成を目指すもの．

　日本は人口減少社会を迎え，若年者の減少，高齢化率の上昇による社会保障給付費の増加，限界集落※4の増加による地縁血縁の弱体化がみられる．これを補うものとしてグローバル化による外国人介護人材や介護ロボットの活用が挙げられるが，法的課題※5もある．医療介護の現状では地域医療構想※6による病院や診療科の再編成，高度細分化による人材不足や社会資源の偏在，高齢者のみの世帯や単身世帯の増加を背景として，社会全体で高齢者を支える仕組みが必要となった（**図1**）．

　**地域包括ケアシステム**は，住み慣れた地域で，医療，福祉，行政の連携により30分以内に必要なサービスが提供されるよう，およそ中学校区に1つ以上の構築を目指している（**図2**）．「国及び地方公共団体は，被保険者が，可能な限り，住み慣れた地域でその有する能力に応じ自立した日常生活を営むことができるよう，保険給付に係る保健医療サービス及び福祉サービスに関する施策，要介護状態等となることの予防又は要介護状態等の軽減若しくは悪化の防止のための施策並びに地域における自立した日常生活の支援のための施策を，医療及び居住に関する施策との有機的な連携を図りつつ包括的に推進するよう努めなければならない」と「介護保険法第5条第3項」に規定され，地域包括ケアは国，自治体の責務である．さらに2017年より厚生労働省は高齢者のみでなく障がい者，生活困窮者や子ども，子育て家庭における支援を対象に加え「我が事，丸ごと地域共生社会」を目指している．

## 2 方法

※7 市町村が設置主体となり介護サービスや介護予防サービス，保健福祉サービス，日常生活支援等の相談に応じる．介護支援専門員，社会福祉士，保健師が必置である．

　地域包括ケアシステムの利用には**自助**，**互助**，**共助**，**公助**を，ニーズや心身の状況に応じて使うことが求められている（**表3**）．さらに，「リハビリテーション・介護」，「医療・看護」，「予防・保健」の専門的サービスと，その前提としての「住まい」，「生活支援・福祉サービス」，これらをコーディネートする地域包括支援センター※7がある．「住まい・住まい方」の確保は地域包括ケアシステムの前提であり，自宅以外にも高齢者の尊厳が充分に守られた住環境を想定している．生活支援には，配食サービス等から，近隣住民による見守り等インフォーマルな支援まで幅広く，生活困窮者等には福祉サービスも提供されている．

# 1 地域包括ケア

| 社会 | 医療・介護 | 個人 |
|---|---|---|
| 人口減少，生産年齢人口の減少<br>高齢化，社会保障給付費の増加<br>地縁血縁の弱体化<br>グローバル化<br>デジタルトランスフォーメーション | 地域医療構想，病院の統合，診療科の縮小<br>制度変更<br>高度細分化<br>人材不足<br>社会資源の偏在 | 長命，在宅<br>独居・世帯員数の低下 |

図1 地域の現状と課題

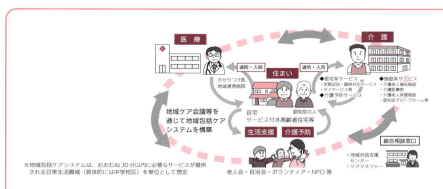

図2 地域包括ケアシステム

(厚生労働省)[2] をもとに作成

表3 地域包括ケアを支える4つの助（自助・互助・共助・公助）

| 自助 | 互助 |
|---|---|
| 自ら行う健康管理（食事・運動・休養）<br>スポーツジム等の利用 | 当事者団体，住民組織<br>ボランティア，自治会，老人クラブ |
| **共助** | **公助** |
| 介護保険制度等の社会保険サービス | 一般財源（税）による社会扶助（公的扶助，高齢者福祉，障がい者福祉，児童福祉） |

## 3 地域課題に対するマネジメント

　地域包括ケアにおける連携のレベルには，①リンケージ（つながり・連携），②コーディネーション（調整・協調），③フル・インテグレーション（統合）の3つがある[3]．高齢化や人口変動の進展状況には大きな地域差があり，都市部では多数の医療介護事業所や専門職が存在するが，その連携や調整が求められる．また，市町村合併が行われた地域では，各種サービスへのアクセスが難しくなった周辺地域と中心地域に差が生まれており，自治組織と支所，医療機関との連携が欠かせない．さらに，医療・介護のサービスが不足している地域では，社会福祉協議会との連携が求められる．すべてにフル・インテグレーションが必要なわけではなく，自治体が，地域の特徴（**web付録③**）に応じて社会資源の連携をマネジメントする必要がある．

# 地域リハビリテーション （平岩和美）

## 1 地域リハビリテーションとは

　地域リハビリテーション（Community Based Rehabilitation：CBR）は，1980年代に地域社会にある既存のさまざまな資源を活用して，途上国の農村に住む障がいのある人と家族の生活の向上のために世界保健機関（World Health Organization：WHO）により開発された．WHO，国際労働機関（International Labour Organization：ILO），国連教育科学文化機関（United Nations Educational, Scientific and Cultural Organization：UNESCO）は，1994年合同政策方針に「CBRは障害をもつすべての子どもおよび大人のリハビリテーション，機会均等化および社会統合に向けた地域社会開発における戦略のひとつである．CBRは，障害のある人，家族およびコミュニティならびに適切な保健医療・教育・職業・社会サービスが一致協力することによって実施される」と定義している．

　2006年の国際障害者権利条約制定の影響を受け，2010年にCBRガイドラインが発表された．CBRガイドラインでは障害者権利条約の原則が適用され，CBRの目的はCBID（Community-Based Inclusive Development）であるとした．CBIDとは，コミュニティや社会が，すべての脆弱な人々やグループを包摂することを意味している．

　日本では地域リハビリテーションについて，日本リハビリテーション病院・施設協会が「障害のある子供や成人・高齢者とその家族が，住み慣れたところで，一生安全に，その人らしくいきいきとした生活ができるよう，保健・医療・福祉・介護及び地域住民を含め生活にかかわるあらゆる人々や機関・組織がリハビリテーションの立場から協力し合って行なう活動のすべてを言う」と定義している．これは，現在推進されている地域包括ケアシステムの概念とも一致する．

　その実現には，心身機能への対応の他，環境への配慮，まちづくり，高齢者となっても障がいがあっても参加できるソーシャル・インクルージョン（社会的包摂）が必要となってくる．表4に社会的包摂の例を挙げる．

## 2 対象と評価

　CBRを広範な多部門的開発戦略へと発展させるため，2004年にCBRマトリックスが開発された（図3）．CBRマトリックスは障がいのある人や困難を抱える人の置かれた状況を包括的に見るためのツールであり，個人レベル，事業所や団体レベル，地域の社会包摂度診断に使用できる．マトリックスは5領域からなり，CBR

表4 高齢対処社会から社会的包摂へ

|  | 高齢対処社会 | 社会的包摂 |
|---|---|---|
| 基本理念 | 社会的負担の軽減 | 誰もが安心して暮らせる社会の設計 |
| 活動主体 | 専門家 | 当事者・家族・自治体・企業・福祉 |
| 活動内容 | 正しいケア，住民の啓発・活用，企業の社会貢献 | 障がい者・高齢者と一緒に考える各セクターの挑戦，商品サービスの創出 |
| 成果指標 | 事件・事故の減少，介護者の負担軽減 | 障がい者・高齢者のQOL向上，声の反映，社会環境の利用しやすさ |
| 例）高齢者が行方不明になることへの対応 | 安全対策，事故が起こったら賠償責任，外出を効率的に監視する仕組み | 誰もが安心して移動できるための仕組み，高齢者や子どもも安心して移動できるまちのデザイン |

(徳田, 2018)[4] をもとに作成

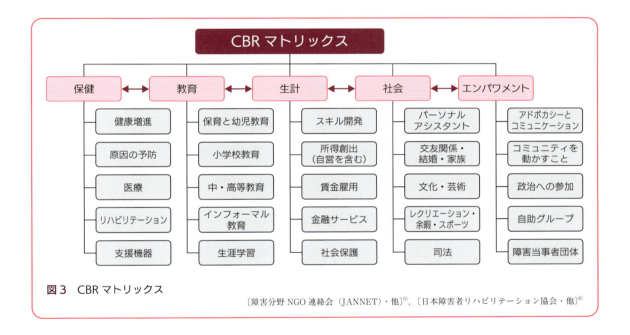

図3 CBRマトリックス

〔障害分野NGO連絡会（JANNET）・他〕[5]，〔日本障害者リハビリテーション協会・他〕[6]

が多くの部門に着目することを反映している．

5つ目の領域は，障がいのある人々とその家族，そして地域社会のエンパワメントに関わり，障がいのある人々による各開発部門へのアクセス確保とその生活の質の向上，そして人権のさらなる享受に不可欠である．

CBRプログラムはマトリックスの全領域・全要素を網羅することではなく，地域のニーズ，優先順位およびリソースに最もよく対応した選択ができるよう設計されている．

第8章 地域活動のマネジメント

# 3 地域における多職種連携 (平岩和美)

理学療法士の地域活動においては，**表5**に示す職種や，**表6**に示す各主体との連携が求められている．

**表5 理学療法士が連携する職種と連携内容**

| 職種 | 連携内容 |
| --- | --- |
| 医師 | 診療，処方，禁忌や急変時の対応 |
| 歯科医師，歯科衛生士 | 口腔機能，口から食べることの情報交換 |
| 薬剤師 | 薬事に関する情報交換 |
| 訪問看護師 | 療養上の状態に関する情報交換 |
| 保健師 | 地区活動や健康教育・保健指導の協力 |
| 作業療法士 | 応用動作能力の回復に関わる情報交換 |
| 言語聴覚士 | 発語，聴覚，摂食，嚥下の機能向上における協力 |
| 介護支援専門員 | 居宅サービス計画（ケアプラン）の情報交換をし，他のサービス事業者との連絡，調整 |
| 社会福祉士，精神保健福祉士 | 福祉サービスのニーズ把握，連絡および調整 |
| 介護福祉士，訪問介護員 | 身体介護，家事の相談，助言 |
| 管理栄養士 | 栄養状態の情報交換 |

**表6 理学療法士が連携する各主体の構成と役割**

| 連携主体 | 構成 | 役割 |
| --- | --- | --- |
| 行政 | 国，県，市町村各課，地域包括支援センター | ニーズの把握，制度に応じたサービス |
| 専門職（調査研究） | 大学，研究所，シンクタンク | 効果検証 |
| 専門職（医療福祉） | 医師会，医療法人，社会福祉法人，社会福祉協議会 | 実施主体 |
| 民間 | 企業，商工会，スポーツクラブ，郵便局，銀行，農協，生協 | 対象者の把握や広報，事業協力 |
| 市民 | 住民，自治会，自治振興区，ボランティア，NPO法人，民生委員，生活支援コーディネーター（地域支えあい推進員），老人会，老人クラブ，自主グループ，市民団体，家族会，当事者の会 | 当事者の声を反映させたサービス向上，見守り，情報提示や生活支援，介護予防サービスの体制協力，相互扶助 |

（平岩，2017）[7]をもとに作成

## ① 地域ケア会議

連携を促進するものとして，2015年から基礎自治体により**地域ケア会議**が開始された．地域ケア会議は個別ケースを検討する「地域ケア個別会議」と，地域資源と政策を検討する「地域ケア推進会議」に区別される．地域ケア個別会議は日常生活圏内において地域包括支援センターが主催し，個別の事例に関する課題解決を行政，専門職（医療・福祉）が話し合う．地域ケア推進会議は市町村レベルにおいて，市町村または地域包括支援センターが主催し，行政，専門職（調査・研究）（医療・福祉），民間，市民から，地域に応じた主体を選定し，課題を検討し，政策提言や次期介護保険計画の策定に役立てる．

## ② 地域における理学療法士の役割

市町村の地域リハビリテーション活動支援事業（図4）は，介護保険制度における一般介護予防事業のひとつである．理学療法士を含むリハビリテーション専門職が，地域ケア会議やサービス担当者会議において，日常生活に支障のある生活行為の要因，疾患の特徴をふまえた生活行為の改善の見通しを助言し，要支援者等の有する能力を最大限に引き出す．また，住民運営の通いの場は地域包括支援センターからの委託を受け，身体機能を向上させる運動や認知症予防の指導，定期的な体力測定，住民のエンパワメントを活用した参加の支援を行う．

各県では保健所や専門職団体と協力し地域リハビリテーションに関わる専門職研修を行い，二次保健医療圏に設置された地域リハビリテーション広域支援センターと連携し，地域リハビリテーション支援体制をつくっている（**web付録④**）．

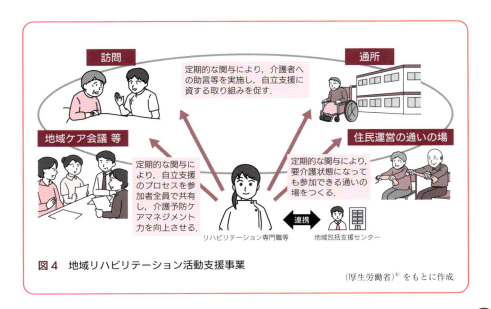

図4　地域リハビリテーション活動支援事業

（厚生労働省）[8]をもとに作成

# 4 地域活動の実践

（①奈良和美，②合田明生，③横川正美，④重森健太，⑤久保かおり，⑥日野敏明）

## 1 介護老人保健施設

（奈良和美）

### 1）介護保険下における介護老人保健施設

要介護高齢者の増加に伴い，介護期間の長期化や核家族化が進行して介護する家族の高齢化（老老介護）等，要介護高齢者を支える家族の状況も変化してきた．そこで，高齢者の介護を社会全体で支え合う仕組みとして 1997 年に「介護保険法」が成立し，2000 年 4 月より介護保険制度が施行され，在宅復帰を目指す施設として**介護老人保健施設**が設置された．

介護老人保健施設は，都道府県知事が開設を許可し，在宅復帰を目指して一定期間入所する施設であり，医療と福祉の中間施設として位置づけられている[※8,9]．利用対象は**病状安定期**にあり入院治療をする必要はないが，リハビリテーションや看護，介護を必要とする要介護者で，要支援者は対象とならない．施設療養上必要な医療は，介護保険で給付される．

### 2）介護老人保健施設におけるケアマネジメント

**ケアマネジメント**とは，「利用者が地域社会による見守りや支援を受けながら，地域での望ましい生活の維持継続を阻害するさまざまな複合的な生活課題（ニーズ）に対し，生活の目標および課題解決に至る道筋と方向を明らかにする．そして地域社会にある資源の活用・改善・開発を通して，総合的かつ効率的に継続して利用者のニーズに基づく課題解決を図っていくプロセスと，それを支えるシステム」とされる[3]．

全国老人保健施設協会では，高齢者の ADL 等を多職種で ICF を用いてアセスメントするケアマネジメント方式として「R4 システム」[※10]の開発，普及を進めている．

### 3）介護老人保健施設におけるリハビリテーションマネジメント

①リハビリテーションマネジメント[※11]：厚生労働省老健局は，「リハビリテーションマネジメントは，調査（Survey），計画（Plan），実行（Do），評価（Check），改善（Action）のサイクル（**SPDCA サイクル**）の構築を通じて，心身機能，活動および参加について，バランスよくアプローチするリハビリテーションが提供できているかを継続的に管理することによって，質の高いリハビリテーションの提供を目指すものである」[2]としている（**図 5**）．

②リハビリテーション専門職としてのマネジメント：介護老人保健施設では，短期集中リハビリテーション期間であっても理学療法士が利用者と関わる時間は限定的

---

※8　介護老人保健施設は，入所から 3 か月間は短期集中リハビリテーション加算を算定して個別のリハビリテーションを提供することで生活機能の自立を促し，在宅復帰，在宅療養支援のための地域の拠点となることが望まれる．

※9　対象者が介護保険下で施設サービスを利用する際は，チームの調整役となる介護支援専門員（ケアマネジャー）が利用者と家族の希望に応じて介護サービス利用計画（ケアプラン）を立てる必要がある．

※10　「R」は Roken（老健）の頭文字．R4 システムのプロセスは，「各種アセスメント」「ケアプランの作成」「ケアプランの実施と確認」「変化のチェック（モニタリング）と Do の評価」である．

※11 「高齢者の尊厳ある自己実現を目指すという観点に立ち,利用者の生活機能向上を実現するため,介護保険サービスを担う専門職やその家族等が協働して,継続的なサービスの質の管理を通じて,適切なリハビリテーションを提供し,もって利用者の要介護状態又は要支援状態の改善や悪化の防止に資するものである」とされる(2014年高齢者の地域におけるリハビリテーションの新たな在り方検討会).

※12 介護老人保健施設での理学療法士,作業療法士または言語聴覚士の人員は,入所定員100人あたり1人とされ,実情としても決して充足されているとはいえない.

※13 利用者の心身機能や活動レベルの変化に応じて介護職員と適時情報交換を行い,介入方法や介入量の変更を検討する等のマネジメントが必要となる.

※14 厚生労働省は,「高齢者の尊厳の保持と自立生活の支援を目的に,可能な限り住み慣れた地域で,自分らしい暮らしを人生の最期まで続けることができるよう,住まい・医療・介護・予防・生活支援が一体的に提供されるシステム」としている.

※15 医師,ケアマネジャー,看護師,介護職員,支援相談員等が含まれる.

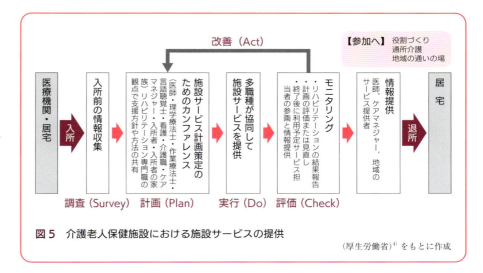

図5 介護老人保健施設における施設サービスの提供

(厚生労働省)[4]をもとに作成

で※12,ほとんどの時間は介護職員が関わっている.よって,在宅復帰に向けて"生活"を意識し,生活機能を向上させるためには,介護職員に対して個々の利用者の残存機能を活かすための情報を共有し,環境を整えて実際の生活の中で実践することの重要性を啓発する必要がある※13.また,介護士等の職員に対して,労働安全衛生の観点から腰痛予防の取り組みとして,物理学や運動学,運動力学,解剖学の知識をふまえてボディメカニクスに着目した起居・移乗動作等の実技研修を行うことも重要となる.

### 4) リハビリテーションマネジメントにおける介護報酬改定の変遷

介護保険事業計画は,2000年以降その時代や財政状況によって3年を1期として見直されている.2006年には,**リハビリテーションマネジメント加算**と短期集中リハビリテーション実施加算が新設され,生活期のリハビリテーションが評価されることとなった.2009年には,介護老人保健施設のリハビリテーションマネジメント加算は基本報酬に包括化されたが,今後も介護報酬改定の背景や内容を理解して取り組む必要がある.

### 5) 目標達成に向けて

介護老人保健施設は,「地域包括ケアシステム」※14の中核的存在として役割と機能分担を明確にし,地域に根ざした施設を目指すことが社会に求められている.理学療法士は,単に理学療法を提供することに留まらず,介護職員や家族,地域住民への啓発を行い,利用者が住み慣れた地域でその人らしく自立生活を継続できるようマネジメントする必要がある.また,多職種協働※15でケアマネジメントを行うために,利用者と家族を主役として,各職種の役割を理解・尊重し円滑なコミュニケーションをとり,そのうえで,目標達成に向けてSPDCAサイクルにそってマネジメントすることが重要となる.

## 2 介護老人福祉施設

(合田明生)

### 1）地域における公益的な取り組み

　介護老人福祉施設[※16]（特別養護老人ホーム）は，社会福祉法人[※17]（または地方公共団体）が設置主体となり運営されている．社会福祉法人には，制度にとどまらない福祉サービスの担い手として，事業所や施設の福祉サービスの利用者だけでなく，地域に暮らす人々を支えるため，地域のニーズに応える取り組みを実践し，そこから新たな福祉サービスをつくり出すことが求められている．

　その取り組みの1つが「地域における公益的な取り組み」[1]（図6）である．「地域における公益的な取り組み」では，生活困窮，社会的孤立，社会的排除といった社会的課題に対して，既存制度では対応できない生活課題に対する支援や，地域住民や関係機関との連携による地域の福祉課題解決に向けた主体的な実践が推奨されている．さまざまな社会福祉法人施設の中でも，介護老人福祉施設には利用者への直接的な支援を主としつつ，施設機能の地域開放やボランティアの受け入れ，福祉教育[※18]等により地域の福祉課題に対応することが期待されている．

　社会福祉法人施設における「地域における公益的な取り組み」の分類（**表7**）および取り組みの実践例（**web付録⑤**）を示す[2]．これらの中で，理学療法士の専門性を発揮して貢献しやすい取り組みは，①地域の要支援者に対する相談支援（フェア等での健康相談対応等），⑥地域の福祉ニーズ等を把握するためのサロン活動（認知症カフェの開催支援等），⑦地域住民に対する福祉教育（近隣学校への福祉出前講座等）であろう．この他に，自身の専門領域ではなくとも，所属施設が実践する取り組みに運営者として積極的に参加し，地域の福祉ニーズに対応したサービスの充実に貢献することは，介護老人福祉施設に勤務する理学療法士の地域活動実践の一形態である．

※16　常時介護が必要で在宅生活が困難な人（原則として要介護3以上）のための公的な福祉施設．

※17　高齢者や障がい者等を支援する非営利法人であり，福祉事業を運営し，社会の福祉向上に貢献する組織．

※18　人々が幸せで健康な生活を築くための知識とスキルを学び，社会への貢献を促進する教育分野．

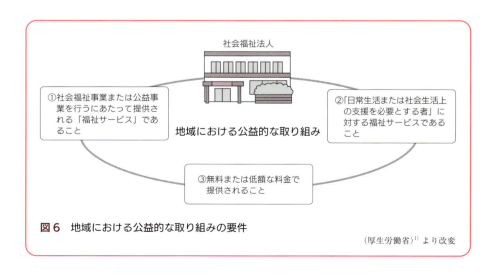

図6　地域における公益的な取り組みの要件

(厚生労働省)[1]より改変

## 4　地域活動の実践

**表7　地域における公益的な取り組みの分類**

①地域の要支援者に対する相談支援
②地域の要支援者に対する配食，見守り，移動等の生活支援
③地域の要支援者に対する権利擁護支援
④地域の要支援者に対する資金や物資の貸付・提供
⑤既存事業の利用料の減額・免除
⑥地域の福祉ニーズ等を把握するためのサロン活動
⑦地域住民に対する福祉教育
⑧地域関係者とのネットワークづくり
⑨その他

（全国社会福祉協議会，2019）[2] より改変

### 2）地域包括ケアシステムにおける地域活動

　地域包括ケアシステム[※19] では，介護を必要とする高齢者が自宅で暮らしながら利用できる在宅系サービスとともに，自宅に代わる住まいとしての施設・居住系サービスが位置づけられている．高齢者を対象とした入居型社会福祉施設の代表格である介護老人福祉施設には，重症者向けの住まいであるとともに，施設に集積されたケア資源を地域へ展開していくことが期待されている[3]．これは，介護老人福祉施設の役割が入居者へのケア提供に限定されるものではなく，地域包括ケアシステムの構築に向けた取り組みの中で，在宅高齢者に対しても施設のケア機能を活かしたサービスや支援を提供していく地域のケア拠点となることを意味する．

　この地域活動の実践のためには，介護老人福祉施設に勤務する理学療法士が，その専門性を活かして知識や技術を地域に暮らす人々に還元していく必要がある．具体的には，【地域住民に対する取り組みと活動支援】として医療・介護専門職による健康講座，介護教室[※20]，相談会の開催，【地域住民が行う活動への支援】として認知症カフェ[※21] といったサロン活動の支援，【福祉教育の場】として小中高校生の見学受け入れによる介護福祉の現場に触れる機会の提供等が挙げられる[4]．こうした対外活動への参加は，結果的に自身の知識・技術や意欲の向上につながるため，積極的に挑戦することを推奨したい．

### 3）まとめ

　以上から，介護老人福祉施設に勤務する理学療法士はその専門性を活かしながら，「地域における公益的な取り組み」の実施や，地域包括ケアシステムにおける介護老人福祉施設の役割遂行に貢献し，地域活動を推進していくことが重要である．

---

※19　要介護状態となっても，住み慣れた地域で自分らしい生活を最後まで続けることができるように地域内で助け合う体制のこと．

※20　将来の介護者や一般の人が介護に関する知識やスキルを学ぶ場．

※21　認知症患者と家族がくつろぎながら情報交換し，地域で理解と支援を深める場．

# 3 通所リハビリテーション・通所介護

(横川正美)

## 1）通所系サービスの概要

　通所リハビリテーション（デイケア），通所介護（デイサービス）は，どちらも自宅で暮らす人が施設に出向いて利用する日帰りのサービスである．通所リハビリテーション（以下，通所リハ）は，介護老人保健施設，病院，診療所等で行われる，心身の機能の維持回復を図り，日常生活の自立を助けるためのリハビリテーション（以下，リハ）をさす[1]．もう一方の通所介護は，高齢者のデイサービスセンター等において，入浴や排泄，食事等の生活上の介護，生活に関する相談，機能訓練を行うものをいう[2]．通所系サービスには4つの普遍的な機能がある（表8）[3,4]．通所リハは表8のすべての機能を担い，通所介護は社会活動の維持・向上と介護者等家族支援の機能を担うことで，利用者の日常生活をサポートする．

## 2）通所リハビリテーションにおけるマネジメント

　通所リハでは，サービスを提供するための必要な人員基準に理学療法士が明記されている[1]．介護保険には**リハビリテーションマネジメント**（以下，リハマネジメント）という用語がある．リハマネジメントとは，尊厳ある自己実現に向けて，利用者の生活機能の向上を目指し，適切なリハを提供することにより，利用者の要介護・要支援状態の改善や悪化の防止に役立てようとする考え方である[5]．通所リハはこの考え方に基づき，ケアプランに沿って介入計画を立て，利用者への説明と同意を経てリハを実施し，再度評価を行い，必要に応じて課題を見直す（図7）[6-8]．利用者

表8　通所系サービスの機能と提供内容

| 機能 | 主な提供内容 |
| --- | --- |
| 医学的管理 | ・通所リハ担当医と主治医が情報交換を行い，定期的な診察等により疾患管理を行う<br>・通所リハ担当医の指示に基づき，看護職が処置等を実施する |
| 心身・生活活動の維持・向上 | ・医師の指示に基づき，PT，OT，STが専門的観点から評価し，チームとして目標設定を行い，その設定された期間内で心身機能や生活活動（ADL/IADL）の各行為の維持・向上を図る<br>・自宅訪問等，当事者の日々の暮らしを把握する |
| 社会活動の維持・向上 | ・利用時の体調管理や関連職種による運動指導等，活動の機会を確保する<br>・他の利用者，職員との交流を通じた参加機会の確保により，社会性の向上を図る<br>・暮らしに必要な知識・技術について，当事者，家族に専門職の立場から啓発する |
| 介護者等家族支援 | ・サービス利用による介護者等の直接的負担軽減を図る<br>・介護者等家族の心身および介護環境の両面にわたる負担の軽減を図り，介護技術向上をはじめ，介護者・家族の社会参加を含めた支援を行う |

（一般社団法人全国デイ・ケア協会）[3,4]

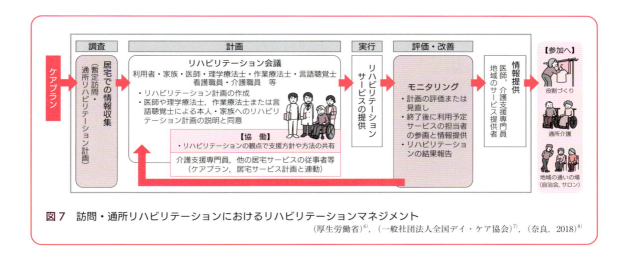

図7　訪問・通所リハビリテーションにおけるリハビリテーションマネジメント
(厚生労働省)[6]，(一般社団法人全国デイ・ケア協会)[7]，(奈良，2018)[8]

の心身機能へのアプローチだけでなく，福祉用具の担当者と連携して環境調整をする．介護に必要な知識や利用者の能力に応じた介助方法を家族にアドバイスする等，生活全般をリハの観点で支援する．これらは通常の理学療法の流れとも一致する．

### 3）リハビリテーション会議における理学療法士の役割

　リハマネジメントが継続的に行われることに対して介護報酬の加算がある．その中で**リハ会議**は重要な位置づけにあり，利用者の目標やリハの観点での支援方針を共有するため定期的に開催される．出席者は利用者とその家族，通所リハのスタッフ（医師，リハ職，看護職，介護職員），介護支援専門員（ケアマネジャー），他の居宅サービスの従業者等である．リハ会議において，リハ職はICFに基づいて利用者の心身機能，活動，参加の評価とケアプランに沿ったリハの目標を報告する．出席者の意見を聞き，たとえば，利用者が通所リハと並行して複数の通所介護に通う場合にはケアの仕方を確認し統一する提案をしたり，リハ職が不在の施設の従業者に対しては利用者の生活に必要な動作の方法や運動方法を紹介したりする等，リハの観点で意見を伝える．利用者が通所リハに加えて訪問リハも利用している場合は，両方のリハ職による関わり方の統一や役割分担について相談する．時には，利用者や家族の思いを聞き，受け止める場になることもある．このように関係者が一堂に会して情報の整理や共有をしながら，利用者の課題の明確化や見直しが検討される．リハ会議の開催は，多くの出席者の日程調整や移動を伴う．利便性を図るため，ICT（情報通信技術）を活用できる環境が整備されつつあり，中心となる話題を決めて会議を行うことは予定した時間内での進行に役立つ．なお，医療職以外の人が出席するリハ会議では，発言する際に医学的な専門用語よりも一般的な言葉を用いることが円滑な情報共有につながる．

　わが国では今後，後期高齢者の人口が増加する地域と減少へと向かう地域があり，地域包括ケアシステムの構築に向けた取り組みが進められている．通所リハの運用では，人口動態や国の方針にも留意する視点が有用であろう．

# 4 訪問リハビリテーション，訪問介護

(重森健太)

訪問リハビリテーション（以下，訪問リハ）は，利用者の心身機能，生活機能，住環境等を把握したうえで，実際の生活場面に対応したアプローチを展開するサービスである．在宅での医療や介護を継続するための重要な位置付けとなっている．しかし，理学療法士が利用者の住居に直接訪問し，1対1でリハビリテーションを展開するというサービスであるため，マネジメントを徹底することは難しい．そのような課題を補う目的もあり，訪問リハにおいてはマネジメント加算が設けられており，リハビリテーションの質の向上が図られている．また，要支援者[※22]・要介護者[※23]（図8）が在宅で生活する際にはさまざまなリスクが伴うため，適切なリスクマネジメントを行うことも理学療法士には求められる．

※22 継続的かつ常時介護を要する状態の軽減もしくは悪化の防止に支援を要すると見込まれる状態の者[2]．

※23 日常生活における基本的な動作の全部または一部について，継続的かつ常時介護を要すると見込まれる状態の者[2]．

## 1）訪問リハビリテーションの現状と課題

退院後，在宅での生活に不安が残る場合には，訪問リハを利用するケースが多い．しかし，訪問リハを利用する時期が退院後2週間以上経過してしまうと機能回復の程度が遅れるという報告[1]もある．したがって，退院後から利用開始までの期間は2週間以内を目安とするとよい．

また，訪問リハを開始するにあたって，病気や障害の経過を把握したり，リハビリテーションプログラムを確認したりするためには，入院していた医療機関で作成されたリハビリテーション実施計画書[※24]が重要な資料となる．そのため，在宅での生活をよりよいものにするためには，医療機関と訪問リハ事業所との連携は必須であり，この流れ（情報共有）に不備が生じないようにマネジメントすることも必要である．

※24 医師の指示のもとでリハビリテーションを行う際に，どのような目的・方法で実施するか計画を記載した書類．

## 2）リハビリテーションマネジメント加算

訪問リハにおけるリハビリテーションマネジメント加算は，適切にリハビリテーションの調査，計画，実行，評価，計画の見直し（改善）を行い，質の高いリハビリテーションを提供することを目的としている．つまり，「SPDCA」[※25]（表9）とよばれるサイクルを活用することで，訪問におけるリハビリテーションを継続的に

※25 PDCAの前段階として調査（S）を行うことを重要視したサイクルで，リハビリテーションマネジメントで活用されている．

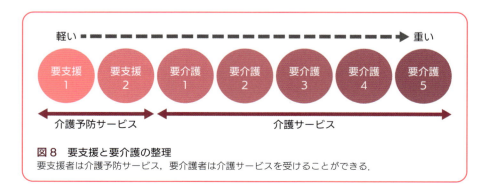

図8 要支援と要介護の整理
要支援者は介護予防サービス，要介護者は介護サービスを受けることができる．

4　地域活動の実践

表9　SPDCAサイクル

| SPDCA | 内　容 |
|---|---|
| S：調査（Survey） | 利用者の心身機能，生活機能，住環境等を調査する．特に日常生活活動を把握することは重要で，入浴や排泄，移動等の基本的日常生活活動だけでなく，金銭管理や電話対応等の手段的日常生活活動も調査する． |
| P：計画（Plan） | 調査結果をもとに，利用者の能力やニーズに応じたリハビリテーションの目標（短期・長期）や計画を立てる． |
| D：実行（Do） | リハビリテーション実施計画に基づいて，実際にリハビリテーションを提供する． |
| C：評価（Check） | リハビリテーション実施前の心身機能，生活機能と比較するために実施前と同じ評価バッテリーを用いて評価を実施する． |
| A：改善（Action） | リハビリテーション実施計画で立てた目標の達成状況を確認し，評価で得られた情報をもとにサービス提供内容を見直す． |

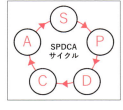

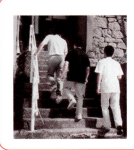

図9　屋外での階段昇降指導場面
行動範囲を把握し，必要に応じて屋外でのリスクマネジメントも必要である．

※26　共有化された目的をもつ複数の人および機関（非専門職も含む）が，単独では解決できない課題に対して，主体的に協力関係を構築し，目的達成に向けて取り組む相互関係の過程[3]．

※27　他人による外力，意識消失，脳卒中等により突然発症した麻痺，てんかん発作によることなく，不注意によって，人が同一平面あるいはより低い平面へ倒れること[4]．

マネジメントする制度である．利用者にとっては良質なサービスを受けることができ，サービスを提供する側は加算が受けられるため，両者にとってメリットのある制度といえる．SPDCAサイクルが円滑に行えるよう，医師，スタッフ間，他の事業所，利用者・家族との情報共有を含めた連携[※26]が重要となる．

### 3）リスクマネジメント

利用者が安全に在宅生活を送るためには，リスクマネジメントにも目を向けなければいけない．起こりやすいリスクとしては，不注意や環境因子が要因となるリスクや，身体症状として現れるリスクがある．不注意や環境因子が要因となるリスクは，**転倒**[※27]，**誤飲**，溺水等が起こりやすく，それらのリスクを予防するためには心身機能に応じた指導や住環境の整備が必要となる．転倒に関しては，屋内だけでなく屋外でも発生する危険性が高いため，屋外も含めた行動範囲を把握したうえで指導しなければいけない（図9）．身体症状として現れるリスクとしては，**高血圧，チアノーゼ**，顔面蒼白，冷汗，胸痛，息切れ，意識消失，低血糖，疲労等数多くの異常が挙げられるが，利用者の疾患や経過を訪問前に確認しておき，症状に合わせた**運動中止基準**や活動制限を指導することも必要である．また，過度なストレス，低栄養状態，薬物摂取量の間違い等，増悪因子になる事象が生じていないか注意深く観察することも忘れてはならない．

# 第8章 地域活動のマネジメント

## 5 行政の立場から

(久保かおり)

### 1）地域活動の支援を行う際に必要な視点および力量

　介護保険事業の中で自立支援の取り組みが推進され，理学療法士も地域活動に参画する機会が増えている．支援を必要とする高齢者や認知症高齢者の増加に対応していくため，理学療法士が地域活動の支援を行う際は，地域づくりに向けて以下のような視点と力量を身に付ける必要がある．

#### ①対象者を取り巻く関係者にリハビリテーションの視点を伝える

　理学療法士が退院前調整や地域ケア個別会議等に参加する際には，対象者の身体機能だけに着目するのではなく，活動や参加に向けた助言や提案等を行う必要がある．なぜなら，退院後の在宅生活支援を引き継ぐケアマネジャー等は運動器の専門家ではないため，対象者が「できない」と言うと今後の改善の見込み等がわからず，サービスで補うケアプランを作成してしまうことがあるからである．

　理学療法士は，生活機能評価，予後予測，疾病特性をふまえ，リハビリテーションの視点（その人らしい暮らしの再構築）で本人と関係者に助言・提案等を行うことが大切である．

#### ②地域づくりによる介護予防を行う

　住民運営の通いの場で行う介護予防活動では，人とのつながりが生まれ，自助[※28]・互助[※29]・共助[※30]・公助[※31]の意識の醸成，地域づくりにつながることもある．

　理学療法士が地域住民の活動支援（地域のサロン等に出向いて健康づくりに関する講話や介護予防体操を紹介する等）を行う際には，体操の指導者になるのではなく，住民の身体機能やグループの意向・特性等をふまえ，目指す方向を定めて地域活動の支援を行う．そして，支援を通じて住民の意欲を引き出し，住民が主体的に運営し継続実施できるよう，側面的なアプローチに転換していく．理学療法士は，主役（体操の先生）ではなく黒子となり，地域住民にワザ（技術）を伝え，主体性を引き出す役割を担うことが重要である．

　理学療法士が地域活動に参画して自立支援を行うことで，地域住民の生活の質の向上を図るとともに，地域住民や関係機関とのつながりを深め，地域の力を高めることもできる．

### 2）地域共生社会の構築へ向けた地域リハビリテーションの重要性

　支援を必要とする高齢者や認知症高齢者が増える中で，地域リハビリテーション（障がいのある子どもや成人・高齢者とその家族が，住み慣れたところで，一生安全に，その人らしくいきいきとした生活ができるよう，保健・医療・福祉・介護及び地域住民を含め生活にかかわるあらゆる人々や機関・組織がリハビリテーションの立場から協力し合って行う活動のすべて)[3]が必要である．

　地域リハビリテーションの推進は，重層的支援体制の整備[※32]，地域包括ケアシステム（住み慣れた地域で自分らしく暮らし続けられる社会を目指すしくみ），地

---

※28　他人の力によらず，当事者である本人の力で課題を解決すること．

※29　当事者の周囲にいる近しい人が，自身の発意により手を差し伸べること．

※30　地域や市民レベルでの支え合い．システム化された支援活動．

※31　行政による支援．さまざまな公的サービスにより，個人では解決できない生活諸問題に対処すること．制度や法律．

4　地域活動の実践

※32　既存の相談支援等の取り組みを活かしつつ、地域住民の複雑化・複合化した支援ニーズに対応する包括的な支援体制を構築するため、相談支援、参加支援、地域づくりを一体的に実施すること．

域共生社会（地域住民，地域の多様な主体が参画し，世代や分野を超えてつながることで，住民一人ひとりの暮らしと生きがい，地域をともに創っていく社会）の構築に寄与する．

### 3）参考：北九州市の取り組み紹介

　北九州市では，市民のニーズに応じた質の高い相談支援を行うことができるよう，医療機関等の協力を得て地域リハビリテーション支援拠点の設置，協力機関の登録を行っている．それによりリハビリテーションに関わる事業を一体的かつ効果的に実施するとともに，リハビリテーション関係者の連携強化を推進している（図10）．

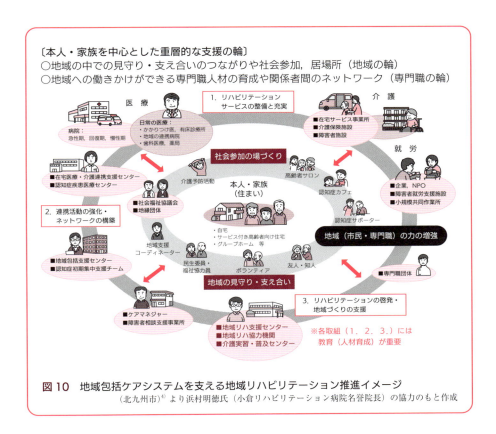

図10　地域包括ケアシステムを支える地域リハビリテーション推進イメージ
（北九州市）[4] より浜村明徳氏（小倉リハビリテーション病院名誉院長）の協力のもと作成

(159)

## 6 災害時支援のマネジメント

(日野敏明)

大規模災害とは，表10の自然現象（自然災害）や人為的な原因（人的災害）によって，被害が広範囲にわたり復興までに長時間を要し，被災地の努力だけでは解決不可能なほど著しく人命や社会機能，生活機能が障害される事態を指す[1]．

### 1）日本における自然災害

日本は，地形，地質，気象等の自然条件から，諸外国に比べて台風，大雨，大雪，洪水，土砂災害，地震，津波，火山噴火等の自然災害が発生しやすい国土である．近年では平成28年熊本地震，平成30年7月豪雨，令和元年東日本台風，令和2年7月豪雨，令和3年1月大雪，令和4年9月の台風，令和6年1月能登半島地震，令和6年9月能登半島豪雨等，ここ数年ほぼ毎年のように大規模災害が発生している[2]．

### 2）災害のフェーズに合わせたリハビリテーション支援

災害[※33]が発生した場合，発災直後からの経時的状況の変化に対応した支援が必要となる（図11）．被災地における理学療法では，まず不動状態による廃用症候群を離床と歩行によって進行させないことが求められる[3]．

大規模災害リハビリテーション支援関連団体協議会（Japan Rehabilitation Assistance Team：JRAT）は，災害弱者や新たな社会参加制約者，あるいは被災高齢者等の生活不活発病および災害関連死等を予防するために，リハビリテーション医療・医学の視点から関連専門職が組織的に支援を展開し，被災者・要配慮者等の早期自立生活の再建・復興を目指している[※34]（図12）．

①被災混乱期（発災後72時間／第1期）：ライフラインおよび交通網・情報網の破綻，行政・医療・介護機能の破綻・混乱状況がみられる時期[4]．

②応急修復期（4日目〜1か月／第2期）：破綻したライフライン，主な交通網，情報網の修復・復活により指示や命令系統が整備され，外部からの支援がスムーズに実施されるようになり[4]，リハビリテーショントリアージとして避難所の住環境の評価と整備，動きやすい居住環境のアドバイスや応急的環境整備，避難所支援物資の適切な選定と設置（段ボールベッド等）が開始される時期．

③復旧期（2か月目〜6か月／第3期）：避難所の集約化，二次避難所，福祉避難

※33 災害対策基本法によると，暴風，豪雨，豪雪，洪水，高潮，地震，津波，噴火その他の異常な自然現象または大規模な火事もしくは爆発，その他その及ぼす被害の程度において，これらに類する政令で定める原因により生じる被害をいう．

※34 第1期：初動対応，第2期：応急対応，第3期：生活始動，第4期：地域生活支援の視点で対応する．

表10　自然災害と人的災害

| 分類 | 具体例 |
| --- | --- |
| 自然災害 | 台風，大雨，大雪，洪水，土砂災害，地震，津波，火山噴火等 |
| 人的災害 | 火災，事故（航空機の墜落事故・建造物の崩落事故・交通事故等），テロ，環境汚染等 |

(井上，2012)[1]

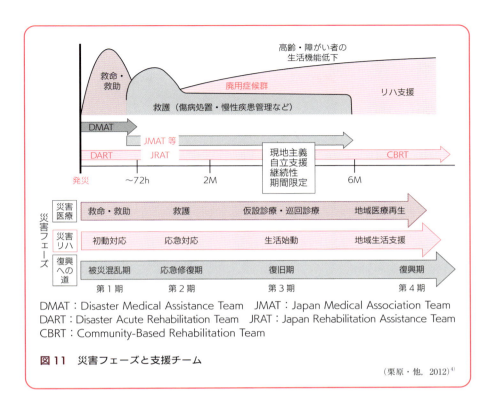

**図11** 災害フェーズと支援チーム

(栗原・他，2012)[4]

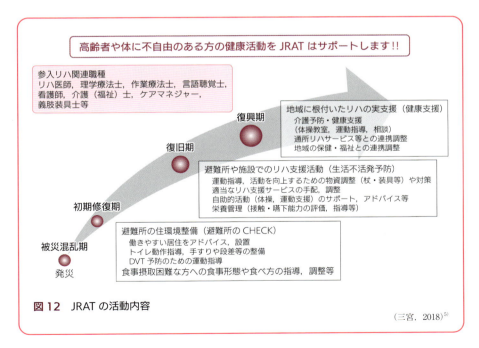

**図12** JRATの活動内容

(三宮，2018)[5]

所への移行や運営, 仮設住宅生活が始まり[4]避難所や施設でのリハビリテーション支援活動として生活不活発病（身体や認知機能の低下, 呼吸・循環器疾患, 深部静脈血栓症等）の予防が必要となる時期.

④**復興期（その後／第4期）**：避難所生活から仮設住宅への移行が完了し, 地域生活の安定・維持・向上を目指した新たな街づくりへと復興し[4]地域に根づいた健康支援等が必要な時期.

災害時には JRAT の他に, 災害派遣医療チーム（Disaster Medical Assistance Team：DMAT）, 日本医師会災害医療チーム（Japan Medical Association Team：JMAT）, 早期からの活動チーム（Disaster Acute Rehabilitation Team：DART）, 心のケアチーム等, さまざまな団体による支援活動が行われる. 急激な環境の変化による外的要因（物的環境）への対策と, 二次的に起こる内的要因（身体・精神）の発生の予防が重要である. 混乱した初期の避難所では優先順位を決めてできることからスピード感をもって始めることも大切である[5].

### 3) 災害時の理学療法士の役割

災害時における理学療法士の役割は, 理学療法を基盤とした支援を行うことである. 初期には, **生活不活発**にならないための栄養状態の維持・改善, **深部静脈血栓症等**の合併症予防, 避難所・仮設住宅等における住環境整備を行う. 復旧・復興では, 引き続き環境調整のもと, 生活不活発病からの回復, 歩行能力の維持・改善等, 身体要因へのアプローチに関する活動と参加を促す[5,6].

# 第9章

## 理学療法に関連する法律と制度

第9章 理学療法に関連する法律と制度

# 医療を支える法律・制度の基礎知識

（橋元　隆）

## 1 社会保障制度

　社会保障制度とは，国民個人の責任や努力のみでは対応できないリスクに対し，国民の「安心」「安定」を支えるセーフティネットである[※1]．**社会保険**[※2]，**公的扶助**，**保健医療**，**公衆衛生**，**社会福祉**から構成され（**図1**），国，都道府県，市町村それぞれが役割を担い連携しながら実施している．地域における役割分担として「自助・互助・共助・公助」が挙げられる．この考え方は地域包括ケアシステムの基盤となっている．

※1　現在，日本の人口構造や家族構成，就労形態，経済・財政動向等，社会保障の基盤をなす要素が変化しているため，社会保障制度の見直し（給付と負担）が強力に進められている．

※2　本来"保険"とは，疾病や負傷等，社会生活上のさまざまなリスクに備えて，そのリスクを負う可能性がある人々が少しずつお金を出し合い（負担），リスクが現実化したときに大きな保障（給付）を得る仕組みである．社会保険制度とは，この仕組みの保険者（主催者）が国や公共機関である場合である．

社会保障制度は，国民の「安心」や生活の「安定」を支えるセーフティネット．社会保険，社会福祉，公的扶助，保健医療・公衆衛生からなり，人々の生活を生涯にわたって支えるものである．

**①社会保険（年金・医療・介護）**
国民が病気，けが，出産，死亡，老齢，障害，失業など生活の困難をもたらすいろいろな事故（保険事故）に遭遇した場合に一定の給付を行い，その生活の安定を図ることを目的とした強制加入の保険制度
- 病気やけがをした場合に誰もが安心して医療にかかることのできる医療保険
- 老齢・障害・死亡等に伴う稼働所得の減少を補填し，高齢者，障害者および遺族の生活を所得面から保障する年金制度
- 加齢に伴い要介護状態となった者を社会全体で支える介護保険　等

**②社会福祉**
障害者，母子家庭など社会生活をするうえでさまざまなハンディキャップを負っている国民が，そのハンディキャップを克服して，安心して社会生活を営めるよう，公的な支援を行う制度
- 高齢者，障害者等が円滑に社会生活を営むことができるよう，在宅サービス，施設サービスを提供する社会福祉
- 児童の健全育成や子育てを支援する児童福祉　等

**③公的扶助**
生活に困窮する国民に対して，最低限度の生活を保障し，自立を助けようとする制度
- 健康で文化的な最低限度の生活を保障し，その自立を助長する生活保護制度

**④保健医療・公衆衛生**
国民が健康に生活できるようさまざまな事項についての予防衛生のための制度
- 医師その他の医療従事者や病院等が提供する医療サービス
- 疾病予防，健康づくり等の保健事業
- 母性の健康を保持，増進するとともに，心身ともに健全な児童の出生と育成を増進するための母子健康
- 食品や医薬品の安全性を確保する公衆衛生
等

※これらの分類は，昭和25年および昭和37年の社会保障制度審議会の勧告に沿った分類に基づいている．

**図1　社会保障制度とは**

（厚生労働省）[1]より改変

1 医療を支える法律・制度の基礎知識

 医療法

「**医療法**」は，医療を受ける者の利益の保護および良質かつ適切な医療を効率的に提供する体制の確保を図り，国民の健康の保持に寄与することを目的としている（医療法第1条）．その代表的内容と項目を**表1**に示す．

 医療圏

医療の整備を図るために，都道府県が設定する地域的単位を**医療圏**という．地理的区域・医療の内容によって一次から三次医療圏まで設定されている（**表2**）．

**表1 医療法の代表的内容と項目**

| 内容と項目 | 備考 |
|---|---|
| 第1条の2　医療提供施設の定義<br>病院，診療所，介護老人保健施設，調剤を実施する薬局その他の医療を提供する施設を医療提供施設とする | |
| 第1条の4　医師等の業務<br>医療の担い手は，医療の提供にあたり，適切な説明を行い，医療を受ける者の理解を得るように努めなければならない<br>（努力義務） | インフォームド・コンセントの促進 |
| 第1条の5，第4条　医療提供施設の種類 | |
| 第7条　病床の種類<br>病院病床は，一般，精神，感染症，結核および療養病床の5つに分けられる | |
| 第30条の4　医療計画<br>都道府県は，医療提供体制確保のための基本方針に則し，地域の実情に応じて医療計画を定める | |

**表2 医療圏区域と医療の内容**

| 医療圏 | 地理的区域 | 医療の内容 |
|---|---|---|
| 一次医療圏 | （市町村）<br>規定はない | プライマリケア<br>通常の傷病の外来診断・治療・健康管理・紹介等 |
| 二次医療圏 | 広域市町村[※1]<br>2018年規定<br>人口30万人程度の日常生活圏 | 一般の医療需要（入院医療），特殊外来医療 |
| 三次医療圏 | 都道府県[※2] | 特殊な医療需要，先進的・高度専門医療，特殊医療機器の配備． |

※1　病院の病床の整備を図るべき地域的単位としての区域．都道府県保健所の所管区域は二次医療圏を参酌して定める．（実際は各県人口が異なるため，規模にばらつきがある）
※2　特殊な医療を提供する病院の病床の整備を図るべき地域的単位

第9章 理学療法に関連する法律と制度

# 2 医療保険制度

（橋元　隆）

## 1 医療保険とは？

医療保険は，**医療保障制度**（国民が必要な医療を効果的に受けられることを保障する制度）のひとつで（**図2**），病気やけがで医療が必要になった際に，被保険者が出し合ったお金から医療費の一部が支払われる制度である[※3]．日本では，すべての国民が医療保険に加入し保障を受けられる「**国民皆保険**」が1961年に実現された[※4]．**表3**に医療保険の種類とその概要を示す．

※3　公的医療保険は，1922年に施行された健康保険法であり，1927年からそのサービスが開始された．これがいわゆる職域保険の始まりである．

※4　日本の医療保険制度の特徴は，「国民皆保険制度・現物給付（医療サービス）・社会保険方式」である．

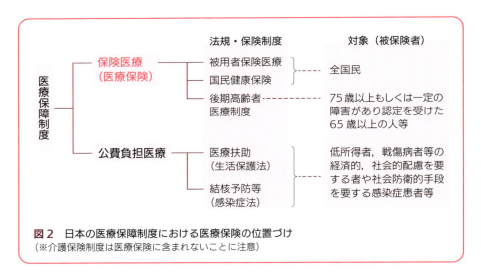

**図2** 日本の医療保障制度における医療保険の位置づけ
（※介護保険制度は医療保険に含まれないことに注意）

**表3** 医療保険の種類とその対象

| 制度 | | 被保険者 | 保険者 | 法規 | 保険料の負担 |
|---|---|---|---|---|---|
| 被用者保険 | 健康保険 | 主に中小企業のサラリーマン | 全国健康保険協会（協会けんぽ） | 健康保険法 | 事業主と被保険者 |
| | | 主に大企業のサラリーマン | 健康保険組合（組合けんぽ） | | |
| | 船員保険 | 船員 | 全国健康保険組合 | 船員保険法 | |
| | 共済保険 | 公務員、私立学校職員 | 各共済組合 | 各共済組合法 | |
| 国民健康保険（国保） | | 特定業種（医歯薬，弁護士，酒屋等）自営業者 | 国民健康保険組合 | 国民健康保険法 | 世帯主 |
| | | 上記以外の一般住民 | 都道府県市町村（特別区） | | |
| 後期高齢者医療制度 | | 75歳以上および65〜74歳で一定の障害がある者 | 後期高齢者医療広域連合 | 高齢者医療確保法 | 加入者 |

## 保険医療機関

医療法で規定される医療施設の分類を図3, 4に示す.

**保険医療機関**とは, 医療施設のうち公的な医療保険に基づいて保険診療を行う病院・診療所をさし, 健康保険法等の規定により厚生労働大臣から指定される (図5). 国民は, 保険医療機関の窓口で健康保険証を提出することにより保険診療を受けることができる (2024年12月以降, 健康保険証は新規発行されなくなり, マイナ保険証または資格確認書の利用に移行した).

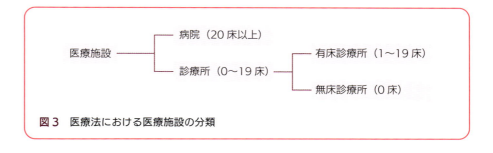
**図3** 医療法における医療施設の分類

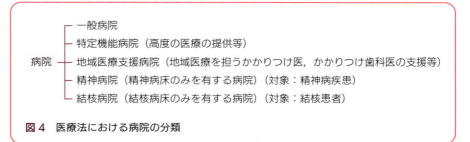
**図4** 医療法における病院の分類

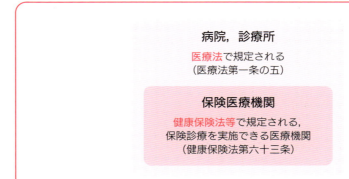
**図5** 保険医療機関の位置づけ

第 9 章　理学療法に関連する法律と制度

## 保険診療の流れ

被保険者（患者）は，あらかじめ医療保険者に対して保険料を支払っておくことによって，保険医療機関等を受診した際に窓口で支払う自己負担額が医療費（医療機関にとっての診療報酬）の1〜3割負担となる．残りの費用は健康保険証を発行している医療保険者が支払うことになる（図6）．

## 診療報酬

診療報酬は，医療行為（診察，治療，処方等）への対価として医療機関に支払われるもので，厚生労働大臣が定めた保険点数（1点＝10円）を足し合わせて算出される[※5]．医科・歯科・薬科，入院費・外来費等に細分化されており，全国どこの医療機関で受診しても同じ価格である．疾患別リハビリテーション料の点数等を表4に示す．

※5　診療報酬は2年ごと，介護報酬は3年ごとに改正される．2024年は診療報酬と介護報酬の同時改正年（6年ごと）であった．

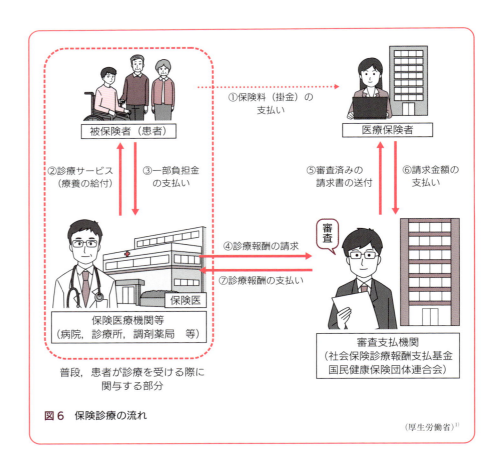

図6　保険診療の流れ

（厚生労働省)[1]

## 2 医療保険制度

## 5 施設基準

施設基準とは，保険医療機関の機能や設備，診療体制，安全面やサービス面等の基準であり，一部の保険診療報酬の算定要件として定められている．

疾患別リハビリテーション料に関する施設基準を表5に示す．

#### 表4 疾患別リハビリテーション料の概要

| 項目名 | 点数 | 実施時間 | 標準的算定日数 | 対象疾患（抜粋） |
|---|---|---|---|---|
| 心大血管疾患リハビリテーション料 | 心大血管疾患リハビリテーション料（Ⅰ） 205点<br>心大血管疾患リハビリテーション料（Ⅱ） 125点 | 1単位20分 | 150日 | ○急性心筋梗塞，狭心症，開心術後，大血管疾患，慢性心不全で左室駆出率40%以下 等 |
| 脳血管疾患等リハビリテーション料 | 脳血管疾患等リハビリテーション料（Ⅰ） 245点<br>脳血管疾患等リハビリテーション料（Ⅱ） 200点<br>脳血管疾患等リハビリテーション料（Ⅲ） 100点 | 1単位20分 | 180日 | ○脳梗塞，脳腫瘍，脊髄損傷，パーキンソン病，高次脳機能障害 等 |
| 廃用症候群リハビリテーション料 | 廃用症候群リハビリテーション料（Ⅰ） 180点<br>廃用症候群リハビリテーション料（Ⅱ） 146点<br>廃用症候群リハビリテーション料（Ⅲ） 77点 | 1単位20分 | 120日 | ○急性疾患等に伴う安静による廃用症候群 |
| 運動器リハビリテーション料 | 運動器リハビリテーション料（Ⅰ） 185点<br>運動器リハビリテーション料（Ⅱ） 170点<br>運動器リハビリテーション料（Ⅲ） 85点 | 1単位20分 | 150日 | ○上・下肢の複合損傷，脊椎損傷による四肢麻痺，運動器の悪性腫瘍 等 |
| 呼吸器リハビリテーション料 | 呼吸器リハビリテーション料（Ⅰ） 175点<br>呼吸器リハビリテーション料（Ⅱ） 85点 | 1単位20分 | 90日 | ○肺炎・無気肺，肺腫瘍，肺塞栓，慢性閉塞性肺疾患であって重症度分類Ⅱ以上の状態 等 |

（厚生労働省）[2] より改変

#### 表5 疾患別リハビリテーション料に関する施設基準

| 項目名 | | 医師[※1] | 療法士全体 | 理学療法士（PT[※2]） | 作業療法士（OT[※2]） | 言語聴覚士（ST[※2, ※3]） | 専有面積（内法による） | | 器械・器具器具備 |
|---|---|---|---|---|---|---|---|---|---|
| 心大血管疾患リハビリテーション料 | （Ⅰ） | 循環器科または心臓血管外科の医師が実施時間帯に常時勤務 専任常勤1名以上 | ― | 専従常勤PTおよび専従常勤看護師合わせて2名以上等 | 必要に応じて配置 | ― | 病院 30m² 以上<br>診療所 20m² 以上 | | 要 |
| | （Ⅱ） | 実施時間帯に上記の医師および経験を有する医師（いずれも非常勤を含む）1名以上勤務 | ― | 専従のPTまたは看護師いずれか1名以上 | | | | | |
| 脳血管疾患等リハビリテーション料 | （Ⅰ） | 専任常勤2名以上[※4] | 専従事者合計10名以上[※4] | 専従常勤PT 5名以上[※4] | 専従常勤OT 3名以上[※4] | （言語聴覚療法を行う場合）専従常勤ST 1名以上[※4] | 160m² 以上[※4] | （言語聴覚療法を行う場合）専用室（8m² 以上）1室以上 | 要 |
| | （Ⅱ） | 専任常勤1名以上 | 専従事者合計4名以上[※4] | 専従常勤PT 1名以上 | 専従常勤OT 1名以上 | | 病院 100m² 以上<br>診療所 45m² 以上 | | |
| | （Ⅲ） | 専任常勤1名以上 | 専従の常勤PT，常勤OTまたは常勤STのいずれか1名以上 | | | | 病院 100m² 以上<br>診療所 45m² 以上 | | |
| 廃用症候群リハビリテーション料 | （Ⅰ）〜（Ⅲ） | 脳血管疾患等リハビリテーション料に準じる | | | | | | | |
| 運動器リハビリテーション料 | （Ⅰ） | 専任常勤1名以上 | 専従常勤PTまたは専従常勤OT合わせて4名以上 | | | | 病院 100m² 以上<br>診療所 45m² 以上 | | 要 |
| | （Ⅱ） | | 専従常勤PT2名または専従常勤OT2名以上あるいは専従常勤PTおよび専従常勤OT合わせて2名以上 | | | | | | |
| | （Ⅲ） | | 専従常勤PTまたは専従常勤OT1名以上 | | | | 45m² 以上 | | |
| 呼吸器リハビリテーション料 | （Ⅰ） | 専任常勤1名以上 | 専従常勤PT1名を含む常勤PT，常勤OTまたは常勤ST合わせて2名以上 | | | | 病院 100m² 以上<br>診療所 45m² 以上 | | 要 |
| | （Ⅱ） | | 専従常勤PT，専従常勤OTまたは上記ST1名以上 | | | | 45m² 以上 | | |

※1 常勤医師は，週3日以上かつ週22時間以上の勤務を行っている複数の非常勤医師を組み合わせた常勤換算でも配置可能
※2 常勤PT・常勤OT・常勤STは，週3日以上かつ週22時間以上の勤務を行っている複数の非常勤職員を組み合わせた常勤換算でも配置可能（ただし，2名以上の常勤職員が要件のものについて，常勤職員が配置されていることとみなすことができるのは，一定の人数まで）
※3 言語聴覚士については，各項目で兼任可能
※4 脳血管疾患等リハビリテーション料（Ⅰ）において，言語聴覚療法のみを実施する場合は，上記規定によらず，以下を満たす場合に算定可能
　○医師：専任常勤1名以上　○専従常勤ST3名以上（※2の適用あり）　○専用室および器械・器具の具備あり
　また，脳血管疾患等リハビリテーション料（Ⅱ）について，言語聴覚療法のみを実施する場合，以下を満たす場合に算定可能
　○医師：専任常勤1名以上　○専従常勤ST2名以上（※2の適用あり）　○専用室および器械・器具の具備あり

（厚生労働省）[2] より改変

# 3 介護保険制度

（橋元　隆）

## 1 制度の概要と対象者

　　介護保険制度は，介護を社会全体で支えることを目的として 2000 年に創設された．健康保険や年金保険等と同じ社会保険方式により，給付と負担の関係を明確なものとしている．介護保険への加入は **40 歳以上**が対象である．保険者は市町村で，被保険者は 65 歳以上の**第 1 号被保険者**と 40〜64 歳までの**第 2 号被保険者**とに分けられる（**表 6, 7**）．なお，介護を要する状態になった原因が**表 7** に示す特定疾病以外（たとえば交通事故）の場合は，介護保険制度ではなく障害者総合支援法等に基づく社会参加制約者福祉の対象となる．

表6　介護保険の被保険者

| | 65 歳以上の人<br>（第 1 号被保険者） | 40〜64 歳の人<br>（第 2 号被保険者） |
|---|---|---|
| 対象者 | 65 歳以上の人 | 40 歳以上 65 歳未満の健保組合，全国健康保険協会，市町村国保等の医療保険加入者<br>（40 歳になれば自動的に資格を取得し，65 歳になるときに自動的に第 1 号被保険者に切り替わる） |
| 受給要件 | ・要介護状態<br>・要支援状態 | ・要介護（要支援）状態が，老化に起因する疾病（特定疾病　※**表 7** 参照）による場合に限定 |
| 保険料の徴収方法 | ・市町村と特別区が徴収（原則，年金からの天引き）<br>・65 歳になった月から徴収開始 | ・医療保険料と一体的に徴収<br>・40 歳になった月から徴収開始 |

（厚生労働省）[1] より改変

表7　第 2 号被保険者が給付対象となる 16 の特定疾病

①がん（がん末期）
②関節リウマチ
③筋萎縮性側索硬化症
④後縦靱帯骨化症
⑤骨折を伴う骨粗鬆症
⑥初老期における認知症
⑦進行性核上性麻痺，大脳皮質基底核変性症およびパーキンソン病
⑧脊髄小脳変性症
⑨脊柱管狭窄症
⑩早老症
⑪多系統萎縮症
⑫糖尿病性神経障害，糖尿病性腎症および糖尿病性網膜症
⑬脳血管疾患
⑭閉塞性動脈硬化症
⑮慢性閉塞性肺疾患
⑯両側の膝関節または股関節に著しい変形を伴う変形性関節症

（厚生労働省）[2]

## 2 要介護認定

　介護サービスを受けるには，市区町村の窓口に申請をして要介護認定を受ける必要がある（**図7**）．要介護認定区分は，対象者の1日当たりの「**介護にかかる手間**」を時間に換算し，段階づけしたものである[※6]（**図8, 9**）．認定区分は，**要介護**度が1～5段階の5段階，**要支援**が1と2の2段階に区分され，有効期間は原則として**6か月**である（障害者自立支援制度に基づく障害支援区分の有効期間は一律36か月である）．サービスを継続するためには更新手続きが必要となる．

※6　要介護1と要支援2の「介護にかかる手間」は同じ時間（32分以上50分未満）であるが，要支援2に該当するものは，第一次判定で要介護1と判定されたもので，認定審査会において認知症の程度・症状の安定性・廃用性の程度のいずれにも問題がなければ予防給付サービスに適するとして要支援2と判定される（**図9**）．

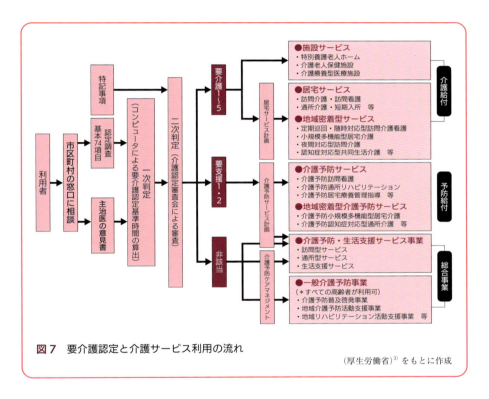

**図7　要介護認定と介護サービス利用の流れ**

（厚生労働省）[3] をもとに作成

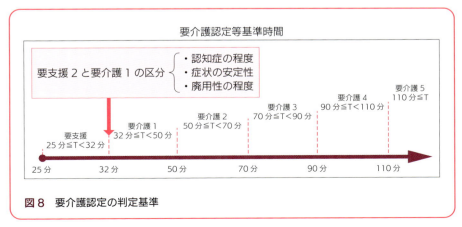

**図8　要介護認定の判定基準**

※7 ケアプランの作成やサービス事業者との調整を行う介護保険に関するスペシャリストで，介護保険法に規定されている．居宅介護支援事業所に所属して，要介護1以上の方の介護支援を行う居宅ケアマネジャー，老人ホーム等の施設に所属する施設ケアマネジャーがいる．ケアマネジャーの資格試験を受けるには，一定の職種で5年以上かつ900日以上の勤務実績がなければならない．一定の職種とは「規定の国家資格」「生活相談員」「支援相談員」「相談支援専門員」「主任相談支援員」のいずれかである．規定の国家資格には，医師，看護師，理学療法士，作業療法士等が該当する．現在，多い基礎的職種は介護福祉士で約6割を占めている．

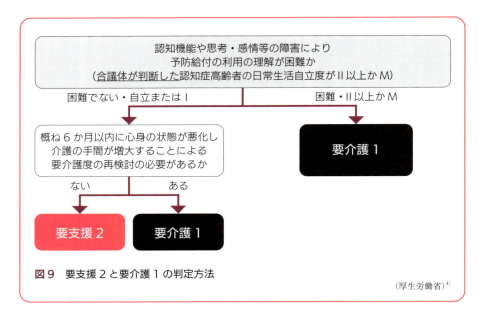

図9　要支援2と要介護1の判定方法

（厚生労働省）[4]

## 3 介護サービスの種類

要介護者には**介護給付サービス**が，要支援者には**予防給付サービス**が，すべての高齢者に**介護予防・日常生活支援総合支援事業**が提供される（**表8**）．介護保険制度における福祉用具の貸与，購入費支給の対象を**表9，10**に，住宅改修費の支給対象となる工事を**表11**に示す．

## 4 サービス計画と費用負担

該当する区分に応じた支給限度の範囲で，利用者に適した予防，あるいは介護サービスが提供される．介護保険の特徴は，従来の福祉の措置という制度から保険という契約への転換であり，サービスの選択権・決定権は利用者にある点である．サービスの利用にあたっては，多くの場合，**介護支援専門員（ケアマネジャー）**[※7]との相談で**サービス計画（ケアプラン）**が立てられる．本人や家族がケアプランを立ててもよい．介護予防サービスにおけるサービス計画は，地域包括支援センターの介護支援専門員が作成することになっている．

計画に沿って利用したサービスの原則1割（一定以上の所得者は2〜3割）を自己負担する[※8]．

※8 区分別支給限度額：在宅サービスで利用できる支給限度額は，要支援1（月当たり約50,000円）〜要介護5（月当たり約360,000円）と区分別，あるいは地域加算等で異なる．

3 介護保険制度

表8　介護サービスの種類

| | 都道府県・政令市・中核市が指定・監督を行うサービス | | 市町村が指定・監督を行うサービス |
|---|---|---|---|
| 予防給付 | ●介護予防サービス | | ●地域密着型介護予防サービス |
| | <訪問サービス><br>・介護予防訪問入浴介護<br>・介護予防訪問看護<br>・介護予防訪問リハビリテーション<br>・介護予防居宅療養管理指導 | <通所サービス><br>・介護予防通所リハビリテーション | ・介護予防認知症対応型通所介護<br>・介護予防小規模多機能型居宅介護<br>・介護予防認知症対応型共同生活介護<br>（グループホーム） |
| | ・介護予防特定施設入居者生活介護<br>・介護予防福祉用具貸与<br>・特定介護予防福祉用具販売 | <短期入所サービス><br>・介護予防短期入所生活介護<br>（ショートステイ）<br>・介護予防短期入所療養介護 | ●介護予防支援 |
| 介護給付 | ●居宅介護サービス | | ●地域密着型介護サービス |
| | <訪問サービス><br>・訪問介護<br>・訪問入浴介護<br>・訪問看護<br>・訪問リハビリテーション<br>・居宅療養管理指導 | <通所サービス><br>・通所介護<br>（デイサービス）<br>・通所リハビリテーション | ・定期巡回・随時対応型訪問介護看護<br>・夜間対応型訪問介護<br>・地域密着型通所介護<br>・認知症対応型通所介護<br>・小規模多機能型居宅介護<br>・認知症対応型共同生活介護<br>（グループホーム） |
| | ・特定施設入居者生活介護<br>・福祉用具貸与（表9）<br>・特定福祉用具販売（表10） | <短期入所サービス><br>・短期入所生活介護<br>（ショートステイ）<br>・短期入所療養介護 | ・地域密着型特定施設入居者生活介護<br>・地域密着型介護老人福祉施設入所者生活介護<br>・複合型サービス<br>（看護小規模多機能型居宅介護） |
| | ●施設サービス | | ●居宅介護支援 |
| | ・介護老人福祉施設<br>・介護老人保健施設<br>・介護療養型医療施設<br>・介護医療院 | | |
| その他 | ・住宅改修<br>・介護予防・日常生活支援総合支援事業 | | |

（厚生労働省）[5] をもとに作成

表9　福祉用具貸与の対象

①車椅子[*1]
②車椅子付属品[*1]
③特殊寝台[*1]
④特殊寝台付属品[*1]
⑤床ずれ防止具[*1]
⑥体位変換器[*1]
⑦手すり
⑧スロープ
⑨歩行器
⑩歩行補助杖
⑪認知症老人徘徊感知機器[*1]
⑫移動用リフト[*1, 2]
⑬自動排泄処理装置[*3]

＊1　原則として要支援1・2，要介護1には利用が認められない．
＊2　移動用リフトの吊り具の部分は「福祉用具購入」の対象となる．
＊3　原則として要介護4・5の対象となる．

（厚生労働省）[5] をもとに作成

表10　福祉用具購入費の支給対象

①腰掛便座
②自動排泄処理装置の交換可能部品
③入浴補助用具
④簡易浴槽
⑤移動用リフトの吊り具の部分
⑥排泄予測支援機器[*1]

支給限度額は，年間10万円．支給限度額の範囲内で1割または2割が自己負担となる．
＊1　2022年4月より保険適用．

（厚生労働省）[5] をもとに作成

173

表11　住宅改修費の支給となる工事

| ①手すりの取り付け |
| ②段差の解消 |
| ③滑りの防止および移動の円滑化等のための床または通路面の材料の変更 |
| ④引き戸等への扉の取り替え |
| ⑤洋式便器等への便器の取り替え |
| ⑥その他，これらの住宅改修に付帯して必要となる工事 |

支給限度額は，要支援・要介護区分にかかわらず定額20万円まで．
ただし，要介護状態区分が3段階上昇したり，転居した場合は再度20万円までの支給限度基準額が設定される．

(厚生労働省)[6]をもとに作成

## 入所サービス

　介護特別養護老人施設の入所要件は，原則として要介護3以上となっている（認知症がある際には要介護1・2でも入所可能）．介護保険の対象となる入所サービス施設を介護保険施設と称し，介護老人保健施設・介護老人福祉施設，介護療養型医療施設，介護医療院がそれにあたる．この4施設の相違点を示す（**表12**）．

## 介護予防・日常生活支援総合事業

　介護予防・日常生活支援総合事業は，市町村が中心となって，住民等による多様なサービスや地域の支え合い体制を充実させる事業である．**介護予防・生活支援サービス事業**（訪問型・通所型・生活支援・介護予防ケアマネジメント）と，**一般介護予防事業**（介護予防把握・介護予防普及啓発・地域介護予防活動支援・一般介護事業評価・地域リハビリテーション活動支援）の2つに分けられる．健康づくり・介護予防としての運動器機能向上，栄養改善指導，口腔ケア，認知症予防，尿失禁予防プログラム等，それぞれの単独事業ではなく，複数のプログラムを同時に開催し，その成果の報告を含めた事業評価が多くの地域で実施されている．

## 介護保険と理学療法士

　急性期から回復期，そして居宅（訪問リハビリテーションや通所リハビリテーション）や施設（入所リハビリテーション），さらには地域における介護予防・健康づくりへの参画と，専門職としてサービス提供に関与することは当然である．さらに，制度上のさまざまな行政との関わりをもった委員としての役割がある．たとえば，介護認定調査員（市町村からの委嘱），介護支援専門員（介護サービス計画の作成：実務経験5年以上で受験資格，取得後実務経験と更新が必要），介護認定審査会委員（市町村レベル），介護保険専門委員会委員等である．

表12　介護保険施設の種類

| | 介護老人保健施設 | 介護老人福祉施設 | 介護医療院 | 介護療養型医療施設 |
|---|---|---|---|---|
| 設置根拠 | 介護保険法に基づく開設許可 | 老人福祉法に基づき認可された特別養護老人ホームを指定 | ［地域包括ケアシステムの強化のための介護保険法等の一部を改正する法律（2017年6月公布）」に基づき，介護保険法が改正され，2024年4月に介護療養型医療施設から移行 | （2024年4月よりか介護医療院へ移行）医療法に基づき許可された病院または診療所の療養型病床群等を指定. |
| 医療対応 | 施設療養上，必要な医療の提供は介護保険で給付 | すべて医療保険で給付 | 医療提供施設であるが，必要な医療の提供は介護保険で給付　入所中の利用者ががん等の傷病に罹患した場合は他保険医療機関への転院又は対診を求めることが原則となっている　終末期医療（看取りやターミナルケア）を提供 | 施設療養に際する日常的な医療の提供は介護保険で給付 |
| 対象者 | 症状安定期にあり，入院治療をする必要はないが，リハビリテーションや看護・介護を必要とする要介護者 | 常時介護が必要で在宅生活が困難な要介護者（原則的に要介護3以上） | I型介護医療院：介護療養病床相当（重篤な身体疾患を有する者および身体合併症を有する認知症高齢者等）II型介護医療院：老人保健施設相当以上（主な利用者像はI型よりも比較的容体が安定した高齢者）医療外付け型：利用者が居住する部分と医療機関を併設 | カテーテルを装着している等の常時医療管理が必要で病状が安定期にある要介護者 |
| 設備等の指定基準 | 療養室（1人あたり8m²以上）診察室　機能訓練室（1人あたり1m²以上）談話室　食堂（1人あたり2m²以上）浴室　等 | 居室（1人あたり10.65m²以上）医務室　食堂および機能訓練室（1人あたり3m²以上，支障がなければ同一の場所で可）浴室　等 | 療養室（1部屋定員4人以下，床面積は1人あたり8m²以上）診察室・処置室を有する　機能訓練室（40m²以上，必要な器械および器具を備えていること）食堂（1人あたり1m²以上）浴室（一般浴槽の他，特別浴槽を備えること）談話室・レクリエーションルーム等　洗面所　便所　※生活施設としての機能を併せもっていること | 病室（1人あたり6.4m²以上）機能訓練室　談話室　浴室　食堂　等 |

（全国老人保健施設協会）[7]，（厚生労働省）[8] より改変

# 4 理学療法に関連する法律と制度

（橋元　隆）

## 1 障害者総合支援法

### 1）背景：障害者権利条約の採択

2006年に，国連総会で**障害者権利条約**（障害者の権利に関する条約）が採択された．この条約は，障がい者（以下，社会参加制約者）が社会のなかで当然に存在し，誰もが排除，分離，隔離されずにともに生きていく社会こそが自然な姿であり，誰にとっても生きやすい社会であるとする「インクルージョン（inclusion，包摂）」の考え方を基本としている[※9]．

わが国では，「条約の締結に先立ち国内で法整備等を進めるべき」という視点からさまざまな法制度が整備される中で，2012年に「**障害者総合支援法**」が成立した（「障害者自立支援法」から名称を変更）[※10]．

### 2）理念と対象

障害者総合支援法では，「法に基づく日常生活・社会生活の支援が，共生社会を実現するため，社会参加の機会の確保及び地域社会における共生，社会的障壁の除去に資するよう，総合的かつ計画的に行われること」を基本理念として掲げている．

対象者は，18歳以上の身体・知的・精神障がい者，難病[※11]罹患者（2024年より369疾病），障がい児である．

### 3）障害者総合支援法のサービス

障害者総合支援法のサービスを図10に示す．サービスの提供主体は市町村に一元化されており，対象者の種別を問わず共通の福祉サービスが提供される．

サービス利用手続きにあたっては，心身の状態を総合的に表す「**障害支援区分（1～6）**」[※12]が設けられている（図11）．その判定等を中立・公正な立場で専門的な観点から行うために各市町村に設置された「障害支援区分認定審査会」は，学識経験者：1人，医師：1人，3障がい（身体・知的・精神）の代表各1人の計5人で構成され，種別の専門の審査は行わずすべての対象者に対応している．この審査会委員には理学療法士・作業療法士も任命されている．

---

※9　障害者権利条約は，社会参加制約者の人権，基本的自由を確保し尊厳を尊重するための措置等を規定している．たとえば，障がいに基づくあらゆる差別（合理的配慮の否定）の禁止，社会参加制約者が社会に参加し包容されることの促進，条約の実施を監視する仕組みの設置等である．

※10　障害者自立支援法（2005年）が施行される以前は，身体・知的・精神障がいごとに異なる法律に基づいて福祉サービスや公費負担医療等が提供されていた．これを「障がいの程度」ではなく「生活上の制約」という視点で，共通の制度の中で提供する仕組みにするとともに，増大する福祉サービスの費用負担を軽減するため，利用したサービスの量と所得に応じた負担を利用者に求めたのが障害者総合支援法である．

※11　「難病」とは原因がわからず，治療法も確立されていない疾病を指す（特定疾患）．2015年1月「難病の患者に対する医療等に関する法律（難病法）」が施行され，難病患者に対する医療費助成制度が開始された．なお，介護保険における16の特定疾病とは異なる．

※12　介護保険の要介護認定区分が「介護の手間（時間）」を区分の尺度にしているのに対して，障害支援区分は，「必要なサービス量」を区分の尺度としている．

4 理学療法に関連する法律と制度

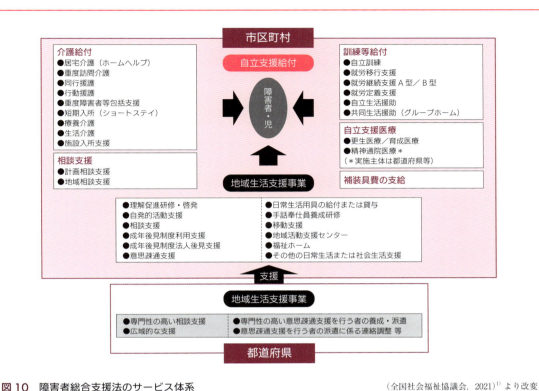

**図10** 障害者総合支援法のサービス体系　　　　　（全国社会福祉協議会，2021）[1] より改変

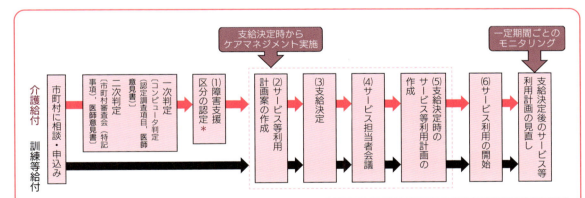

**図11** 障害者総合支援法のサービス利用の手続き　　　　　（全国社会福祉協議会，2021）[1] より改変

### 4）補装具費の交付

補装具[※13]については，厚生労働大臣告示により指定された種目が交付（修理）される．費用負担は原則1割負担であるが，本人または扶養義務者の所得税の課税状況に応じて，費用の一部または全額負担となる．生活保護世帯および市町村税非課税世帯は無料となる．

理学療法士は，補装具の必要性やその適切な種類の検討，適合検査等多くの業務に関与することになるため，制度的な手続きや内容等を熟知することが望まれる．

補装具によっては介護保険と競合するものがあり，介護保険からの給付（応益負担）を受けるか，補装具として給付（応能負担）を受けるかで費用負担額が異なるので，利用者への十分な説明を行う必要がある．また，身体障害者福祉法，児童福祉法における補装具の支給の流れは，障害者総合支援法によって，自立支援給付に位置づけられ，それまでの現物給付から補装具費支給として取り扱われている（**図12**）．

> ※13 身体の失われた部分や機能不全のある部分を補って，日常生活や作業を容易にする用具．

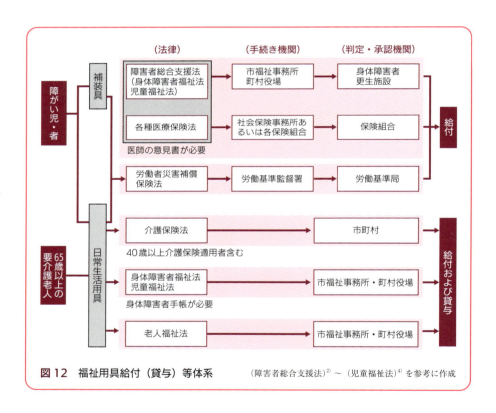

**図12 福祉用具給付（貸与）等体系**　　（障害者総合支援法）[2]～（児童福祉法）[4]を参考に作成

# 2 身体障害者福祉法

身体障害者施策の基盤となっているのが**身体障害者福祉法**である．1950年に日本で初めて社会参加制約者全般を対象として成立した[※14]．本法律では，身体障害者手帳の交付，障害者総合支援法に基づく障害福祉サービスの提供，対象者の社会参加の促進等について規定されている．

※14 1990年の改正では，「自立と社会経済活動への参加を促進するため，社会参加制約者を援助し，必要に応じて保護し，もって福祉の増進を図ること」と謳われている．

## 1）目的と対象

第1章総則第1条において「身体障害者総合支援法と相まって，身体障害者の自立と社会経済活動への参加を促進するため，身体障害者を援助し，及び必要に応じて保護し，もって身体障害者の福祉の増進を図ることを目的とする」と定めている．また，第2条では「自立への努力および機会の確保」，第3条では「国，地方公共団体及び国民の責務」を定めている．対象者は，**表13**に示す身体障がいがあり，都道府県知事から身体障害者手帳の交付を受けた18歳以上の者である．

**表13** 身体障害者福祉法に定める身体障害者障害程度等級表（抜粋）

| |
|---|
| 視覚障がい者（1〜6級）<br>聴覚または平衡機能の障がい |
| 聴覚障がい（2・3・4・6級）<br>平衡障がい（3・5級） |
| 音声機能，言語機能または咀嚼機能の障がい（3・4級）<br>肢体不自由 |
| 上肢（1〜7級）<br>下肢（1〜7級）<br>体幹（1・2・3・5級）<br>乳幼児期以前の非進行性の脳病変による運動機能障がい<br>上肢機能（1〜7級）<br>移動機能（1〜7級） |
| 心臓，腎臓，もしくは呼吸器，または膀胱若しくは直腸，小腸，<br>ヒト免疫不全ウイルスによる免疫もしくは肝臓の機能の障がい（内臓障がい） |
| 心臓機能障がい（1・3・4級）<br>腎臓機能障がい（1・3・4級）<br>呼吸器機能障がい（1・3・4級）<br>膀胱または直腸の機能障がい（1・3・4級）<br>小腸機能障がい（1・3・4級）<br>ヒト免疫不全ウイルスによる免疫の機能障がい（1・2・3・4級）<br>肝臓機能障がい（1・2・3・4級） |

## 2) 身体障害者手帳と障害程度等級

第2章では更生援護[※15]について定めており，第15条は**身体障害者手帳**[※16]について規定している．身体障害者手帳の交付を受けるには，原則として本人（15歳未満である場合は保護者）が，交付申請書に，身体障害者福祉法15条に定める指定医師（通常，15条医とよばれる）の作成した身体障害者診断書（様式指定）および本人の写真を添付して，居住地の福祉事務所に申請する．申請する時期については，障がいが「永続する」と規定されているが，回復する可能性がきわめて少ない状態を意味するものであって，常時医学的管理を要しなくなった時点を指している．容態に変調がない限り，定期的に更新手続きをする必要はない．

身体障害者手帳の交付に際しては，身体障害者障害程度等級表（**表13**）にしたがって障がいの種類別に重度側から1〜6の等級が定められる．7級の障がいは単独では交付対象とはならないが，7級の障がいが2つ以上重複する場合または7級の障がいが6級以上の障がいと重複する場合は，合計指数に応じて認定される（**表14**）．

**表14　2つ以上の障がいが重複する場合の障害程度等級**

| 障害程度等級の認定方法 | | 合計指数の算定方法 | |
|---|---|---|---|
| 合計指数 | 認定等級 | 障害程度等級 | 指数 |
| 18以上 | 1級 | 1級 | 18 |
| 11〜17 | 2級 | 2級 | 11 |
| 7〜10 | 3級 | 3級 | 7 |
| 4〜6 | 4級 | 4級 | 4 |
| 2〜3 | 5級 | 5級 | 2 |
| 1 | 6級 | 6級 | 1 |
| | | 7級 | 0.5 |

---

※15　身体障害者福祉法は，身体障がい者の更生援護を目的とするものであるが，この更生とは必ずしも経済的・社会的自立を意味するものではなく，日常生活能力の回復をも含むものである．

※16　身体障害者手帳を給付された対象者は，①診査・更生相談を受ける，②更生医療の給付，③補装具の給付・修理，④身体障害者更生援護施設への入所利用，⑤公共施設内の売店小売人等の優先指定等が認められている．ホームヘルパー派遣等のサービスについては，障害者総合支援法が優先事項となる．

# 4 理学療法に関連する法律と制度

## 3 発達障がい児関連制度

### 1) 身体障がい児関連制度

　障がい児に対する福祉対策としては，早期発見・早期療育を原則に，在宅障がい児のための障がい児通園（デイサービス）事業，日常生活における支障を軽減するための各種の補装具の交付および修理，あるいは日常生活用具の給付，また心身障がい児の歯科治療の受療確保，重度障がい児へのホームヘルパー派遣が行われている．また，障がい児が自立した生活を送るためには，その機能不全の改善，生活技能の習得には相当長期間の医療，教育，生活指導等が必要となってくる．施設における療育として，肢体不自由児施設，盲聾唖児施設，重症心身障がい児施設への入所が行われている．さらに，障がい児・者やその保護者に対して相談・指導を行う在宅福祉担当のコーディネーターを配置し，**障害者総合支援法**に基づいて総合的なサービスの提供・調整，地域療育等の支援事業が実施されている．

### 2) 知的障がい児（者）関連制度

　知的障がい児のための制度として，在宅相談や指導および障がい児通園事業や障がい児保育事業，ホームサービス事業，日常生活用具の給付・貸与，ショートステイ，また入所施設や通所施設がある．また，18歳以上の者には知的障がい者援護施設としての知的障がい者更正施設と知的障がい者授産施設，円滑な社会参加を図るための知的障がい者地域生活援助事業（グループホーム），地域において単身で生活している知的障がい者の相談や助言を行う生活支援事業（知的障がい者生活支援センターの設置）がある．この他，以前には知的障がい者の就職のための素地の形成や職場における定着性を高めるための職親制度等があったが，これらも障害者総合支援法のサービス体系に組み込まれている．

　自閉症や学習障害，注意欠如・多動症（Attention Deficit Hyperactivity Disorders：ADHD）の子どもへの支援を強化するために，2004年に**発達障害者支援法**が成立し，2006年4月に施行された．これによって「発達障がい」の明確な定義がなされ，早期発見で適切なケアがなされるように国・地方自治体に総合的な支援が義務づけられた．また，総合的な支援を行う中核的な機関として，発達障がい者支援センターが整備された．

### 3) 就学支援

　**学校教育法**を基盤とした特別支援教育が行われている．特別支援教育の一部であり，他に障がい児教育，養護教育，心身障がい教育等といわれている．就学支援として，特別支援学校・特別支援学級・通級指導がある．

　また，2012年4月に**児童福祉法**（1947年法律第164号）を根拠とした放課後等デイサービスが始まった．放課後や夏休み等，長期休業日に生活能力向上のためのプログラムおよび社会との交流促進等を継続的に提供する福祉サービスで，「障が

第9章　理学療法に関連する法律と制度

い児の学童保育」ともよばれる．身体・発達・精神等の機能不全の種類にかかわりなく対象児（6 〜 18 歳）が利用できる．

　利用に際して療育手帳や身体障害者手帳は必須ではないため，学習障がい児等も利用しやすいという利点がある．

### 4）療育手帳

　知的障がい児（者）に対して，一貫した指導・相談を行うとともに各種の援助措置を受けやすくすることを目的に，児童相談所または知的障がい者更生相談所において知的障がいと判定された者に交付される．障がいの程度を**表 15** に示す．

　手帳の交付を受けた知的障がい者は，その程度を確認するために，原則として 2 年ごとに児童相談所または知的障がい者更生相談所において判定を受ける必要がある[17]．

※ 17　手帳の活用として，一貫した指導・相談，デイサービス，日常生活用具の給付，ショートステイ，国税・地方税の諸控除および減免，公営住宅の優先入居，JR 等の旅客運賃の割引等がある．

**表 15　療育手帳における障害の程度と判定基準**

| | |
|---|---|
| 18歳未満 | 重度：A<br>次の①または②に該当する程度の障がいであって，日常生活において常時介護を要する程度のもの<br>　①知能指数がおおむね 35 以下の児童であって，次のいずれかに該当するもの<br>　　・食事，着脱衣，排泄および洗面等日常生活の介助を必要とし，社会生活への適応が著しく困難であること<br>　　・頻繁なてんかん様発作または失禁，異食，興奮，寡動，その他の問題行為を有し，監護を必要とするものであること<br>　②盲（強度の弱視を含む），もしくは聾唖（強度の難聴を含む）または肢体不自由を有する児童であって，知能指数がおおむね 50 以下の知的障がい児<br>その他：B（重度以外の程度の者） |
| 18歳以上 | 重度：A<br>次のすべてに該当する程度の障がいであって，日常生活において常時介護を要する程度のもの<br>　①知能指数がおおむね 35 以下（身体障がい等級の 1 級から 3 級に該当する肢体不自由，盲，聾唖等の障がいを有す者にあっては 50 以下）と判定された知的障がい者<br>　②次のいずれかに該当するもの<br>　　・日常生活における基本的な動作（食事，排泄，入浴，洗面，着脱衣等）が困難であって，個別的指導および介助を必要とする者<br>　　・失禁，異食，興奮，多寡動その他の問題行為を有し，常時注意と指導を必要とする者<br>その他：B（重度以外の程度の者） |

（厚生労働省）[11] より改変

**精神障がい者関連制度**

### 1) 支援制度

　精神疾患の種類別では，入院では「統合失調症，統合失調症型障害および妄想性障害」が最も多く，外来では「気分［感情］障害（躁うつ病を含む）」や「神経症性障害，ストレス関連障害および身体表現性障害」が多い．**精神保健福祉法**（精神保健及び精神障害者福祉に関する法律）に基づき，入院医療（任意入院，医療保険入院，措置入院）が行われているが，従来の通院医療は，**障害者自立支援法**の成立（2005年）によって自立支援医療へと移行した．また，社会に適応して生活していくための援助施設である精神障害者社会復帰施設（精神障がい者生活訓練施設，精神障がい者授産施設，精神障がい者福祉ホーム，精神障がい者福祉工場，精神障がい者地域生活支援センター）や精神障がい者居宅生活支援事業（ホームヘルプサービス，ショートステイ，グループホーム）が実施されているが，現在はこれらもすべて**障害者総合支援法**での対応となっている．

### 2) 精神障害者保健福祉手帳

　1995年に創設されたもので，精神疾患者のため長期にわたり日常生活または社会生活への制約がある者に対して交付される．障害等級の判定区分は**表16**のとおりである．

　申請は，対象者本人が行うのが原則であるが，家族あるいは医療機関職員等が代行することもできる．身体障害者手帳と異なり，有効期限があり，交付日から2年間となっている．有効期間の延長を希望する場合は，2年ごとに再認定を受ける更新手続きが必要である．手帳の活用として，通院医療費の公費負担の申請手続きの簡略化，精神障がい者社会復帰施設等の利用，国税・地方税の諸控除および減免，生活保護法の障害者加算等がある．

 **雇用制度**

　労働力の需給バランスを質・量の両面にわたって保ち，労働者の有する能力を有効に発揮できるように，雇用の安定を図ることを目的として，①失業者数の軽減，失業した際の給付金支給，③雇用機会の増大や就職の促進，④労働者の能力開発等

表16　精神障害者保健福祉手帳の障害等級の判定区分

| |
|---|
| 1級：日常生活の用を弁ずることを不能ならしめる程度のもの |
| 2級：日常生活が著しく制限を受けるか，または日常生活に著しい制限を加えることを必要とする程度のもの |
| 3級：日常生活もしくは社会生活が制限を受けるか，または日常生活もしくは社会生活に制限を加えることを必要とする程度のもの |

※18 医療現場での働き改革が2024年4月から実施されている. 医師や看護師等の働き方の改革のあり方は, マンパワーの問題等今後の医療体制に大きな影響を及ぼすことになる（長時間労働の是正, 多様で柔軟な働き方の実現, 雇用形態にかかわらない公正な待遇の確保）.

の事業が推進されている. さらに, 2016年4月から**女性活躍推進法**の全面施行, 2019年4月**働き方改革関連法**※18（労働基準法, 労働安全衛生法, 労働時間等の設定の改善に関する特別措置法, 雇用対策法等の8労働法）改正が施行されている.

障がい者の雇用については, **障害者雇用促進法**（障害者の雇用の促進等に関する法律）によって, 民間企業, 地方公共団体に対して, 一定の割合（法定雇用率）に相当する人数以上の身体・知的障がい者を, 常用労働者として雇用することが義務づけられている（**表17**）.

障害者雇用促進法の改正によって, 2023年4月1日以降の民間企業の法定雇用率が改正前の2.2％から2.3％に変更, さらに, 2024年4月1日以降は民間企業の法定雇用率は2.5％へ引き上げられ, 2026年7月には2.7％への引き上げが啓発されている. これに伴って, 2023年4月1日以降は従業員を43.5人以上, 2024年4月1日以降は従業員を40.0人以上, 2026年7月以降は従業員を37.5人以上雇用している企業に対象範囲が拡大される.

2018年4月1日より, 法定雇用率の算定基礎の対象に精神障がい者も含んでよいことになった. 重度身体・知的障がい者については, それぞれ1人の雇用をもって2人と算定される. 障がい特性により長時間の勤務が困難な障がい者の雇用機会の拡大を図る観点から, 特に短い時間（週所定労働時間が10時間以上20時間未満）で働く重度身体障がい者, 重度知的障がい者, 精神障がい者を雇用した場合, 特例的な取り扱いとして, 実雇用率上, 1人をもって0.5人と算定できる. 週10時間以上20時間未満で働く障がい者を雇用する事業主に対して支給していた特例給付金は, 2024年4月1日をもって廃止となった. また, 重度身体・知的障がい者については, 長時間労働者（1週間の措定労働時間が20時間以上30時間未満）については, 従来どおりそれぞれ1人を雇用しているとみなされる.

障がい者の就労体系には, 企業等への一般雇用体系, 自営形態, 保護的環境を配慮した保護雇用形態, 授産施設, 小規模作業所等での福祉的な就労形態がある. 現在, 障がい者に対するサービスの計画的な整備に加えて, 就労支援の強化（就労移行支援・就労継続支援A型, B型）, 地域生活への推進（グループホーム）等が障害者総合支援法の訓練等給付としてサービス体系に組まれている.

（ちなみに, 障がい者に代わる用語として本書編著者の奈良氏はICFにして準じた「社会参加制約者」を推奨していることを付記しておく）

表17 障がい者の雇用（2024年4月1日現在）

| 機関等 | | 法定雇用率 | 2026年7月改正予定 |
|---|---|---|---|
| 民間企業 | 一般の民間企業 | 2.5％ | 2.7％ |
| | 特殊法人等 | 2.7％ | 3.0％ |
| 国, 地方公共自治体 | | 2.7％ | 3.0％ |
| | 都道府県等の教育委員会 | 2.6％ | 2.9％ |

＊現在, 対象となる事業主の範囲は40.0人以上であるが, 2026年7月からは37.5人以上となる.

# 参考文献

## 1 章 (ホームページは 2024 年 11 月閲覧)

1) 厚生労働省ホームページ：第 8 期介護保険事業計画に基づく介護職員の必要数について．
2) 厚生労働省ホームページ：健康日本 21（第三次）．
3) ブリタニカ国際大百科事典．ブリタニカ・ジャパン．
4) M. リーサック，J. ルース（著）：ネクスト・マネジメント．ダイヤモンド社，2002．
5) PF ドラッカー，上田惇生（訳）：仕事の哲学．ダイヤモンド社，2003．
6) 奈良 勲：理学療法学教育の知―教育哲学と教育方法論を中心にして．PT ジャーナル，40（8）：697-705，2006．
7) 奈良 勲：プロフェッショナル・コミュニケーション論．PT ジャーナル，43（8）：735-747，2009．
8) 奈良 勲：日本における理学療法半世紀の歩みと未来―果てしなく夢を追い，今に生きて未来を読め―．理学療法学,41（2）：112-125，2014．
9) 奈良 勲：理学療法士のアイデンティティ―実学としての理学療法科学の観点から―．理学療法学，suppl 43（3）：1-4，2016．
10) 奈良 勲（編著）：理学療法概論 第 7 版補訂．pp5-13，157-182，医歯薬出版，2024．

## 2 章 (ホームページは特記されたもの以外は 2024 年 11 月閲覧)

### 2 章 -1, 2

1) 近藤喜代太郎，藤木典生（編）：放送大学教材 医療・社会・倫理．pp22-25，pp134-135，放送大学教育振興会，1999．
2) （公社）日本医師会ホームページ：医の倫理の基礎知識 2018 年版 ジュネーブ宣言〔畔柳達雄（著）〕．
3) 厚生労働省ホームページ：米国病院協会．患者の権利章典（1992 年版）
4) 森岡恭彦：臨床医学の展望 医師の職業倫理規定．日事新報，41（63）：4-5．
5) 米本秀仁：研究の倫理 実践と研究の関係．日本痴呆ケア会誌，3（2）：263-266，2004．
6) 田中智彦：職業倫理〔大庭 健・他（編）：現代倫理学辞典〕．pp444-445，弘文堂，2006．
7) 瀧本禎之，赤林 朗：リハビリテーションにおける臨床倫理．総合リハ，36（6）：561-566，2008．
8) （社）日本理学療法士協会（編）：新人教育プログラム教本 第 9 版．pp17-26，2008．
9) （公社）日本理学療法士協会ホームページ：（公社）日本理学療法士協会定款．
10) （公社）日本理学療法士協会ホームページ：理学療法士の職業倫理ガイドライン，倫理綱領．
11) 白濱勲二：セラピストのための研究倫理．神奈川作研，8（1）：1-6，2018．
12) 大平雅之：ヘルシンキ宣言，医の倫理綱領，医師の職業倫理指針について．小児臨，62（増刊）：1468-1472，2009．
13) 厚生労働省ホームページ：人を対象とした医学系研究に関する倫理指針ガイダンス．2015．
14) 厚生労働省ホームページ：厚生労働科学研究における利益相反（Conflict of Interest：COI）の管理に関する指針．2021．
15) 日本理学療法学会連合ホームページ：利益相反（COI）の開示について．
16) 難波栄二，三山佐保子・他：医学研究における利益相反（COI）管理．脳と発達，53：283-285，2021．
17) 井口健一郎：職場内研修はここを押さえる 第 13 回 倫理・法令遵守．おはよう 21，423（10）：62-65，2022．
18) （公社）日本理学療法士協会ホームページ：理学療法士業務指針．
19) 根本明宣：個人情報保護．総合リハ，36（7）：657-665，2008．
20) 奈良 勲・他（編）：実学としてのリハビリテーション概論 – 理学療法士・作業療法士のために．pp14-28，文光堂，2015．
21) 特定非営利活動法人 患者の権利オンブズマン（編）：Q&A 医療・福祉と患者の権利．pp33-36，68-76，86-90，明石書店，2002．
22) 服部健司，伊藤隆雄：医療倫理学の ABC B インフォームドコンセント．pp44-55，メヂカルフレンド社，2008．
23) 日本医師会ホームページ：患者の権利に関する WMA リスボン宣言．
24) 山本武志，河口明人：医療プロフェッショナリズム概念の検討．北海道大学大学院教育学研究院紀要，126：1-18．2016．
25) 大生定義：特集「医のプロフェッショナリズム」，プロフェッショナリズム総論．京府大誌，120（6）：395-402．2011．
26) 宮田靖志：プロフェッショナリズムの概念・要素についての講義．医学教育，51（1）：35-44，2020．
27) 宮田靖志：医療プロフェッショナリズム教育：何をどう教えるか．薬学教育，7：1-8，2023．
28) 佐藤恵子：専門倫理策定の必要性．第 2 回横幹連合カンファレンス．2007．
29) 石村善助：現代のプロフェッション．至誠堂，1969．
30) 厚生労働省：医療広告ガイドライン．2023．
31) （公社）日本理学療法士協会ホームページ：医療広告ガイドライン．

### 2 章 -3

①～③
1) 新村 出（編）：広辞苑 第 7 版．p728，2926，岩波書店，2018．
2) 工藤 亘：規範意識や道徳性と TAP との関係についての研究 －TAP は規範意識の醸成と道徳性を養うことに貢献できるか－．教育実践学研究，21：1-14，日本教育実践学会編，2018．
3) 厚生労働省ホームページ：あかるい職場応援団 ハラスメントの基本情報「ハラスメントの定義」．厚生労働省．
4) 日本ハラスメント協会ホームページ：ハラスメント種類 最新（2023 年版）．（2023 年 10 月閲覧）
5) 厚生労働省ホームページ：職場におけるハラスメント関係指針．pp3-4，厚生労働省，2020．

6) 日本労働調査組合ホームページ：セクハラの定義とは．pp3-4，日本労働調査組合，2023．（2023 年 11 月閲覧）
7) 労働問題弁護士ガイドホームページ：セクハラ加害者はどのような責任を負う？民事上，刑事上の 3 つの責任－．弁護士法人浅野総合法律事務所．
8) 社労士法人 GOAL ホームページ：パワハラとモラハラのちがいとは －職場における定義と対応方法－．

④

1) ココロコミュホームページ：子どものメタ認知とは？〜客観的に見る力を身につけよう！〜．
2) Stephen E Toulmin：The Uses of Argument, Cambridge University Press, 1958．（日本語版 戸田山和久・福澤一吉（訳）：議論の技法．東京図書，2011）
3) マイケル・サンデル：これからの「正義」の話をしよう：いまを生き延びるための哲学．早川書房，2010．
4) 日本学術会議ホームページ：未来からの問い―日本学術会議 100 年を構想する　第一章 多様性と包括性のある社会へ．
5) 厚生労働省ホームページ：研究に関する指針について．

# 3 章 （ホームページは 2024 年 11 月閲覧）

## 3 章 - 1, 2

1) CI バーナード・他（著），山本安次郎・他（訳）：新訳・経営者の役割．ダイヤモンド社，1956．
2) 橋元　隆：理学療法部門における管理〔奈良　勲（編著）：理学療法概論　第 6 版〕．pp157-182，医歯薬出版，2013．
3) 橋元　隆：第 7 章　人間関係〔（社）日本理学療法士協会（編）：新人教育プログラム教本　第 8 版〕．pp59-68，2005．
4) 橋元　隆：理学療法士の組織と倫理〔千住秀明（監修），田原弘幸・髙橋精一郎（編）：理学療法学概論　第 3 版〕．pp61-87，神陵文庫，2011．
5) 橋元　隆：理学療法士を目指す学生に求められるもの〔千住秀明（監修），田原弘幸・髙橋精一郎（編）：理学療法学概論　第 4 版〕．pp185-199，神陵文庫，2015．
6) 黒澤和生：理学療法士に必要な臨床技能と人財育成．PT ジャーナル，51（2）：105-112，2017．
7) 橋元　隆：運動機器の選択と適用〔石川　齊・他（編）：図解　理学療法技術ガイド―理学療法臨床の場で必ず役立つ実践のすべて　第 3 版〕．pp649-657，文光堂，2007．
8) 八木麻衣子・他（編）：リハセラピストのためのやさしい経営学．南江堂，2020．
9) 渡辺京子：教育管理〔（社）日本理学療法士協会（編）：臨床実習教育の手引き　第 5 版〕．pp125-136，2007．
10) （社）日本理学療法士協会（編）：新人教育プログラム教本　第 9 版．pp18-21，61-73，171-177，2008．
11) 福田　健：人を伸ばす「ほめ方」「叱り方」の技術　ほめ上手のリーダーが成功する．大和出版，1987．
12) 本田　健：運命をひらく―生き方上手＜松下幸之助の教え＞．PHP 研究所．2016．
13) S コヴィー（著），川西　茂（訳）：7 つの習慣―ティーンズワークブック．キングベアー出版，2006．

## 3 章 - 3 - ②

1) 鈴木勝治：公益法人ガバナンス・コードの解説．公益法人協会，2020．
2) 関孝鳴哉：公益法人および事業法人ガバナスの国際比較．立正経営論集，54（2）：23-44，2022．
3) World Physiotherapy（WPT）ホームページ：Membership

## 3 章 - 4

1) 奈良　勲・他（編）：理学療法管理学．医歯薬出版，2018．
2) CI バーナード・他（著），山本安次郎・他（訳）：新訳・経営者の役割．ダイヤモンド社，1956．
3) PF ドラッカー（著），上田惇生（訳）：マネジメント―基本と原則（エッセンシャル版）．ダイヤモンド社，2001．
4) 山本さやか・他：回復期リハビリテーション病棟の看護師による退院支援状況と影響要因．日本看護科学会誌，43：234-241，2023．
5) 浜村明徳（監修），日本リハビリテーション病院・施設協会（編）：急性期・回復期の実践とあり方―これからの脳卒中リハビリテーション．青海社，2004．
6) Organ DW：Organizational citizenship behavior：The good soldier syndrome Lexington Books, 1988．
7) 岩井詠美・他：病院における看護師の組織市民行動．日本看護科学会誌，35：111-117，2015．
8) 伊藤義広：組織力を向上させるための理学療法管理．理学療法学，45（1）：54-63，2018．
9) 八木麻衣子・他（編）：リハセラピストのためのやさしい経営学．南江堂，2020．
10) 三好貴之（編）：〔新版〕医療機関・介護施設のリハビリ部門管理者のための実践テキスト．ロギカ書房，2021．
11) 裴英洙：新医療職が部下を持ったら読む本．日経 BP，2023．

## 3 章 - 5

1) 橋元　隆：第 7 章　人間関係〔（社）日本理学療法士協会（編）：新人教育プログラム教本　第 8 版〕．pp59-68，2005．
2) 橋元　隆：理学療法士の組織と倫理〔千住秀明（監修），田原弘幸・髙橋精一郎（編）：理学療法学概論　第 3 版〕．pp61-87，神陵文庫，2011．
3) 黒澤和生：理学療法士に必要な臨床技能と人財育成．PT ジャーナル，51（2）：105－112，2017．
4) 福田　健：人を伸ばす「ほめ方」「叱り方」の技術　ほめ上手のリーダーが成功する．大和出版，1987．
5) 本田　健：運命をひらく―生き方上手＜松下幸之助の教え＞　PHP 研究所，2016．

6) S コヴィー（著），川西　茂（訳）：7つの習慣―ティーンズワークブック．キングベアー出版，2006.
7) 奈良　勲・他（編）：理学療法管理学．医歯薬出版，2018.
8) CI バーナード・他（著），山本安次郎・他（訳）：新訳・経営者の役割．ダイヤモンド社，1956.
9) PF ドラッカー（著），上田惇生（訳）：マネジメント―基本と原則（エッセンシャル版）．ダイヤモンド社，2001.
10) Organ DW：Organizational citizenship behavior：The good soldier syndrome Lexington Books, 1988.
11) 伊藤義広：組織力を向上させるための理学療法管理．理学療法学，45（1）：54-63，2018.
12) Katz RL：Skills of an Effective Administrator. Harvard Business Review, 52：90-101, 1974.
13) 八木麻衣子・他（編）：リハセラピストのためのやさしい経営学．南江堂，2020.
14) 三好貴之（編）：新版　医療機関・介護施設のリハビリ部門管理者のための実践テキスト．ロギカ書房，2021.
15) 裴　英洙：新医療職が部下を持ったら読む本．日経 BP，2023.

## 4 章 （ホームページ，web サイトは 2024 年 11 月閲覧）

### 4 章 -1
1) 厚生労働省ホームページ：診療情報の提供等に関する指針．2003.
2) 橋元　隆：第 6 章　理学療法業務のマネジメント〔奈良　勲（編著）理学療法管理学〕．pp76-90，医歯薬出版，2021.
3) 日本診療情報管理学会ホームページ：診療情報の記録指針 2021．pp5-7，2021.
4) 厚生労働省ホームページ：保険診療の理解のために．pp43-47，厚生労働省保険局医療課医療指導監査室，2023.
5) 藤田里美・他：理学療法診療記録の記載方法．理学療法学，39（3）：200-205，2012.
6) 筒井久美子：診療記録の種類と保存期間〔（一社）日本医療情報学会医療情報技師育成部会（編），医療情報の基礎知識改定第 2 版〕．pp72-78，南江堂，2022.
7) 吉本龍二：14-4 記録・報告書の書き方〔千住秀明（監修）：理学療法概論　第 4 版〕．pp208-212，神陵文庫，2013.
8) 厚生労働省ホームページ：医療情報システムの安全管理に関するガイドライン第 6.0 版．pp7-8，厚生労働省，2023.
9) 日本理学療法士協会ホームページ：理学療法士の職業倫理ガイドライン．
10) 飯田修平（編著）：医療・介護における個人情報保護 Q&A 第 3 版．pp1-13，じほう，2023.
11) 厚生労働省 YouTube：医療機関向け情報セキュリティ研修用動画（医療従事者向け）．
12) 厚生労働省ホームページ：医療情報システムを安全に管理するために 2.2．pp1-14，2022.

### 4 章 -2
1) 小泉幸毅：回復期から介護サービスへの連携．理学療法学，38（8）：582-584，2011.
2) 藤井博之：地域包括ケアと他職種連携．日本福祉大学福祉論集，138：169-180，2018.
3) 小泉幸毅：生活機能向上における回復期リハビリテーションの効果検証．理学療法学，34（4）：193-197，2007.
4) 筑波大学附属病院ホームページ：医療保健福祉分野の多職種連携コンピテンシー　第 1 版．多職種連携コンピテンシー開発チーム，2016.

### 4 章 -3
1) 奈良　勲：産業理学療法の提唱．理学療法ジャーナル，32（10）：726-728，1998.
2) 高野賢一郎：ヘルスプロフェッションとしての理学療法士の可能性．理学療法学，39（8）：474-476，2012.
3) 狩野恵美：健康の社会的決定要因と格差対策のための世界保健機関（WHO）による指標とヘルス・マネジメント・ツールの開発．医療と社会，24（1）：21-34，2014.
4) 土肥誠太郎・他（監修）：職場の健康がみえる―産業保健の基礎と健康経営．pp2-202，メディックメディア，2019.
5) 橋元　隆：理学療法士の職場管理〔奈良　勲・他（編）：理学療法管理学〕．p70，医歯薬出版，2018.
6) 厚生労働省ホームページ：医師の働き方改革・医療従事者の勤務環境の改善について．
7) スティーブン・R・コヴィー：完訳　7つの習慣　30 周年記念版．キングベアー出版，2023.

### 4 章 -4
1) 橋元　隆：理学療法士の職場管理〔奈良　勲（編著）：理学療法管理学〕．pp68-74，医歯薬出版，2018.
2) 橋元　隆，石橋敏郎：第 9 章　理学療法部門における管理〔高橋哲也・他（編著）：理学療法概論　第 7 版補訂〕．pp194-200，医歯薬出版，2024.
3) 橋元　隆：理学療法士を目指す学生に求められるもの〔千住秀明（監修），田原弘幸・髙橋精一郎（編）：理学療法学概論　第 4 版〕．pp185-199，神陵文庫，2015.
4) 渡辺京子：教育管理〔（社）日本理学療法士協会（編）：臨床実習教育の手引き　第 5 版〕．pp125-136，2007.
5) 福田　健：人を伸ばす「ほめ方」「叱り方」の技術　ほめ上手のリーダーが成功する．大和出版，1987.
6) 本田　健：運命をひらく―生き方上手＜松下幸之助の教え＞．PHP 研究所，2016.
7) S コヴィー（著），川西　茂（訳）：7つの習慣―ティーンズワークブック．キングベアー出版，2006.
8) 小林展子：ストレス対処実践法―認知療法によるアプローチ．チーム医療，2001.
9) 厚生労働省ホームページ：ストレスチェック制度 導入マニュアル．2015.
10) 田中　創：COVID-19（新型コロナウイルス）に関する対策，運動器疾患外来患者に対する理学療法士の対応（感染予防）．日本運動器理学療法学会，2022.

## 5章 （ホームページは2024年11月閲覧）

1) 日本リハビリテーション医学会リハビリテーション医療における安全管理・推進のためのガイドライン策定委員会（編）：リハビリテーション医療における安全管理・推進のためのガイドライン　第2版．p112，診断と治療社．2018．
2) e-Gov 法令検索：医療法施行規則（昭和二十三年厚生省令第五十号）．（2023年12月3日閲覧）
3) 独立行政法人地域医療機能推進機構：医療安全管理指針　平成29年7月改訂版．pp3-4，2016．
4) 厚生労働省ホームページ：インシデント・医療事故の定義について．
5) 前田真治：リハビリテーション医療における安全管理・推進のためのガイドライン．Jpn J Rehabil Med，44（7）：384-390，2007．
6) 公益社団法人日本医療機能評価機構：医療事故情報収集等事業（医療事故防止事業部）事例検索．
7) AHRQ ホームページ：Team STEPPS®3.0. Pocket Guide.
8) 坂本史衣：基礎から学ぶ医療関連感染対策 改訂第3版．pp1-26，南江堂．2020．
9) 諏訪部章，高木　康，松本哲哉（編）：最新 臨床検査学講座．医療安全管理学 第2版．pp17-48，医歯薬出版，2023．
10) WHO ホームページ：WHO guidelines on hand hygiene in health care：First Global Patient Safety Challenge Clean Care is Safer Care. p123, pp155-156, 2009.
11) 橋元　隆：理学療法士の職場管理〔奈良　勲・他（編）：理学療法管理学〕．pp58-63，医歯薬出版，2018．
12) 厚生労働省ホームページ：良質な医療を提供する体制の確立を図るための医療法等の一部を改正する法律の一部の施行について（平成19年3月30日）．
13) 公益社団法人日本臨床工学技士会ホームページ：医療機器の保守点検に関する計画の策定及び保守点検の適切な実施に関する指針 Ver 1.02，2007．

## 6章 （ホームページは2024年11月閲覧）

### 6章-1, 2

1) 厚生労働省ホームページ：理学療法士・作業療法士学校養成施設カリキュラム等改善検討会報告書（平成29年12月25日）．
2) 厚生労働省：理学療法士作業療法士養成施設指導ガイドラインについて（医政発1005第1号．平成30年10月5日）2018．
3) 日本理学療法士協会ホームページ：理学療法学教育モデル・コア・カリキュラム．
4) 橋元　隆：理学療法の Total Quality Management－時代が理学療法士に求めるものは何か－．理学療法学，35（8）：343-347，2008．
5) 黒川幸雄・他：理学療法教育〔高橋哲也・他（編著）：理学療法概論　第7版補訂〕．pp11-18，医歯薬出版，2024．
6) 橋元　隆：理学療法部門における管理〔高橋哲也・他（編著）：理学療法概論　第7版補訂〕．pp175-200，医歯薬出版，2024．
7) 橋元　隆：生きをひき取る　リハビリテーション考⑧（2013年1月31日）．西日本新聞，2013．

### 6章-3

1) 川喜多喬：キャリア〔日本キャリアデザイン学会（監修，キャリア支援ハンドブック〕．pp147-198，2014．
2) 中井俊樹（編）：大学教育と学生支援．pp99-112，玉川大学出版部，2021．
3) 文部科学省ホームページ：キャリア教育．
4) 実用日本語表現辞典ホームページ：キャリア．
5) エドガー・H. シャイン（著），金井寿宏（訳）：キャリア・アンカー自分のほんとうの価値を発見しよう．pp5-55，白桃書房，2003．
6) Duckworth AL, et al：Grit：Perseverance and passion for long-term goals. J Pers Soc Psychol, 92（6）：1087-1101, 2007.
7) 西川一二・他：日本語版 Short Grit（Grit-S）尺度の作成．パーソナリティ研究，24（2）：167-169，2015．
8) 廣瀬　清・他：マズローの基本的欲求の階層図への原典からの新解釈．聖路加看護大学紀要，35：28-36，2009．
9) 大久保幸夫：キャリアデザイン入門〔1〕　第2版．pp15-89，日本経済新聞出版，2022．
10) 前野隆司：幸せのメカニズム―実践・幸福学入門書．pp96-206，講談社，2013．
11) 障害者職業総合センターホームページ：ワークシート⑦ キャリア・アンカー自己評価シート．
12) 岩﨑裕子：理学療法士の仕事意識に関する実証研究．文京学院大学保健医療技術学部紀要，1：11-25，2008．

### 6章-4

1) （公社）日本理学療法士協会ホームページ：統計情報（2023年3月末）．
2) 芳野　純・他：医療施設における理学療法士の継続教育の現状．理学療法科学，25（1）：55-60，2010．
3) 大住崇之：理学療法士の卒後教育についての一考察－卒後教育の現状と課題－．理学療法教育，1（1）：26-37，2022．
4) （公社）日本理学療法士協会（編）：理学療法白書 2022．pp21-26，三輪書店，2022．
5) 白石　浩・他：新人理学療法士職員研修ガイドライン．（公社）日本理学療法士協会，2020．
6) （公社）日本理学療法士協会ホームページ：認定・専門理学療法士制度．
7) 平田和彦：[卒後教育の構築と実践] 理学療法士の卒後教育体制を構築する．理学療法の臨床と研究，33（1）：1-5，2023．

## 6章-5

①
1) 森本　榮：理学療法士のキャリアアップ－激変する環境の中で－．北海道理学療法士学術大会抄録集，68（suppl）：28-28，2017．
2) 渡辺京子：理学療法士のキャリアアップを考える．秋田理学療法，20（1）：3-6，2012．

②
1) 厚生労働省ホームページ：学位及び称号について．2007．

③
1) JICA 海外協力隊ホームページ：理学療法士隊員とは？
2) 大工谷新一：グローバル化と理学療法士の国際活動．JPTA NEWS，340：4-5，2022．

④
1) 内閣府男女共同参画局ホームページ：令和 5 年版男女共同参画白書．
2) 日本医療政策機構ホームページ：社会経済的要因と女性の健康に関する調査提言（2023 年 3 月 6 日）．
3) 上杉雅之（監修）：理学療法士のためのウィメンズ・ヘルス運動療法．医歯薬出版，2017．

⑤
1) 指宿　立・他：パラリンピックスポーツにおけるクラス分けの動向．日本義肢装具学会誌，32（4）：220-225，2016．
2) 砂原茂一：リハビリテーション．pp16-23，岩波新書，1980．
3) 公益財団法人日本パラスポーツ協会ホームページ：公認パラスポーツ指導者．

# 7章 （ホームページは 2024 年 11 月閲覧）

## 7章-1～4

1) 小林芳郎（編著）：学びと教えで育つ心理学－教育心理学入門－．保育出版社，2012．
2) 南新秀一・他（編）：新・教育学―現代教育の理論的基礎― 第 2 版．ミネルヴァ書房，2010．
3) デイル・H・シャンク，バリー・J・ジマーマン（編著），塚野洲一（編訳）：自己調整学習と動機づけ．北大路書房，2013．
4) 市川伸一：学ぶ意欲の心理学．pp37-61，PHP 研究所，2001．
5) 波多野誼余夫・稲垣佳世子：知的好奇心．p153，中央公論社，1981．
6) 中井俊樹，中島英博：優れた授業実践のための 7 つの原則とその実践手法．名古屋高等教育研究，5：283-299，2005．
7) Chickering A, Gamson Z："Seven Principles for Good Practice in Undergraduate Education". AAHE Bulletin, a publication of the American Association of Higher Education, 1987.
8) 小林昭文：アクティブラーニング入門―アクティブラーニングが授業と生徒を変える―．産業能率大学出版部，2015．
9) 文部科学省中央教育審議会：今後の学校におけるキャリア教育・職業教育の在り方について（答申）．2011 年 1 月．
10) Bussey K, Bandura A：Social cognitive theory of gender development and differentiation. Psychological Review, 106（4）：676-713, 1999.
11) 奈良　勲（編）：理学療法管理学．p93，医歯薬出版，2018．
12) 丸山仁司，堀本ゆかり（編）：リハビリテーション専門職のための教育学―現場で役立つ「教える技術」―．p96，医歯薬出版，2021．
13) 森田敏子，上田伊佐子（編）：看護教育に活かすルーブリック評価実践ガイド．pp10-58，メヂカルフレンド社，2018．
14) 渡辺和子：置かれた場所で咲きなさい．p52，幻冬舎，2013．
15) 千田琢哉：20 代で身につけるべき「本当の教養」を教えよう．pp102-103，学研プラス，2017．

## 7章-5

1) 柘植雅義：特別支援教育．pp144-145，中央公論新社，2013．
2) 文部科学省ホームページ：教育基本法．
3) 独立行政法人国立特別支援教育総合研究所：特別支援教育の基礎・基本 2020．pp38-42，46，ジアース教育新社，2023．
4) 文部科学省ホームページ：学校教育法．
5) 文部科学省ホームページ：特別支援教育の推進について（通知）．
6) （公社）日本理学療法士協会ホームページ：理学療法士が特別支援学校で働くために．

## 7章-6

①
1) 岡本紗知：学業ストレスへの対処方略―『価値の切り下げ』は教科に依存するか―．科学教育研究，47（2）：214-223，2023．
2) 加藤理絵：大学生を対象としたストレスマインドセットについての心理教育とその効果に関する研究．動物研究，2：27-37，2020．

3) Wuthrich VM et al：Academic Stress in the Final Years of School：A Systematic Literature Review. Child Psychiatry Hum Dev, 51（6）：986-1015, 2020.
4) Chacón-Cuberos R et al：Basic psychological needs, emotional regulation and academic stress in university students：a structural model according to branch of knowledge. Studies in Higher Education, 46（7）：1421-1435, 2021.
5) Antonovski A：The structure and properties of the sense of coherence scale. Soc Sci Med, 36（6）：725-733, 1993.

②
1) （株）リアセックホームページ：学士力／社会人基礎力を測れるアセスメントテスト PROG.


# 8 章 （ホームページは 2024 年 11 月閲覧）

## 8 章 -1 ～ 3

1) 国土交通省ホームページ：サービス付き高齢者向け住宅に関する懇談会資料　第 6 回配布資料.
2) 厚生労働省ホームページ：地域包括ケアシステム.
3) 筒井孝子：地域包括ケアシステム構築のためのマネジメント戦略 integratad care の理論とその応用．pp54-55, 中央法規出版, 2014.
4) 徳田雄人：認知症フレンドリー社会．岩波書店, 2018.
5) 障害分野 NGO 連絡会（JANNET）（著）, 河野　眞・上野悦子（編）：CBR ガイドライン概要版 & CBR マトリックス使用の手引き．障害分野 NGO 連絡会（JANNET）.
6) 日本障害者リハビリテーション協会（著）, 上野悦子（監修）：CBR ガイドライン日本語訳．日本障害者リハビリテーション協会, 2018.
https://www.dinf.ne.jp/doc/japanese/intl/un/CBR_guide/index.html
7) 平岩和美：介護予防・地域包括ケアと主体間連携．大学教育出版, 2017.
8) 厚生労働省ホームページ：地域リハビリテーションの重要性とその活用について.
9) 広島県ホームページ：介護予防　広島県の地域リハビリテーション体制（広域支援センター・サポートセンター等）.

## 8 章 -4

①
1) 厚生労働省ホームページ：高齢者の地域におけるリハビリテーションの新たな在り方検討会（第 1 回）：資料 5　介護保険制度（介護報酬）におけるリハビリテーションの変遷（平成 26 年 9 月 29 日）, 2014.
2) 厚生労働省老健局老人保健課：リハビリテーションマネジメント加算等に関する基本的な考え方並びにリハビリテーション計画書等の事務処理手順及び様式例の提示について（老老発 0327 第 3 号, 平成 27 年 3 月 27 日）, 2015.
3) 厚生労働省ホームページ：ケアマネジメントの意義と目的〔相談支援の手引き　第 2 版〕.
4) 厚生労働省ホームページ：社会保障審議会介護給付費分科会（第 144 回）　参考資料 2　介護老人保健施設（平成 29 年 8 月 4 日）, 2017.
5) 奈良和美：介護老人保健施設における理学療法〔奈良　勲（編集主幹）：実学としての理学療法概観〕．pp360-376, 文光堂, 2015.
6) 浜村明徳：老健のリハビリテーションの役割．老健施設のリハビリテーション機能．老健, 23：12-17, 2012.
7) 公益社団法人全国老人保健施設協会：全老健版ケアマネジメント方式 R4 システム 改訂版．公益社団法人全国老人保健施設協会, 2014.

②
1) 厚生労働省ホームページ：地域における公益的な取組.
2) 全国社会福祉協議会ホームページ：社会福祉法人・福祉施設による「地域における公益的な取組」の推進について
3) 三菱 UFJ リサーチ＆コンサルティングホームページ：＜地域包括ケア研究会＞平成 25 年度地域包括ケアシステムを構築するための制度論等に関する調査研究事業報告書」.
4) 三浦和夫：地域包括ケアシステムにおける介護老人福祉施設の役割に関する研究　－施設長へのインタビューを通して－．仙台白百合女子大学紀要, 25：89-98, 2021.

③
1) 厚生労働省ホームページ：第 219 回介護給付費分科会資料（3．通所リハビリテーション）.
2) 厚生労働省ホームページ：第 219 回介護給付費分科会資料（1．通所介護・地域密着型通所介護・認知症対応型通所介護）.
3) 一般社団法人全国デイ・ケア協会ホームページ：「活動・参加」に向けたリハビリテーションマネジメントあり方マニュアル.
4) 一般社団法人全国デイ・ケア協会ホームページ：デイケアとは「デイ・ケア（通所系サービス）の役割」
5) 厚生労働省ホームページ：リハビリテーション・個別機能訓練，栄養管理及び口腔管理の実施に関する基本的な考え方並びに事務処理手順及び様式例の提示について．老認発 0316 第 3 号, 老老発 0316 第 2 号, 2021.
6) 厚生労働省ホームページ：第 178 回介護給付費分科会資料（1．令和 3 年度介護報酬改定に向けて）.
7) 一般社団法人全国デイ・ケア協会ホームページ：リハビリテーションマネジメントとは.
8) 奈良和美：介護老人保健施設での理学療法マネジメント〔奈良　勲（編著者代表）：理学療法管理学〕．p146, 医歯薬出版, 2018.

④

1) 厚生労働省ホームページ：第 220 回社会保障審議会介護給付費分科会 資料 4．p51，2023．
2) 厚生労働省ホームページ：介護保険法第 7 条．
3) 吉池毅志，栄セツコ：保健医療福祉領域における「連携」の基本的概念整理－精神保健福祉実践における「連携」に着目して－．桃山学院大学総合研究所紀要，34（3）：109-122，2009．
4) Gibson MJ, Andres RO, Isaacs B, et al：The prevention of falls in later life. A report of the Kellogg International work group on the prevention of falls by the elderly. Danish Medical Bulletin, 34（4）：1-24, 1987.

⑤

1) 浜村明徳・他：地域リハビリテーション論　Ver.7．p15，三輪書店，2018．
2) 日本公衆衛生協会：行政リハビリ専門職のための手引き（一般社団法人　日本公衆衛生協会　平成 28 年度「地域保健総合推進事業」）．日本公衆衛生協会，2018．
3) 日本リハビリテーション病院・施設協会ホームページ：地域リハビリテーション　定義・推進課題・活動指針．
4) 北九州市ホームページ：北九州市しあわせ長寿プラン（2024 ～ 2026 年度）．

⑥

1) 井上　崇：大規模災害の定義と本マニュアルの適応，大規模災害リハビリテーション対応マニュアル」作成ワーキンググループ．大規模災害リハビリテーション対応マニュアル．pp1-4，医歯薬出版，2012．
2) 内閣府ホームページ：防災情報．
3) 日本理学療法士協会ホームページ：医療者向け 災害時の理学療法マニュアル．
4) 栗原正紀・他：災害リハビリテーション対応のフェーズ〔大規模災害リハビリテーション対応マニュアル」作成ワーキンググループ：大規模災害リハビリテーション対応マニュアル〕．pp13-29，医歯薬出版，2012．
5) 三宮克彦：熊本地震における大規模災害リハビリテーション支援関連団体協議会（JRAT）の活動．日本予防学会誌，4（3）：19-26，2018．
6) 三宮克彦：リハビリテーション専門職による高齢者・障害者に対する災害支援―熊本地震における JRAT の取り組み―．リハビリテーションエンジニアリング，32（2）：85-86，2017．

# 9 章 （ホームページは 2024 年 11 月閲覧）

## 9 章 -1

1) 厚生労働省ホームページ：社会保障制度とは何か．

## 9 章 -2

1) 厚生労働省ホームページ：我が国の医療保険について．
2) 厚生労働省保険局医療課：令和 4 年度診療報酬改定の概要 個別改定事項Ⅲ（小児・周産期，がん・疾病・難病対策，リハビリテーション）．
3) 医療情報科学研究所（編）：保健・医療・福祉制度〔レビューブック管理栄養士　2023-2024　第 6 版〕．pp81-105，メディックメディア，2023．
4) 神馬征峰・他：公衆衛生〔健康支援と社会保障制度 [2]　系統看護学講座〕．医学書院，2015．
5) 総理府障害者施策推進本部担当室（監修）：よくわかる障害者施策 2000 年版．中央法規出版，2000．
6) 保育士養成講座編纂委員会（編）：社会福祉．全国社会協議会，2007．
7) 社会保障入門編集委員会（編）：社会保障入門 平成 18 年度版．中央法規出版，2006．
8) （社）日本理学療法士協会（編）：日本理学療法士協会二十年史　理学療法に関する診療報酬の変遷．pp69-71，1986．
9) 厚生労働省：高齢期を支える医療・介護制度〔厚生労働白書　資料編　平成 28 年度版〕．pp94-104．
10) 相談テラスホームページ：個人型確定拠出年金制度を知る 6 つのポイント．
11) 千住秀明（監修），橋元　隆（編）：日常生活活動（ADL）　第 2 版．神陵文庫，2007．
12) 橋元　隆：保健・医療・福祉を取り巻く諸制度とマネジメント〔奈良　勲（編著者代表）：理学療法管理学〕．pp102-124，医歯薬出版，2018．
13) 橋元　隆・石橋敏郎：理学療法部門における管理〔高橋哲也・内山　靖・奈良　勲（編著）：理学療法概論　第 7 版補訂〕．pp175-200，医歯薬出版，2024．
14) 橋元　隆，吉田遊子：生活環境と法的諸制度〔奈良　勲（監修），鶴見隆正・隆島研吾（編）：標準理学療法学　日常生活活動学・生活環境学　第 6 版〕．pp252-284，医学書院，2021．

## 9 章 -3

1) 厚生労働省ホームページ：介護保険制度について（40 歳になられた方へ）．
2) 厚生労働省ホームページ：特定疾病の選定基準の考え方．
3) 厚生労働省ホームページ：要介護認定の仕組みと手順．
4) 厚生労働省：要介護認定介護認定審査会委員テキスト　改訂版．p28，2009．
5) 厚生労働省ホームページ：介護事業所・生活関連情報検索　介護保険の解説―サービス編―．
6) 厚生労働省ホームページ：介護保険における住宅改修．
7) （公社）全国老人保健施設協会ホームページ：介護保険と老健施設．
8) 厚生労働省ホームページ：介護医療院開設に向けたハンドブック別冊資料集（令和 4 年 3 月版）．

**9章 - 4**

1) 全国社会福祉協議会：障害福祉サービスの利用について（2021 年 4 月版）．2021．
2) 障害者総合支援法．2013
3) 身体障害福祉法．1949，2020．
4) 児童福祉法．1947．
5) 総理府障害者施策推進本部担当室（監修）：よくわかる障害者施策 2000 年版．中央法規出版，2000．
6) 東京都社会福祉協議会（編）：障害者自立支援法とは．東京都社会福祉協議会，2008．
7) 国立社会保障・人口問題研究所：人口資料集 2009．
8) 内閣府：高齢社会白書 平成 23 年版．
9) 厚生労働省：障害者保健福祉〔厚生労働白書　平成 28 年版〕．pp220-228，2016．
10) 厚生労働省：障害者支援の総合的な推進〔厚生労働白書　平成 28 年度版〕．pp467-477，2016．
11) 厚生労働省社会・援護局障害保健福祉部長通達（障発 0204 第 1 号）：「身体障害者障害等級表の解説（身体障害認定基準）について」の一部改正について（平成 26 年 1 月 21 日）．
12) 厚生労働省ホームページ：放課後等デイサービスガイドライン．
13) 厚生労働省老健局振興課：介護予防・日常生活支援総合事業の基本的な考え方．
14) 厚生労働省ホームページ：働き方改革特別サイト（働き方改革を推進するための関係法律の整備に関する法律案）．
15) 松井勇策：障害者雇用の基礎知識．障害を持つ雇用者のカウント方法と，実務上の確認方法．改正障害者雇用促進法解説, 2, 2024．
16) 千住秀明（監修），橋元　隆（編）：日常生活活動（ADL）．第 2 版．神陵文庫，2007．
17) 橋元　隆：保健・医療・福祉を取り巻く諸制度とマネジメント〔奈良　勲（編著者代表）：理学療法管理学〕．pp102-124，医歯薬出版，2018．
18) 橋元　隆・石橋敏郎：理学療法部門における管理〔高橋哲也・他（編著）：理学療法概論　第 7 版補訂〕．pp175-200，医歯薬出版，2024．
19) 橋元　隆，吉田遊子：生活環境と法的諸制度〔奈良　勲（監修），鶴見隆正・隆島研吾（編）：標準理学療法学　日常生活活動学・生活環境学　第 6 版〕．pp252-284，医学書院，2021．

# 索引

## 和　文

### あ

| | |
|---|---|
| アイデンティティ | 100 |
| アカデミックハラスメント | 24 |
| アクシデント | 77 |
| ──事例 | 82 |
| アクティブラーニング | 130 |
| アジア理学療法連盟 | 43 |

### い

| | |
|---|---|
| 医師法 | 52 |
| 医療安全 | 76 |
| 医療機能の分化 | 44 |
| 医療圏 | 165 |
| 医療事故 | 77 |
| 医療法 | 52, 77, 165, 167 |
| 医療保険 | 166 |
| 医療有害事象 | 76 |
| 医療倫理の4原則 | 13 |
| インシデント | 76 |
| ──事例 | 83 |
| 院内感染 | 86 |
| インフォームドコンセント | 12, 17 |

### え

| | |
|---|---|
| エチケット | 23 |
| エプロン | 88 |
| エルゴノミクスデザイン | 119 |

### か

| | |
|---|---|
| 介護サービス | 172 |
| 介護支援専門員 | 172 |
| 介護保険 | 150 |
| 介護保険施設 | 172 |
| 介護保険制度 | 170 |
| 介護予防・日常生活支援総合事業 | 174 |
| 介護老人福祉施設 | 152 |
| 介護老人保健施設 | 150 |
| 回復期リハビリテーション病棟 | 44 |
| ガウン | 88 |
| 学習動機 | 128 |
| 学習理論 | 127 |
| 学会 | 110 |
| 学校教育法 | 137 |
| ガバナンス・コード | 42 |
| 環境管理 | 68 |
| 感染経路 | 86 |
| 管理 | 5 |
| 管理者の役割 | 47 |

### き

| | |
|---|---|
| 記憶 | 128 |
| 機器・設備のマネジメント | 90 |
| 危険予知トレーニング | 84 |
| キャリア | 99 |
| キャリアアップ | 110 |
| キャリア・アンカー | 101 |
| キャリアデザイン | 99 |
| 教育基本法 | 137 |
| 教育原理 | 124 |
| 教育心理学 | 127 |
| 教育評価 | 132 |
| 教授方法 | 129 |
| 共助 | 145, 158 |

### く

| | |
|---|---|
| クリニカルラダー | 106 |

### け

| | |
|---|---|
| ケアプラン | 172 |
| ケアマネジャー | 172 |
| 経験主義 | 124 |
| 経済性の管理 | 35 |
| 健康管理 | 67 |
| 健康日本21 | 4 |
| 健康の定義 | 4 |

### こ

| | |
|---|---|
| 研修会 | 111 |
| 誤飲 | 157 |
| 公衆衛生 | 164 |
| 公助 | 145, 158 |
| 公的扶助 | 164 |
| 合理的配慮 | 137 |
| コーチング | 125 |
| ゴーレム効果 | 134 |
| 国際協力機構 | 114 |
| 国際生活機能分類 | 3 |
| 国民皆保険 | 166 |
| 互助 | 145, 158 |
| 個人識別符号 | 56 |
| 個人情報保護 | 56 |
| 個人情報保護法（個人情報の保護に関する法律） | 56 |
| 個人防護具 | 87 |
| コミュニケーション | 62 |
| コンセプチュアルスキル | 50 |
| コンプライアンス | 13, 16 |
| コンフリクトマネジメント | 35, 65 |

### さ

| | |
|---|---|
| サービス計画 | 172 |
| 災害時支援 | 160 |
| 作業管理 | 69 |
| 産業保健 | 118 |
| 産業理学療法 | 118 |

### し

| | |
|---|---|
| 時間管理のマトリックス | 70 |
| 時間の管理 | 71 |
| 自己決定権 | 17 |
| 自己実現 | 100 |
| 自助 | 145, 158 |
| 施設基準 | 169 |
| 児童福祉法 | 181 |

社会福祉 164
社会保険 164
社会保障制度 164
就学支援 181
住宅改修費 174
手指衛生 89
守秘義務 57
生涯学習 104
障害支援区分 176
障がい児教育 136
障害者権利条約 176
障害者総合支援法 176
情報セキュリティ 58
女性 116
女性活躍推進法 184
書類管理 55
身体障害者障害程度等級表 179
身体障害者手帳 180
身体障害者福祉法 179
人的ミス 84
深部静脈血栓症 162
診療記録 52
診療報酬 168

### す
スタンダードプリコーション 86
ストレス 72
スペシャリスト 107

### せ
生活不活発 162
精神障害者保健福祉手帳 183
青年海外協力隊 114
世界理学療法連盟学会 41
セクシュアルハラスメント 25
説明と同意 12
セルフマネジメント 47, 71
専門理学療法士 107

### そ
組織 32
組織構造 33
組織的集団 33
組織マネジメント 34

### た
大学・大学院 112
大規模災害 160
大規模災害リハビリテーション支
　援関連団体協議会 160
多職種連携 60, 148

### ち
地域ケア会議 149
地域包括ケアシステム
　　144, 153, 159
地域リハビリテーション
　　143, 146
チーム医療 44, 61

### つ
通所介護 154
通所リハビリテーション 154

### て
デイケア 154
デイサービス 154
哲学・倫理学的思考 28
手袋 88
転倒 157
転倒・転落アセスメントスコア
　　81

### と
動機づけ 128
登録理学療法士 107
特定疾病 170
特別支援教育 136
トップマネジメント 49
都道府県理学療法士会 38

### に
日本理学療法学会連合 38, 110
日本理学療法士協会 38, 107
妊娠 116
認定理学療法士 107

### は
バードの法則 76
ハインリッヒの法則 76

### 働き方改革関連法 184
発見学習 124
発達障害者支援法 181
パラスポーツトレーナー 120
ハラスメント 23
　　——の種類 24
ハラスメント対策 26
ハロー効果 134
パワーハラスメント 24
反転授業 130

### ひ
ピグマリオン効果 133
非組織的集団 33
ヒトの管理 34
ヒヤリハット 76
　　——事例 83
ヒューマンエラー 84
病院組織 44
標準予防策 86

### ふ
福祉用具購入費 173
福祉用具貸与 173
プログラム学習 124
プロジェクト・メソッド 124
プロフェッショナリズム 18
プロフェッション 20

### へ
ヘルシンキ宣言 15

### ほ
訪問介護 156
訪問リハビリテーション 156
法令遵守 13, 16
ポートフォリオ評価 134
保健医療 164
保険医療機関 167
保険診療 168
保守点検 90
補装具費 178
ボランティア活動 141

## ま

マズローの欲求5段階説 — 101
マナー — 23
マネジメント — 5
　——の語源 — 5
マネジメントモデル — 49

## み

ミドルマネジメント — 49

## め

メンタルヘルス・マネジメント
— 139

## も

モノの管理 — 35
モラル — 23
モラルハラスメント — 26
問題志向型システム — 53
問題志向型診療記録 — 53

## よ

要介護 — 156, 171
要介護認定 — 171
要支援 — 156, 171
要配慮個人情報 — 56
予防医学 — 118

## ら

ライフイベント — 116

## り

利益相反 — 15
理学療法管理学 — 96, 97
理学療法関連機器 — 92
理学療法士教育 — 94
理学療法士作業療法士学校養成施
　設指定規則 — 4, 95

理学療法診療記録 — 53
リスクマネジメント — 80
リハビリテーションの中止基準
— 80
リハビリテーションマネジメント
— 151, 154
リハビリテーションマネジメント
　加算 — 151, 156
療育手帳 — 182
臨床教育 — 104
倫理 — 13
倫理綱領 — 14
倫理的ジレンマ — 29

## る

ルーブリック評価 — 134
ルール — 22

## れ

レジデント制度 — 108
レジリエンス — 139

## ろ

労働衛生 — 66
労務管理 — 49
ロワーマネジメント — 49

## 数　字

5S活動 — 85

## 欧　文

## A

Asian Confederation for Physical
　Therapy（ACPT）— 43

## C

CBRマトリックス — 147

Community Based Rehabilitation
　（CBR）— 146
Conflict of Interest（COI）— 15

## I

ICF — 3

## J

Japan Rehabilitation Assistance
　Team（JRAT）— 160
JICA — 114

## K

KYT — 84

## P

PFドラッカー — 9
personal protective equipment
　（PPE）— 87
Problem Oriented Medical
　Record（POMR）— 53
Problem Oriented System（POS）
— 53

## S

SBAR — 85
SOAP — 53
SPDCA — 156
　——サイクル — 150

## T

Team STEPPS — 85

## W

World Confederation for Physical
　therapy（WCPT）— 41

| 理学療法管理学　第2版 | ISBN978-4-263-26687-8 |

2018年12月10日　第1版第1刷発行
2023年1月10日　第1版第5刷発行
2025年1月10日　第2版第1刷発行

編著者代表　橋　元　　　隆

発行者　白　石　泰　夫

発行所　医歯薬出版株式会社

〒113-8612　東京都文京区本駒込1-7-10
TEL.（03）5395-7628（編集）・7616（販売）
FAX.（03）5395-7609（編集）・8563（販売）
https://www.ishiyaku.co.jp/
郵便振替番号 00190-5-13816

乱丁，落丁の際はお取り替えいたします．　　印刷・木元省美堂／製本・皆川製本所
© Ishiyaku Publishers, Inc., 2018, 2025. Printed in Japan

本書の複製権・翻訳権・翻案権・上映権・譲渡権・貸与権・公衆送信権（送信可能化権を含む）・口述権は，医歯薬出版㈱が保有します．

本書を無断で複製する行為（コピー，スキャン，デジタルデータ化など）は，「私的使用のための複製」などの著作権法上の限られた例外を除き禁じられています．また私的使用に該当する場合であっても，請負業者等の第三者に依頼し上記の行為を行うことは違法となります．

JCOPY ＜出版者著作権管理機構　委託出版物＞
本書をコピーやスキャン等により複製される場合は，そのつど事前に出版者著作権管理機構（電話 03-5244-5088，FAX 03-5244-5089，e-mail：info@jcopy.or.jp）の許諾を得てください．